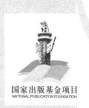

国家出版基金项目
NATIONAL PUBLICATION FOUNDATION

「十三五」国家重点出版物出版规划项目

国家出版基金资助项目

土单验方卷 6 （上）

新中国
地方中草药
文献研究

（1949—1979年）

张瑞贤 张卫

刘更生 蒋力生

主编

SPM
南方出版传媒 广东科技出版社

北京科学技术出版社

图书在版编目（CIP）数据

新中国地方中草药文献研究：1949—1979年. 土单验方
卷. 6：全3册 / 张瑞贤等主编. —广州：广东科技出版社；
北京：北京科学技术出版社，2020.10
　　ISBN 978-7-5359-7366-5

　　Ⅰ.①新…　Ⅱ.①张…　Ⅲ.①中草药—地方文献—研
究—中国—现代②土方—汇编③验方—汇编　Ⅳ.①R28

　　中国版本图书馆CIP数据核字（2019）第249717号

新中国地方中草药文献研究（1949—1979年）·土单验方卷6：全3册
Xinzhongguo Difang Zhongcaoyao Wenxian Yanjiu（1949—1979 Nian）Tudan Yanfang
Juan 6 Quan 3 Ce

出　版　人：朱文清

责任编辑：莫志坚　赵雅雅　侍　伟　尤竞爽

责任校对：贾　荣

责任印制：彭海波　张　良

封面设计：蒋宏工作室

出版发行：广东科技出版社　http://www.gdstp.com.cn
　　　　　（广州市环市东路水荫路11号　邮政编码：510075　电子信箱：gdkjzbb@gdstp.com.cn）
　　　　　北京科学技术出版社　http://www.bkydw.cn
　　　　　（北京市西直门南大街16号　邮政编码：100035　电子信箱：bjkj@bjkjpress.com）

销售热线：0086-10-66113227（发行部）　　0086-10-66161952（发行部传真）

经　　销：新华书店

印　　刷：北京虎彩文化传播有限公司
　　　　　（河北省廊坊市固安县工业区南区通达道临7号　邮政编码：065500）

规　　格：787mm×1 092mm　1/16　印张136　字数1 088千

版　　次：2020年10月第1版
　　　　　2020年10月第1次印刷

定　　价：2670.00元（全3册）

如发现因印装质量问题影响阅读，请与广东科技出版社印制室联系调换（电话：020-37607272）。

目 录

中草药方剂选编 ……………………………………………………1

中草药处方选编 ……………………………………………403

中草药土单验方选编（第一集）………………………………571

中草药方剂选编

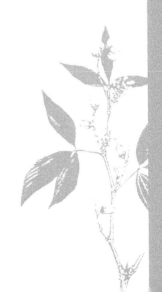

提　要

中国人民解放军济南军区后勤部卫生部编印。

1970 年 1 月出版。共 412 页，其中目录 10 页，正文 388 页，插页 12 页，编后 2 页。精装本，红色塑料套封。

编者深入群众，发掘了大量的中草药单方、验方，并参考其他有关中医方药的资料，编写了这本《中草药方剂选编》。

本书第一部分介绍中草药的一般知识，包括中草药的采集、保存和炮制等。第二部分是处方，按照疾病分科介绍，涉及内科、神经科、小儿科、外科、五官科、妇科、中毒和恶性肿瘤 8 类疾病。每种疾病下出方几个到十几个不等。每方包括药物组成、用法等内容。所载处方大多数为民间采集的单方、验方，所以没有方名，仅以"方一""方二"等依次标记。

书中药物计量单位采用旧市制，即 1 斤等于 16 两。

目 录

一、中草药采集与炮制的一般知识

采集与保存 ……………………… （1）

中药的炮制 ……………………… （4）

二、内科

流行性脑脊髓膜炎 ……………… （13）

流行性乙型脑炎 ………………… （14）

预防麻疹 ………………………… （16）

细菌性痢疾 ……………………… （16）

肠炎 ……………………………… （21）

腮腺炎 …………………………… （27）

疟疾 ……………………………… （31）

蛲虫 ……………………………… （33）

绦虫 ……………………………… （35）

血丝虫病 ………………………… （36）

感冒 ……………………………… （38）

· 1 ·

1949

新　中　国
地方中草药
文　献　研　究
(1949—1979年)

1979

汗出不止……………………………（43）

胃和十二指腸溃疡…………………（45）

呕吐…………………………………（53）

吐血…………………………………（54）

呃逆…………………………………（57）

大便下血……………………………（58）

黄疸、肝炎…………………………（59）

肝硬化腹水…………………………（66）

支气管炎……………………………（73）

哮喘…………………………………（79）

肺结核………………………………（86）

肺脓疡………………………………（88）

肾炎…………………………………（91）

肾盂炎，膀胱尿道炎………………（95）

水肿…………………………………（99）

小便不利…………………………（102）

尿路结石…………………………（104）

小便尿血…………………………（108）

乳糜尿……………………………………（110）

心力衰竭…………………………………（112）

高血压……………………………………（112）

甲状腺肿大………………………………（119）

糖尿病……………………………………（120）

白血病……………………………………（125）

再生障碍性贫血…………………………（127）

嗜酸性细胞增多症………………………（127）

血栓性脉管炎……………………………（128）

过敏性紫癜………………………………（129）

风湿痛……………………………………（132）

三、神經科

头痛………………………………………（135）

偏头痛……………………………………（138）

中风不语…………………………………（140）

面瘫………………………………………（142）

偏瘫………………………………………（143）

神经衰弱…………………………………（147）

1949

新　中　国
地方中草药
文　献　研　究
(1949—1979年)

1979

遗精………………………………………（150）

癫痫………………………………………（152）

癔病………………………………………（157）

精神分裂症………………………………（158）

美尼尔氏综合症…………………………（159）

四、小儿科

小儿夜啼…………………………………（161）

小儿消化不良……………………………（161）

小儿口疮…………………………………（163）

小儿哮喘…………………………………（164）

百日咳……………………………………（165）

麻疹………………………………………（169）

水痘………………………………………（170）

白喉………………………………………（171）

小儿疳积…………………………………（172）

小儿麻痹症………………………………（175）

遗尿………………………………………（176）

包皮炎……………………………………（179）

· 4 ·

龟头炎…………………………（179）

新生儿脐部出血………………（179）

防治乙型脑炎…………………（180）

五、外科

跌打损伤………………………（181）

外伤出血………………………（187）

破伤风…………………………（191）

小儿脐风………………………（194）

狂犬咬伤………………………（196）

胆结石…………………………（198）

胆道蛔虫………………………（201）

肠梗阻…………………………（204）

疝气……………………………（205）

阑尾炎…………………………（209）

痔………………………………（212）

肛门瘘管………………………（215）

脱肛……………………………（219）

疮疖、痈、疔毒………………（220）

1949
新 中 国
地 方 中 草 药
文 献 研 究
(1949—1979年)
1979

走马疳…………………………………（232）

丹毒……………………………………（233）

乳腺炎…………………………………（234）

烧伤……………………………………（242）

冻伤……………………………………（250）

淋巴结核（老鼠疮）…………………（253）

湿疹（腺疮）…………………………（258）

阴囊湿疹（绣球风）…………………（262）

带状疱疹………………………………（267）

癣………………………………………（269）

神经性皮炎……………………………（279）

荨麻疹…………………………………（284）

脂溢性皮炎……………………………（290）

黄水疮…………………………………（290）

稻田性皮炎……………………………（292）

结节性红斑……………………………（292）

鸡眼……………………………………（293）

刺猴……………………………………（296）

• 6 •

青年扁平疣……………………（296）

白癜疯………………………………（297）

腰痛…………………………………（300）

关节炎………………………………（304）

坐骨神经痛………………………（311）

防脚泡粉…………………………（312）

六、五官科

急性结膜炎………………………（313）

睑缘炎及眼边癣…………………（314）

砂眼…………………………………（315）

赤眼生翳…………………………（315）

角膜云翳及白斑…………………（315）

青光眼……………………………（317）

倒睫………………………………（319）

夜盲………………………………（319）

扁桃腺炎…………………………（320）

喉炎………………………………（323）

化脓性中耳炎……………………（326）

1949

新 中 国
地 方 中 草 药
文 献 研 究
(1949—1979年)

1979

慢性鼻炎及鼻窦炎……………………（328）

萎缩性鼻炎……………………………（329）

鼻瘜肉…………………………………（330）

鼻瘤……………………………………（331）

酒渣鼻…………………………………（331）

鼻衄……………………………………（332）

牙痛……………………………………（334）

牙龈溃烂出血…………………………（336）

溃疡性口腔炎…………………………（337）

七、妇科

痛经……………………………………（338）

经闭……………………………………（341）

血崩……………………………………（343）

白带……………………………………（348）

子宫脱垂………………………………（351）

阴道滴虫………………………………（353）

妊娠呕吐………………………………（354）

子痫……………………………………（356）

习惯性流产……………………（357）

先兆流产………………………（360）

宫外孕…………………………（360）

产后乳少………………………（361）

避孕节育………………………（362）

八、中毒类

杏仁中毒………………………（365）

白果中毒………………………（365）

各种食物中毒…………………（365）

半夏中毒………………………（366）

蕈菜中毒………………………（366）

漆中毒…………………………（367）

野菜中毒………………………（368）

蟹中毒…………………………（368）

河豚（鲑鲅）鱼中毒…………（369）

盐卤中毒………………………（370）

死牲畜肉中毒…………………（371）

砒霜中毒………………………（371）

1949
新 中 国
地 方 中 草 药
文 献 研 究
(1949—1979年)
1979

酒中毒……………………………（372）

腐烂水果中毒……………………（372）

疥蛤蟆肉中毒……………………（373）

桐油中毒…………………………（373）

巴豆中毒…………………………（373）

煤气中毒…………………………（373）

毒虫咬（蜇）伤…………………（374）

九、恶性肿瘤

治癌方……………………………（378）

胃癌………………………………（378）

乳腺癌……………………………（379）

宫颈癌……………………………（380）

子宫癌……………………………（381）

筛窦癌……………………………（382）

绒毛膜上皮癌肺转移……………（383）

肝癌………………………………（383）

治癌肿经验方……………………（384）

食道癌……………………………（386）

编后………………………………（389）

· 10 ·

中草藥采集与炮制的一般知識

采集与保存

中草药采集的地区，季节和方法，与药物的品种和疗效，有着密切的关系。植物药的根，茎，叶，花，果实，种子等，以及某些动物类药物等，又都有一定的生长成熟的时期。往往因原植物产地，采集的季节不同，其疗效有很大的差异。为了保证质量，提高疗效，药物的采集，应在其所含有效成份最多的时期进行。一般地说，植物药的根和根皮等，应在该植物地面部份将枯萎的时期采取，精华蕴于根部，药力较足，如地楡，丹皮等。花类宜于含苞待放或初放时采摘，如菊花，金银花等。果实有些宜初成熟而未完全老熟时

· 1 ·

1949

新　中　国
地 方 中 草 药
文 献 研 究
(1949—1979年)

1979

摘取，如豆蔻，青皮等。但有些则须充分成熟后，才可取用，如香橼。而种子及核仁，则必须老熟后方能采取，如茺蔚子，杏仁等。茎叶类应在其生长全盛时期采取。树脂类药物，应在干燥季节采集，如松香，乳香等。以上仅举一般而言，但有些药材尚有其特殊性，如红花须在完全开放时采取，枳实，青皮，又须在幼小未成熟时采取，桑叶则应在霜降后采之，否则会影响质量和疗效。

某些动物药的采集，也有一定的时期，如驴皮以冬采为良，皮厚脂多，称为冬板。鹿茸应在清明后45—60日采取，迟则角化。昆虫类药物，其孵化发育都有一定时间，如桑螵蛸（即螳螂的卵子）应在三月中收采，过时便会孵化。

药物采集后，应采取一定的处理和保存的步骤，系草木根类（桔梗，远志，防风，苍术，黄芩，柴胡……）应除去泥土，洗净，晒干，贮存，勿使受潮。凡根，茎，子，实，大都在日光下晒干。有些药物，因须避免变色，变味等关系，如叶，花类及含有挥发性成分的药材，而不宜曝晒者，可阴干或烘干。如麻黄宜阴干，大黄宜火烘，菊花宜烘干等。

如动物药材，虫类及动物组织和脏器等，应放在贮有生石灰的缸中，使它干燥，并放冷暗干燥地方，以防腐烂。

植物药采集时间简表

药用部分：
- 根类………深秋或初春
- 茎叶………生长全盛时
- 花………含苞或初放时
- 果实………初成熟或未老熟时
- 种子，核仁……完全老熟时
- 树脂………干燥季节

采集

1949

新 中 国
地 方 中 草 药
文 献 研 究
(1949—1979年)

1979

中 藥 的 炮 制

中药在调配之前，大部分需经过各种不同的方法加工处理，这叫做炮制。

药物为什么要炮制：因采集后的药物大多是生药，有的因具有毒性或性质剧烈，不能直接服用，有的易于变质，不能久藏；有的须除去杂质和不适用的部分，方可使用。有的则因气味恶烈而不利于服用。况同一药物，由于生熟不同，作用也有差异。因此，就必须通过炮制，给以适当的处理。

炮制的目的：

1、消除或减低药物的毒性及付作用，如半夏生用刺激喉部，需用姜制、巴豆峻泻猛烈，必须去油。又如水浸或火炮乌头和附子，醋煮芫花等。

2、加强药物的疗效，如姜制半夏可使

· 4 ·

止呕的功效增强。

3、改变药性，如蒲黄生者活血，炒成炭则止血。

4、便于制剂和贮存，如为了便于切片或碾碎，所采用的浸，泡，煨，炒等处理；为了保持干燥，便于贮藏，所进行的烘，焙等工作。

5、清除杂质及没有用的部份，使药品清洁纯净，如一般植物根茎之洗去泥土，杏仁，桃仁之泡去皮尖，以及某些药通过漂，洗，烘，炙，可改变其腥臭的味道等。

炮制的方法：大致分三类，就是水制，火制和水火合制。

（一）水制法：使药物清洁柔软，便于加工切片，或借以减低药物的毒性和烈性。一般包括洗，泡，渍，漂，水飞等。

1、洗，即洗去药物上的泥土和杂质。

1949

新 中 国
地 方 中 草 药
文 献 研 究
(1949—1979年)

1979

2、泡，是把药物放在清水或开水内浸泡，如杏仁，桃仁等，便是用开水泡浸后捻去皮尖的。有些较硬的植物，必须泡软后才能切片。而较长时间的浸泡，又可减低药物的烈性。

3、渍，渍与泡近似，但只是用水将药物渐渐渗透而使之柔软。某些药物，浸泡后药性每易走失，就宜用此法处理。

4、漂，漂的手续较繁，时间也较长，其作用不但在于清洁，并且可以漂去咸味或腥臭。

5、水飞，水飞的方法是制散剂、粉剂时，加水同研，其目的使研时粉末不致飞扬，而且较为细净。

（二）火制法：是把药物直接或间接放置火上，使之干燥，松脆，焦黄或炭化的方法。主要的采取炒，炮，炙，煅，煨，焙等。

· 6 ·

1、炒：将药放入烧热的锅内，用铁铲或条帚不断地翻动，在炮制法中是一项多用常用的方法。但由于使用的目的不同，在加热的程度上也有差别。

炒分为不加辅料的称清炒和加辅料的称拌炒。

清炒：根据炒的程度不同分为，微炒，炒黄，炒焦，炒炭之别。

微炒：即炒到药物表面呈微黄色为佳。

炒黄：即炒到药物表面呈黄色，并能嗅到药物固有的气味。种子药物，炒到鼓起，手捻易碎即可。

炒焦：即将药物表面炒到焦黄或焦褐色，内里呈淡黄或黄色，并嗅到焦香气味即可。常用炒焦的药物有：白术，栀子，枳壳，苍术，远志，白芍，麦芽，陈糯，山查，槟榔等。

炒炭：即炒到药物表面全黑或焦黑色，

1949

新 中 国
地方中草药
文 献 研 究
(1949—1979年)

1979

內里少部分焦黃，但炒炭必须注意"存性"，所谓"存性"，就是虽然炭状，但仍须保全它的药性，如成灰尽，则药力全失，就不合乎炒炭的要求。常用炒炭的药物有：生地，地榆，艾叶，蒲黄，干姜，侧柏，荆芥，茜草，丹皮，陈皮，大小蓟，黄柏，山查，藕节等。

辅料拌炒：

麸皮炒：利用麸皮加热时所发生的烟，薰黄药物的方法。常用此法的药物有：山药，殭蚕，枳壳，苡米，白术，陈粬等。

土炒：取灶心土的细粉，放锅內用文火炒热后，把药物倒入同炒至药物表面挂匀土色，并嗅到药物与土的混合气味，筛去土即可。常用土炒药物有：白术，山葯，白扁豆等。

2炮：将药物放在火上烧，或埋在热灰中，烧至鼓起，爆烈为度，称为炮。现

· 8 ·

在一般改为将药材放高温锅中急炒，使药材达到焦黄，鼓裂的程度，如炮姜等。

3 炙：炙和炒没多大的区别，但炙的方法是药材和液体辅料共同加热，使辅料渗入药物组织内部的方法叫炙。根据所加辅料不同，分为蜜炙，酒炙，醋炙，姜炙，盐水炙等。

蜜炙：将蜂蜜加入适量开水，后拌入药物中，放置 1 —— 2 小时，待蜜液均匀浸润于药材内后，再置热锅中炒至松散，不粘手为度。如白前，前胡，麻黄，旋复花，桑叶等。

姜汁炙：方法同蜜炙。常用此法药物有：厚朴，黄连，竹茹等。

酒炙：将药物置容器中，加黄酒拌匀，待吸尽后，入锅内文火炒至药物表面呈微黄色或带焦斑，并嗅到药物固有的气味为度。另外也可先将药物炒至接近出锅时，

1949

新 中 国
地方中草药
文 献 研 究
(1949—1979年)

1979

即喷洒黄酒，再炒至以上程度，常用酒炙的药物有：大黄，白芍，黄芩，当归，黄连，牛夕，黄柏等。

醋炙：方法同酒炙。常用醋炙的药物有：乳香，没药，五灵脂，香附，柴胡，青皮，元胡，白芍等。

盐水炙：方法同酒炙。常用盐水炙的药物有：知母，补骨脂，桔核，黄柏，泽泻，益智仁，车前子，小茴香，川栋子，杜仲等。

4 煅：将药材直接或间接放入火中焚烧的方法，煅的程度因药材类别不同，而有所差异。

如金石类药材，一般煅红透（如自然铜）。贝壳类药材，一般煅之微红（如石决明）。植物类药材煅之炭化，但必须存性（如棕榈，干漆）。煅的方法有，铁锅闷煅，坩锅煅，直接火煅等。

· 10 ·

5 煨：是把药裹上湿纸或面糊，埋于适当的火灰内，或置于弱火中烘烤，使纸或面糊的表面焦黑为度，冷后剥除。这种方法在于利用纸或面吸收药物中的一部份油份，以减低药物的刺激性，如甘遂，木香，肉豆蔻等。

6 焙：焙与烘同样是用微火加热使之干燥的方法，但焙的火力较强，能使药物表面微微黄脆，如炮制水蛭，䗪虫等。烘的火力较焙为弱，仅求干燥则可，如炮制菊花，金银花等。

（三）水火共制法：这是一种综合的加工方法，主要包括蒸，煮，淬三种。

1 蒸：是把药物放在蒸笼中隔水蒸熟，如熟大黄，熟地黄。蒸分为清蒸，酒蒸，醋蒸。常用清蒸的药物有：桑螵蛸，元参，木瓜，薤白，枳实等。常用酒蒸的药物有：首乌，地黄，大黄，山芋肉，女贞子，

1949
新 中 国
地方中草药
文 献 研 究
(1949—1979年)
1979

寸云，黃精等。醋蒸的只有五味子一种。

2 煮：是把药物放在清水內或药汁內略加煎煮。煮分为清水煮，醋煮，或其它辅料与药材共煮。常用清水煮的药物有黃芩等。醋煮的药物有芫花，甘遂等。甘草水煮的药物有远志，巴戟等。

3 淬：将药物置火中烧红后，即迅速投入水中或醋中，如此反复多次，叫做淬。此法多用于矿物类药。

藥物炮制概况表

炮制
　目的
　　消除或减低药物的毒性
　　适当地改变药物性能，以缓和或加强疗效
　　便于制剂和贮藏
　　消除杂质及没有用的部份，使药物清洁纯净
　方法
　　水制法：洗，泡，漂，水飞，渍等
　　火制法：炒，炮，炙，煅，煨，焙等
　　水火合制法：蒸，煮，淬等

· 12 ·

内 科

流行性脑脊髓膜炎

〔**方一**〕龙胆草三～五钱

用法：水煎服，每日一剂。

〔**方二**〕银花五钱～一两　连翘五钱～一

两　豆豉三钱　芦根三钱　荆芥

三钱　薄荷一钱　牛蒡子三钱　甘

草二钱　桔梗二钱　竹叶一钱半

用法：水煎服，每日一剂。

〔**方三**〕全蝎　姜蚕　柴胡　薄荷　胆星

勾藤　川连　槟榔　黄芩　山查

川贝　芥穗　前胡　神曲　朱砂

各三钱　牛黄四分　寸香一分

共研细末，磁瓶收贮，密封备用。

· 13 ·

1949

新 中 国
地方中草药
文 献 研 究
(1949—1979年)

1979

用法：小儿每服一分，病重者服二分，服后微见汗。用开水冲服。

流行性乙型脑炎

〔**方一**〕山豆根 一两　大青叶 一～二两　板兰根 一～二两

用法：水煎浓汁服，每日一剂，分四次服下。

〔**方二**〕石燕 二～五两　黄连 三钱　黄芩 五钱　银花 五钱　连翘 五钱　生地 五钱　玄参 五钱　丹皮 五钱　竹叶 三钱　山栀 三钱　知母 三钱　桔梗 二钱　大青叶 一两　板兰根 一两　甘草 三钱

用法：水煎浓汁服，每日一剂，分四次服下。

· 14 ·

〔**方三**〕全蝎五钱　蜈蚣五钱

用法：共为细末，每次服五分至一钱，每4～6小时服一次。

〔**方四**〕双花六钱　菊花五钱　连翘四钱
苡米六钱　姜蚕三钱　勾藤三钱
桔梗三钱　浙贝三钱　杏仁三钱
菖蒲二钱　竹茹三钱

用法：水煎二次，合一处，分三次服，每隔6小时服一次。

〔**方五**〕生石膏二两　犀角二钱　双花八钱
连翘五钱　生地五钱　丹皮三钱
栀子三钱　川连三钱　勾藤二钱
全蝎二钱　姜蚕二钱　蜈蚣二条

用法：先煎石膏犀角15～20分钟后，再加诸药煎服。

1949
新 中 国
地 方 中 草 药
文 献 研 究
(1949—1979年)
1979

预 防 麻 疹

〔**处方**〕紫草 三钱，木香 一钱，白术 二钱，甘草 一钱。将上药制成糖浆20毫升。

用法：每日服两次，连服四天为一疗程。

按：对麻疹预防疗效显着。用量是四至六个月小儿，每次 5 毫升，七个月至两周岁，每次10毫升，两周岁以上每次服15毫升。

細 菌 性 痢 疾

〔**方一**〕马齿苋 二两 （鲜的四两）

用法：浓煎服每日一剂，连服 3～5 剂即瘥。

〔**方二**〕茶叶 三钱炒　干姜 三钱炒

用法：水煎顿服，每日一剂。

· 16 ·

〔**方三**〕鲜马齿苋 二～四两　　大蒜 一头

　　用法：皆捣烂一次服下，日服三次。

〔**方四**〕大蒜 五头　　烧熟吃。（红皮的效
　　　　　果更好）

〔**方五**〕酸石榴皮

　　用法：焙干研细，每服 1～2 钱，米汤
　　　　　送下。

〔**方六**〕绿豆 三两　　红糖 一两 （红痢疾用
　　　　　白糖）

　　用法：以水煮，绿豆煮去皮，加红糖吃
　　　　　下。

〔**方七**〕丝瓜叶包鸡蛋烧熟内服，一日三
　　　　　次，每次一个。

· 17 ·

1949

新 中 国
地方中草药
文 献 研 究
(1949—1979年)

1979

〔**方八**〕石榴皮 五钱

　　用法：煎至100毫升，一日三次 服 用。

〔**方九**〕绿豆适量装入猪胆中，悬挂放置
　　　　数天或长期放置，见绿豆被胆汁
　　　　泡得开破皮即可。

　　用法：20粒绿豆，嚼碎，黄酒送服，每
　　　　日两次。

〔**方十**〕胡椒捣碎，敷于肚脐中，五岁以
　　　　下之小儿，每岁用1粒，一般一
　　　　次即瘥。

〔**方十一**〕小儿痢疾

　　　　胡椒　绿豆各 七个

　　用法：共为细末，姜汤调成一丸放肚脐
　　　　内，外用膏药（胶布）固定。

· 18 ·

〔**方十二**〕臭椿根皮 二钱 （洗净）　 高粱
　　　　皮 一把

　用法：水煎服，赤痢红糖引，白痢用白
　　　　糖引。

〔**方十三**〕金银花 四两

　用法：炒焦研为细末，成人每服 3 钱，
　　　　儿童酌减，加红白糖或蜂蜜少许
　　　　为引，开水送下，一日 2～3 次。

〔**方十四**〕生鸡蛋 一个　 白矾 一钱

　用法：混合蒸熟，一日一次顿服。

〔**方十五**〕夏枯草 一两

　用法：水煎服，每日一剂。

〔**方十六**〕鲜苦菜 五钱

　用法：捣烂取汁，温水冲服，适用于痢
　　　　疾初起。

1949
新 中 国
地 方 中 草 药
文 献 研 究
(1949—1979年)
1979

〔**方十七**〕田螺　黃土

　用法：将田螺捣烂加黄土制成饼状，敷
肚臍，每日更换三次。

〔**方十八**〕鳝鱼若干条

　用法：取活鳝鱼去腸，瓦焙焦研细，每
日二次，每次 3 钱，红糖热酒送
下。

〔**方十九**〕白芍六钱　当归五钱　焦查

米壳各 二钱半　炒神粬　木香

炒砂仁　槟榔　炒莱菔子　訶子

肉各 三钱　乌梅五分　滑石四钱

　用法：水煎服。

〔**方廿**〕当归　白芍各 二两　炒莱菔子

木香　陈皮各 三钱　川军　甘草

各 一钱　生姜三片

用法：水煎，分三次服。若气虚者加党参、黄芪各三钱。

〔**方廿一**〕桔红　酒军　酒芩　胡黄连　炒枳壳　米壳各 三钱　炮姜钱半　炒白芍四钱　当归　甘草各 二钱

用法：水煎服。白痢用红糖引，红痢用白糖引。

〔**方廿二**〕当归四钱　槟榔　白术　茯苓　焦查　樗白皮　吴萸　大黄　滑石各 三钱　木香　川连　甘草各 二钱　白芍五钱　姜枣为引。

用法：水煎，分二次服。

肠　炎

〔**方一**〕年久腹泻方：

老枣树皮放在锅内烤黄，研细，

1949
新　中　国
地方中草药
文　献　研　究
(1949—1979年)
1979

每次服 一克， 每日三次

〔**方二**〕慢性腸炎：

酸石榴一个（无石榴可用石榴皮
五钱）　生姜二两　红糖二两

用法：加水一大碗先煎前二味，冲红糖
顿服，轻的 3 剂重的 6 ～ 7 剂即
癒。

〔**方三**〕单纯性腹泻：

老枣树皮一两　白矾二钱

用法：烧水洗膝关节下方处。

〔**方四**〕夏季热性洩泻：

石膏　甘草　用量为 5：1

用法：研末每服 1 ～ 2 克。

〔**方五**〕五更洩久年不癒者方：

当归三钱　川芎二钱　赤芍三钱

桃仁四钱　生地四钱　红花三钱

柴胡二钱　桔梗二钱　枳壳三钱

牛夕三钱

用法：水煎服，每日一剂。

〔**方六**〕腹泻：

生山药一两　熟鸡蛋三个　白糖

三钱

用法：将山药煎成粥，然后将鸡蛋黄掺
入山药粥内加白糖搅匀，一日服
2次。

〔**方七**〕腹泻（日夜不止）

益智仁二两

用法：打碎水煎浓汁，温服数剂即癒。

〔**方八**〕黎明泻

五味子二两　吴茱萸五钱

1949

新　中　国
地方中草药
文　献　研　究
(1949—1979年)

1979

用法：共为细末，每日 2～3 次，每次
　　　 2 钱，米汤送下。

〔**方九**〕一般腹泻

　　　白扁豆五钱　厚朴二钱

用法：水煎服，每日一剂。

〔**方十**〕久泻大便不禁

　　　陈皮二钱　訶子二钱　厚朴二钱

用法：水煎服，每日一剂。

〔**方十一**〕久泻

　　　①白头翁一两　（即老公花）
　　　红糖二两

用法：水煎服，一日二次。、
　　　②枯矾一两　訶子七钱

用法：共研末，日服二次，每次 2 钱。

按：暴泻者慎用。

· 24 ·

〔**方十二**〕上吐下泻

　　　　灶心土（伏龙肝）一块烧水喝。

〔**方十三**〕土炒白术 一两　车前子 五钱

　　用法：水煎服，分早晚二次服。

〔**方十四**〕受寒腹泻

　　　　胡椒粉 适量

　　用法：撒于肚脐上，外用胶布或暖脐膏
　　　　　　固定。

〔**方十五**〕暑天受热腹泻

　　　　石膏 五钱　寒水石 三钱　甘草

　　　　二钱

　　用法：水煎服，一日一剂。

〔**方十六**〕炒枣仁 一两三钱　怀山药 八钱

　　　　故纸　醋炒米壳　茯苓各 三钱

　　　　　　　　　　· 25 ·

1949

新 中 国
地 方 中 草 药
文 献 研 究
(1949—1979年)

1979

神粬　鸡内金　桔络各 四钱　白头翁　五味子各 钱半。

用法：水煎，分二次服。用于 慢 性 腸炎。

〔方十七〕良姜　醋香附　元胡各 一钱
甘松　山奈各 五分

用法：研为细末，每次钱半， 每 日 三次，用于胃痛腹胀。

〔方十八〕益智仁　草叩　高良姜各 二钱
石菖蒲　香附各 四钱

用法：按上比例配方， 共研为细末， 每次服一克，一日三次服。用于消化不良，腹痛腹胀，属 寒 证 者宜。

〔方十九〕半夏　山查　神粬　连召　莱

菔子　麦芽各 三钱　陈皮钱半
茯苓 二钱

　用法：水煎服，每日一剂，用于伤食而
　　引起的腹泻者。

〔**方二十**〕猪苓　茯苓　泽泻　白术各 三
　　钱　桂枝 二钱　滑石 五钱

　用法·水煎服，每日一剂，用于治疗水
　　泻者。

〔**方二十一**〕藿香　扁豆　猪苓　茯苓
　　各 三钱　川朴　白术　泽泻各 二
　　钱

　用法：水煎服，每日一剂，用于治疗暑
　　湿性水泻者。

腮　腺　炎

〔**方一**〕蚯蚓 二条　洗净加白糖 二汤匙

1949

新 中 国
地 方 中 草 药
文 献 研 究
(1949—1979年)

1979

用法：浸泡三小时后外涂，每日三次，
二日后可消肿。

〔**方二**〕雄黄 一钱　蓖麻子仁 一两
　　用法：皆捣成羔状敷患处，每日换药一
　　　　次。

〔**方三**〕用灯心草浸上香油点燃，触患侧
　　　　耳尖处，当时可听到小水泡声，
　　　　皮肤发红，1～2天可瘥。

〔**方四**〕明矾与大蒜混合捣碎后外敷。

〔**方五**〕板兰根 一两
　　用法：水煎服，每日二次或代茶饮，每
　　　　日一剂。

〔**方六**〕爬山虎 七个头　皂角树枝 三个头
　　用法：水煎服，一日一剂。

· 28 ·

〔**方七**〕鸡蛋三个　　核桃枝七块

　　用法：烧汤喝即可。

〔**方八**〕山蝎子三个

　　用法：烘干研碎后随水送下，每日一
　　　　　次，每次一个，三个服后即瘥。

〔**方九**〕红小豆四钱　　醋适量

　　用法：红小豆捣碎用醋调成糊状，外敷
　　　　　患处。

〔**方十**〕全蝎九个

　　用法：用香油炸熟，一日一次，一次九
　　　　　个，连服三日。

〔**方十一**〕全蛇皮一条　　鸡蛋二个

　　用法：用香油炒熟吃、睡前服，微出
　　　　　汗。（本方可治疖痈等。）

1949

新 中 国
地 方 中 草 药
文 献 研 究
(1949—1979年)

1979

〔**方十二**〕山豆根 一两

用法：水煎服，一日一剂。儿童用量酌
减。

〔**方十三**〕葱白五寸　白矾三钱　白糖三
钱

用法：共捣成膏状，敷患处，每日换药
二次。

〔**方十四**〕大青叶五钱　板兰根五钱

用法：水煎服，每日一剂。

〔**方十五**〕0.25％奴夫卡因1.5毫升，臀
部肌肉注射，一般一至二次即愈。

〔**方十六**〕青黛粉适量

用法：用醋调成糊状，涂患部，每日数
次。

· 30 ·

〔**方十七**〕黄芩 二钱　　川连　马勃　桔红

各 一钱　元参　连召　板兰根

山豆根各 三钱　牛子　甘草　桔

梗各钱半　薄荷五分

用法：水煎服，每日一剂。

〔**方十八**〕生地一两　　元参八钱　寸冬

白芍　丹皮各 四钱　黄芩　板兰

根　薄荷　甘草　山豆根　牛子

各 三钱　桔梗二钱

用法：水煎服，每日一剂。如口渴加花

粉，舌苔黄加生石膏，大黄等。

疟　　疾

〔方一〕甘草二分　甘遂一分

用法：研细撒在脐上，加膏药复盖，于

发作前一小时用。

按：此二味为配伍禁忌，故现用现配。

・ 31 ・

1949

新 中 国
地 方 中 草 药
文 献 研 究
(1949—1979年)

1979

〔方二〕醋30～50毫升　小苏打三克

用法：混合后內服一次即愈。

按：①醋与苏打混合后要快喝下。
②要在发作前1～1个半小时服。

〔方三〕斑蝥一个　大枣一枚

用法：大枣用水泡开后，去核与斑蝥共
捣烂，于发作前3～4小时敷于脐
上，用胶布固定。亦可同时配刺
大椎穴，强刺激。

〔方四〕常山　乌梅　草果　干姜　炙甘
草各等分

用法：水煎服。如寒多热少者加黃芪、
当归；胸闷、腹痛者加川朴、槟
榔；有孕者去干姜，加柴胡、升
麻。

· 32 ·

蛲 虫

〔方一〕 明矾如绿豆大 一块

用法：塞于肛内，每日一次。

〔方二〕 鱼肝油丸 一～二丸

用法：睡觉前放入肛内。

〔方三〕 用棉球蘸少量煤油塞于肛门内，
每晚一次，连续三次。

〔方四〕 用棉球蘸醋或甲紫液放肛处，每
晚一次。

〔方五〕 香油炸粉条吃。（有特效）。

〔方六〕 鹤虱 四钱

用法：加水200毫升，煎沸十分钟后去
渣服之，每日一剂，连服三剂。

1949

新 中 国
地 方 中 草 药
文 献 研 究
(1949—1979年)

1979

〔**方七**〕猪苦胆 一个
用法：用空针抽出胆汁，去掉针头，将胆汁注入肛门内。

〔**方八**〕白果 七个
用法：捣烂后，夜间敷肛门处。

〔**方九**〕杏仁 六～七个
用法：捣成泥状加香油1～2滴，将药揑成枣核形，睡前塞入肛门内，连使用2～3次即可除根。

〔**方十**〕使君子 一钱　韭荣子 五钱
用法：水煎空腹服。

〔**方十一**〕百部 一两
用法：水两碗煎成一碗，过滤候温灌肠。

蛲 虫

〔**方一**〕棉花幼苗（三～四个叶者）加豆面做小豆腐吃，以吃饱为度。

〔**方二**〕槟榔 四两
用法: 水煎空腹服。

〔**方三**〕南瓜子粉 二两半
用法: 早晨空腹服下，半小时后服槟榔液200毫升（含槟榔 四两），再半小时后服硝黄散 二钱（大黄、芒硝各 一钱），服完后在腹胀痛有便意时，坐于一温水浴盆上，水温高于体温，蛲虫可徐徐而下。（有钩蛲虫，无钩蛲虫均有效）。

1949

新 中 国
地 方 中 草 药
文 献 研 究
(1949—1979年)

1979

〔**方四**〕石榴根皮 一两　槟榔 二两　方瓜
种 二两

用法：水煎服。服后半小时再服硫酸镁
25～30克，服本药后半小时蛲虫
就全排出。

按：单用槟榔2～4两，疗效亦好，但有
心脏病者慎用之。

血 絲 虫 病

〔**方一**〕炒苍术 三钱　黄柏 三钱　牛夕 三
钱

用法：水煎服，一日一剂，分早晚二次
服。

按：此方用于治疗丝虫热发作期。

〔**方二**〕威灵仙 一两　红砂糖 适量

用法：酒煎服，每日一剂，分二次服。

· 36 ·

〔**方三**〕野菊花 一两

　　用法：水煎当茶频饮。

〔**方四**〕马兰头（连根）

　　用法：洗净取汁，调六一散搽患处。

　　按：六一散即滑石六分　甘草一分　共
　　　　　研细末。

〔**方五**〕野芹菜 一斤 （连根）红糖 一两

　　用法：将野芹菜洗净，放锅上蒸熟，加
　　　　　红糖拌服。

〔**方六**〕槟榔 三钱　陈皮 二钱　木瓜 二钱
　　　　　吴芋 一钱　紫苏叶 二钱　桔梗 二
　　　　　钱　生姜 三片

　　用法：水煎，要在鸡鸣时服，故本方又
　　　　　叫鸡鸣散。

1949

新 中 国
地 方 中 草 药
文 献 研 究
(1949—1979年)

1979

感　冒

〔**方一**〕生姜　大葱各半两　食盐一钱

　　用法：混合捣成糊状，用纱布包上，涂
　　　　擦前心，后心，手心，脚心，肘
　　　　窝，腘窝，擦后让病人 安 卧 发
　　　　汗，一般1～2次即愈。

〔**方二**〕贯众三钱　石菖蒲三钱　槟榔三钱
　　　　双花四钱　甘草一钱半

　　用法：水煎200毫升，分二次服完。

〔**方三**〕紫苏二钱　　荆芥一钱

　　用法：加水两碗煎成一碗，加红糖少许
　　　　（不加亦可）顿服出汗，小儿酌
　　　　减。

〔**方四**〕茅草根不拘多少

　　用法：烧水喝发汗，一次即愈。

〔**方五**〕荆芥 一钱　大青叶 四钱　双花 三钱
　　连翘 三钱
　用法：每剂浓煎至30毫升，每日二次，
　　　　每次15毫升。

〔**方六**〕葱白 二两　　淡豆豉 四钱
　用法：水煎服，每日一剂。

〔**方七**〕葱白 二～三根　　生姜 三～四片
　用法：煮2～3沸，即服，服后盖被休
　　　　息，微微出汗。

〔**方八**〕芦根 一两　　竹叶 五钱
　用法：煎汤代茶饮。

〔**方九**〕大葱捣烂挤汁，滴鼻可预防感
　　　　冒。

1949
新 中 国
地 方 中 草 药
文 献 研 究
(1949—1979年)
1979

〔**方十**〕麻黄 六钱（分三包，每包二钱）

五味子 三钱　桂枝 三钱　甘草 二钱

细辛 一钱　酒芍 二钱　姜夏 三钱

干姜 二钱　紫苑 二钱　蒌仁 二钱

陈皮 三钱　姜枣 为引

用法：每日一剂，分三次服之（此药方
为一剂量。）

按：本药煎法不同，煎一次服一次，一
付药煎三次，每煎一次要另加麻黄
二钱，其它各药不变。
本方还有预防感冒之作用。

〔**方十一**〕上感方（小儿量）

荆芥 一钱　大青叶 四钱　双花 三钱
连翘 二钱

用法：每剂浓煎到30毫升，每日二次，
每次15毫升。

· 40 ·

〔**方十二**〕秋冬感冒恶寒发汗者。

苏叶 三钱

用法：煎汤热服一碗，盖被见汗即瘥。

〔**方十三**〕治风热外感方

桑叶 五钱　杏仁 二钱

用法：水煎服，咳嗽症状较重者可用本
方。

〔**方十四**〕预防感冒（集体预防）

荆芥　薄荷　苏叶 各 二钱

用法：水煎早晚各服一次（一人量。）

〔**方十五**〕贯众 三钱　石菖蒲 三钱　黄芩
三钱　葛根 三钱　双花 四钱　槟
榔 二钱　甘草 二钱

用法：水煎服，一日一剂。

· 41 ·

1949

新 中 国
地 方 中 草 药
文 献 研 究
(1949—1979年)

1979

〔**方十六**〕荆芥 三钱 防风 三钱　茯苓 三钱

甘草 一钱半　枳壳 一钱半　桔梗

一钱半　前胡 三钱　柴胡 一钱半

羌活 二钱　独活 二钱　川芎 一钱半

薄荷 一钱半　生姜 三片

用法：水煎服发汗，一日一剂。

按：本方用于流感和重感冒。

〔**方十七**〕川芎　薄荷　白芷　甘草　羌

活 各钱半　荆芥　防风 各三钱

辛夷 二钱

用法：水煎服，主治风寒感冒，鼻塞，

正偏头痛。

〔**方十八**〕双花　连召　荆芥　豆豉　牛

子 各三钱　竹叶　甘草　薄荷 各

钱半　桔梗 二钱　芦根 四钱

用法：水煎服。用于治疗感冒发烧，口

渴，咽痛者。

〔**方十九**〕桑叶 杏仁各三钱 菊花 桔

梗 连召各二钱 甘草一钱 薄

荷钱半 芦根三钱

用法：水煎服：每日一剂，主治清散风

热，咳嗽。

按：临床上常以方十八、十九 合 方应

用。

汗 出 不 止

〔**方一**〕黄芪五钱 浮小麦一两 白茅根

一两 大枣八枚

用法：水煎一次服下。

〔**方二**〕浮小麦一把 大枣五～十枚

用法：水煎服。

〔**方三**〕青蒿三钱

1949

新 中 国
地 方 中 草 药
文 献 研 究
(1949—1979年)

1979

用法：水煎服。

〔**方四**〕酸枣仁三钱　核桃仁一两
用法：水煎服，连核桃仁同时吃下。

〔**方五**〕浮小麦一两　糯稻草根一两
用法：水煎服，一日一剂。

〔**方六**〕龙骨　牡蛎各五钱（先煎）浮小
麦一两　炙黄芪五钱
用法：水煎服，一日一剂。

〔**方七**〕生桑叶二两
用法：焙焦存性研末，用开水煎2～3
沸，当茶服。

〔**方八**〕五倍子半钱～一钱
用法：研细末，口涎调或茶调敷脐，外
用暖脐膏固定。

· 44 ·

〔**方九**〕党参三钱　麦冬三钱　五味子三钱
　　用法：水煎服，一日一剂。

〔**方十**〕黄芪五钱　　防风三钱　　白术三钱
　　用法：水煎服，一日一剂。

〔**方十一**〕桂枝一钱半　　白芍一钱半　　甘
　　　　草一钱半　　生姜三片　　大枣三枚
　　用法：水煎服。

胃和十二指肠溃疡

〔**方一**〕乌贼骨二两　　甘草一两
　　用法：共为极细末，每日三次，每次
　　　　1～1.5钱，饭后开水送。

〔**方二**〕猪肚一个　　毕拨三十克　　生姜半
　　　　斤　　红糖半斤
　　用法：先将猪肚洗净，生姜切成片。将

1949

新 中 国
地 方 中 草 药
文 献 研 究
(1949—1979年)

1979

毕拨和生姜装入猪肚內，放入锅內蒸熟，取出猪肚切碎，拌上红糖即成。一日三次，量不拘，根据病人情况尽量服之。

〔**方三**〕红叩三钱　连翘三钱　內金三钱
　　　　黄连一钱半
　　用法：水煎服，一日一剂。

〔**方四**〕乌贼骨八十五克　决明子十五克
　　用法：乌贼骨研细过筛，炒成淡黄色，另取决明子炒熟研细过筛，将两药混合后再过筛即得。每日三次，每次2.5～5克。

〔**方五**〕元胡九份　天仙子一份
　　用法：研成细末，每日2～3次，每次1克，白开水送下。（本方主要是止痛。）

· 46 ·

〔**方六**〕溃疡病大便黑色

海螵蛸 一两 研细　阿胶 三钱

用法：共炒再研细，每次服一钱，每日
三次。

〔**方七**〕胃炎，胃下垂

木香 二两　槟榔 二两　黑丑 二两

用法：上药共为极细末，将药放在青瓦
片上置锅内蒸 后 把药 从青瓦片
上刮下做成豆大小丸， 凉 干 服
用，每服十丸，每天三次，饭前
服。

〔**方八**〕胃神经官能症

猪肚 一个　生姜半斤

用法：将猪肚切开洗净，把生姜放入猪
肚内，用砂锅煮烂，只吃猪肚不
吃姜，可连服 6～7 个。

· 47 ·

1949

新 中 国
地 方 中 草 药
文 献 研 究
(1949—1979年)

1979

〔方九〕大枣三个去核，装入胡椒三～七粒

用法：煮熟内服，一次即可见效。

〔方十〕小米烧熟后压成面，开水冲服。

按：治食积寒性胃痛。

〔方十一〕生姜三钱　红糖二两

用法：将生姜切碎，加入红糖，用白开水浸，乘热一次饮下。

〔方十二〕海参肠子七个

用法：洗净放入砂锅烤黄，研碎黄酒冲服。

〔方十三〕生芝麻四两　生绿豆四两

用法：共为细末，加红糖拌匀，每次一匙，开水冲服，一日三次。

• 48 •

〔**方十四**〕乌贼骨　牡蛎 各等分

　　用法：共为细末，每次一钱，一日三
　　　　　次，饭后服。

〔**方十五**〕鸡蛋壳（煅）

　　用法：研为细末，每日三次，每次2～
　　　　　3钱，开水冲服。

〔**方十六**〕新棉花子

　　用法：炒黄研末，每日1～2次，每次
　　　　　二钱，淡姜汤送下。

〔**方十七**〕草果三钱　干姜二钱　红糖一
　　　　　两

　　用法：水煎服，一日一剂。

〔**方十八**〕白芨 四两　甘草 四两

　　用法：水煎熬成粘胶状，每日四次，四

· 49 ·

1949

新 中 国
地 方 中 草 药
文 献 研 究
(1949—1979年)

1979

天服完，连服半个月为一个疗程。

按：用于胃和十二指肠溃疡，有癒合溃疡和止血作用。

〔**方十九**〕甘草适量

用法：研末后，日服三次，每次1～2钱，连续服用。

按：本方有促进溃疡面癒合作用。

〔**方二十**〕老木香七钱　荔枝核一两　牙皂一个

用法：先将荔枝核、牙皂炒成紫色，共研细末，痛时服1～2钱，溫开水送下。

按：本方为止痛作用较强，在无外科情况下应用。服药后痛止，可再服2～3次。

· 50 ·

〔**方二十一**〕川黄连 一钱　吴芋 三钱　小
　　苏打 三钱

　用法：共为细末，每疼时服一钱，白开
　　　　水送下。

〔**方二十二**〕松花蛋 一个　生姜 四钱

　用法：两药在瓦上烤干，研为细末，分
　　　　成三包，上午十时，下午三时，
　　　　晚睡前各服一包。

〔**方二十三**〕仙人掌 五份　鸡内金 一份
　　乌贼骨 一份

　用法：上药共研为细末，调匀，每日二
　　　　次，每次 2 克。如溃疡出血者加
　　　　白芨粉一份，胃窦炎、胃炎者可
　　　　加黄连素50至100毫克。

〔**方二十四**〕乌贼骨 三斤　贝母　白芨

· 51 ·

1949

新 中 国
地 方 中 草 药
文 献 研 究
(1949—1979年)

1979

乳香各半斤　　连召一斤　大黄两
半　炙甘草四两

用法：共研为细末，每次0.5克，每日四
次。

〔方二十五〕乌贼骨三份　元胡一份　枯
矾四份　蜂蜜六份

用法：前三种药共研为细末，炼蜜为丸，
每丸重三钱　每日三次，每次一
丸。

〔方二十六〕桔红　清半夏　川栋子　五
灵脂　炒麦芽　制香附各三钱
川朴　炒枳实　沒药各二钱　吴
芋五分　川连一钱　炒神粬五钱
木香钱半　甘草一钱

用法：水煎服，每日一剂，每剂分三次
服。

· 52 ·

〔**方二十七**〕海螵蛸 三钱　白芨 六分　洋
　　金花 一分五厘　姜半夏 钱半　生
　　山药 一钱　公英 二钱
　　用法: 共研为细末,一日三次,分三次
　　　　空腹服。

〔**方二十八**〕高良姜　制香附　白芨　甘
　　草 各四两　海螵蛸 半斤
　　用法: 共研为细末,每日两次,每次服
　　　　一钱。
　　按: 本方具有止酸、止痛、止血,保护
　　　　溃疡面之功效。

呕　　吐

〔**方一**〕生姜汁 一两　白糖 一两
　　用法: 水冲服。

〔**方二**〕灶心土 二两　竹叶 三钱　半夏 二钱

· 53 ·

1949

新 中 国
地 方 中 草 药
文 献 研 究
(1949—1979年)

1979

用法： 先煎灶心土，去渣留上清液，再加药煎服，一日一剂。

〔**方三**〕小儿急性呕吐

明矾末和饭做成饼，敷脚心。

〔**方四**〕白矾 二分

用法： 研为细末，开水冲服，一日两次。

吐　血

〔**方一**〕槐蘑 一两　藕节 一两

用法： 共为细末，每服 2～3 钱，每日二次，米汤送下。

〔**方二**〕荷叶蒂或藕节 适量

用法： 水煎服之。

〔**方三**〕鲜小蓟 二～三斤

· 54 ·

用法：捣汁，加白糖服之。

按：小蓟亦可事先作成粉剂装瓶备用，
每次 3～5 钱，白开水送下。其
汁或粉亦可用于外伤性出血。

〔**方四**〕血余炭（即头发灰）二钱 百草霜
（即锅底灰）三钱

用法：黄酒冲服。

〔**方五**〕血见愁（即地锦草、铺地红）三钱
用法：水煎服。（甚效）

〔**方六**〕白茅根 一两　藕节 五个
用法：水煎后再加入韭菜汁少许服下。

〔**方七**〕乌贼骨 四两　白芨 三钱　田三七
三钱

用法：共为细末，一日三次，每次三钱，
温开水送下。

· 55 ·

1949

新 中 国
地方中草药
文 献 研 究
(1949—1979年)

1979

〔**方八**〕白芨 一两

用法：研细末，每次1～2钱，温水冲服。

按：本药是一味很好的止血药，适用于各种内外出血，如呼吸道，消化道出血，妇女崩漏，外伤，尿血等。如用于外伤则直接撒布，鼻衄则直接吹鼻孔。

〔**方九**〕鲜旱莲草 二～四两

用法：捣碎取汁，开水冲服，外伤出血。则将捣烂之旱莲草直接敷于伤口，鼻衄则塞入鼻孔。

按：本药也是一味很好的止血药，采用叶应从旱地采，而水边生的则疗效较差些。

〔**方十**〕生蒲黄 一两

用法：研细末，每日三次·每次一钱半，
　　　开水冲服。

〔**方十一**〕小蓟三钱　炒蒲黄三钱　藕节
　　　三钱　滑石三钱　木通一钱半
　　　生地三钱　当归三钱　甘草一钱
　　　半　栀子二钱　竹叶一钱半
　　用法：水煎服，一日一剂。

〔**方十二**〕紫珠草六份　仙鹤草四份　茜
　　　草根四份
　　用法：晒干，共研成粉或压成片剂，每
　　　日四次，每次二克。主治胃、十
　　　二指肠出血。

呃　　逆

〔**方一**〕柿蒂一两
　　用法：水煎服。

1949

新 中 国
地 方 中 草 药
文 献 研 究
(1949—1979年)

1979

〔**方二**〕砂仁 一颗

　　用法：放在嘴里咀嚼。

〔**方三**〕丁香 一钱　　柿蒂 二钱　　党参 三钱

　　　　　生姜 三片

　　用法：水煎服，一日一剂。

　　按：此方用于因受寒引起的呃逆。

大 便 下 血

〔**方一**〕大枣 七个　　茶叶 五钱　　山楂片 五

　　　　　钱　　红糖 一两

　　用法：水煎服，一日一剂。

〔**方二**〕小蓟 量不拘

　　用法：捣汁，加白糖服之。

〔**方三**〕槐花　阿胶珠 各等分

　　用法：共为细末，小儿3～5岁者每服一钱，白开水送下。

〔**方四**〕大便长年带血

蜂腊一块如枣核大，开水送下，
每日2～3次。

〔**方五**〕炒槐花五钱　炒侧柏叶一两　炒
地榆五钱

　用法：水煎服，每日一剂，分二次服。

〔**方六**〕槐花一钱半　侧柏叶三钱　荆芥
灰三钱　炒枳壳三钱

　用法：水煎服，一日一剂。

　按：本方用于下鲜血、不杂大便为主
　　症。

黄疸、肝炎

〔**方一**〕急性黄疸型肝炎

1949

新 中 国
地 方 中 草 药
文 献 研 究

(1949—1979年)

1979

干胡萝卜缨四两（鲜者半斤）

用法：水煎服，连服5～7天，预防亦有效。

〔方二〕芒硝　白矾各等分

用法：研成细粉，一日三次，一次三分，饭后服。

〔方三〕石苇一小撮

用法：加水三碗，熬成一碗，分三次服，每日三次，直至症状消失。

〔方四〕紫参二两　红糖二两

用法：加水煎煮两次。第一次加水没药为度，煎半小时左右，滤出药液加水再煎半小时左右，滤出去渣。将两次煎煮之药液混合后加红糖二两。成人每次100毫升，

一日二次，儿童每次50毫升，一
日二次。

〔**方五**〕紫参 二两　糯米稻草 一两
　　用法：煎法同〔方四〕，成人每次125毫
　　　　升，每日二次，儿童 每 次60 毫
　　　　升，每日二次。

〔**方六**〕倒垂柳枝皮 二两 （晒干）
　　用法：水煎去渣，红糖引，一日一次，
　　　　服后出汗。

〔**方七**〕茵陈 一两　大枣 十二个 （去核）
　　　　胡萝卜 二个　黑豆 一把
　　用法：水煎当茶饮之，一日一剂。

〔**方八**〕茵陈 一两　大黄 一钱半　栀子 三
　　　　钱

1949

新 中 国
地方中草药
文 献 研 究
(1949—1979年)

1979

用法：水煎服，一日一剂。

按：服药后，大便次数过多者，可减去大黄。

〔**方九**〕茵陈 二两　红枣 二两
　　用法：水煎后，吃枣喝汤。

〔**方十**〕明矾 一分　糯稻草 一两
　　用法：水煎服，每日一剂，连服15天为一疗程，休息三天再酌用。

〔**方十一**〕明矾研细分包
　　用法：每日三次，每次一分，温水送下。
　　按：此方利胆退黄作用很好，多用于阻塞性黄疸。

〔**方十二**〕马齿苋半斤

用法：水煎服，每日一剂。

〔**方十三**〕青蒿 茵陈各五钱 枝子 丹皮
　　　　川军 枳实 双花各四钱 胆草
　　　　甘草各三钱 玉金三钱 大枣三枚
用法：水煎服，用于黄胆性肝炎。

〔**方十四**〕黑矾 槟榔 肉桂 花椒各三钱
　　　　核桃七个 大枣八个 锅烟子少
　　　　许 飞罗面四两（炒）蜂蜜适量
用法：研末，炼蜜为丸，每日三次，每
　　　　次一丸。用于肝炎，降转氨酶作
　　　　用显著。

〔**方十五**〕紫参草（又名石见穿）五钱
　　　　糯米稻草一两
用法：水煎，每日一剂，三十天为一疗
　　　　程，对慢性肝炎较好。

1949

新 中 国
地 方 中 草 药
文 献 研 究
(1949—1979年)

1979

〔**方十六**〕麻疹疫苗 一毫升

用法： 每周肌肉注射一至二次，六次为一疗程，儿童减半。急、慢性肝炎均可用。

〔**方十七**〕复方201注射液 二毫升

用法： 肌注，日1～2次，每次2毫升，15～30天为一疗程。对慢性及迁延性肝炎有较好的疗效。

配制法：

（1）煎煮：板兰根中加8至10倍的蒸馏水，煮沸30分钟后，加入栀子，继续煮沸10分钟，以纱布过滤。药渣再加蒸馏水5至6倍，煮沸30分钟，过滤，合并前液，药渣再加蒸馏水4至5倍，煮沸30分钟，过滤，合并前液。

（2）浓缩：煎出液在100°C以下浓

· 64 ·

缩到体积约为含 生药 量的100至120％浓度时方止。

（3）醇化：浓缩液冷却到 室 温，加入95％乙醇， 使浓缩液 的含 纯量为60％浓 度为 准。置冰 箱中冷藏 1 至 2 天，吸取含醇上清液，残渣用滤纸抽滤，合并上清液与滤液，以待回收乙醇。

（4）回收乙醇、碱化：减压蒸馏回收乙醇，最后在水浴上尽量将乙醇除净，药液冷藏过夜，用滤纸抽滤，滤液加浓氨水使 P H＝7.5～8.0左右，在冰箱中放置冷藏。

（5）除氨：冷藏24小时左右，用滤纸抽滤，滤液在水浴 锅上 除 氨使 P H到5.5至6.0左右。（在除氨过程中可随时补充蒸馏水，便于除氨）冷却过滤。

1949

新 中 国
地 方 中 草 药
文 献 研 究
(1949—1979年)

1979

（6）配制：取以上滤液用注射用水稀释到含板兰根（原生药）50%，栀子（原生药）25%的浓度，其中加入1%吐温80作助溶剂，1%苯甲醇作止痛剂，混均匀，灌封2毫升安瓶中，以100°C 30分钟灭菌即可。

肝 硬 化 腹 水

〔方一〕鲜猪苦胆 一个　豆腐浆 一大碗

用法：温后徐徐饮之。如无鲜苦胆，干者先放温水中泡开。豆腐浆用卤过的浆水。其他病引起的腹水亦有效。

〔方二〕红小豆或绿豆　金针花（黄花菜）　大枣各适量

用法：水煎服，大枣，小豆可吃下，每日2～3次，可健脾利水。

〔**方三**〕茅根（干鲜均可）**量不定** 鸡（公母均可）**一只**

用法：放水煮熟，不放盐，喝汤吃肉。

〔**方四**〕白胡椒 **一两** **甜**瓜蒂 **一两**

用法：瓦焙干，研细分成三份，用开水冲开，蒙头熏鼻，每日熏一次，连熏三天。

〔**方五**〕青黛 **五钱** 明矾 **二两**

用法：共为细末，成人每日三次，每次三分，温水冲服。

〔**方六**〕无花果叶 **一宗**

用法：每日三钱，水煎当茶饮。

1949

新 中 国
地 方 中 草 药
文 献 研 究
(1949—1979年)

1979

〔**方七**〕 大蒜　田螺　车前子各 等分
　用法：共捣烂，敷脐上。

〔**方八**〕 蝼蛄适量
　用法：焙黄后，研细末，每日三次，每次五分至一钱，温水冲服。

〔**方九**〕 当归三钱　白术三钱　茯苓三钱
　丹参五钱　穿山甲二钱　京三稜三钱　桃仁三钱　大黄二钱　枳壳三钱　白芍三钱　制香附二钱
　广玉金三钱　制没药二钱
　用法：共研细末，每日服三次，每次一钱。
　按：本方治疗肝脾肿大，有良好的效果。

〔**方十**〕 赤苓　猪苓　泽泻各 八钱　茵陈
　六钱　炒山甲四钱　别甲一两

牡蛎 八钱　木通 四钱　防已 五钱
桃仁 六钱　赤小豆 一两　槟榔 六
钱　青皮 四钱　陈皮 四钱　鸡内
金 八钱

用法：水煎，分三次服完，每日服二
　　　次。

附：苦丁素治疗慢性肝炎肝硬化
　　制作方法：

　　　　取净甜瓜蒂若干，置于烤箱
　　　烘干（或瓦上焙干），以不致炭
　　　化为度，将烘干之甜瓜蒂碾细，
　　　用80～100号之药筛过出细粉，
　　　再将剩下的纤维烘干，直至全部
　　　碾细，过成粉为止。

　　用法及用量：

　　　　晨起洗漱完毕，将盛热水的
　　　口杯置于鼻前呼吸十余分钟，使
　　　鼻粘膜湿润，并排除鼻腔分泌

· 69 ·

1949

新 中 国
地 方 中 草 药
文 献 研 究
(1949—1979年)

1979

物，剪短过长的鼻毛，以达到有效地吸药。

将药粉一包（0.1克）分成六个等份，做为三次吸。先以2/6份置于两鼻前庭，由两鼻孔徐徐吸入，药粉最好达到中、后鼻道，以不进入气管为度，待40分钟，将鼻腔清洁后，再以此法吸第二个2/6。以此法直到六个等分吸完。

每四包药为一个疗程，每间隔七天吸一包，一般慢性肝炎两个疗程即可，肝硬化需3～4个疗程。

在鼻吸苦丁素的第一个疗程时，要配服西瓜子。服法：取生西瓜子二市斤，分成四份，每份半斤，用开水洗后晒成半干。在

• 70 •

吸药前先将 3 两剁成仁，自吸药后，每日零服10余次，在二日内服完。余下的 2 两边剁边服，在二日内服完。其余三次的服法同上。

吸药反应：

吸药后 1 小时左右，鼻腔内开始流出黄色粘性液体，每次流出量少至100毫升，多至400毫升。可将头前俯，使鼻腔流出液畅滴于容器中，切勿吞嚥，以免引起腹泻。

吸药后42小时左右出现头痛，鼻，咽，喉干痛，胸前后都郁闷，个别出现扁桃腺炎，喉炎，气管炎，或有发冷发烧，类似典型的重感冒。除此大部分都有肝脾疼痛增加。上述症状在一

· 71 ·

1949

新 中 国
地 方 中 草 药
文 献 研 究
(1949—1979年)

1979

天左右消失，一般勿需处理，必要时可酌情给予对肝脾无害的中西药物，对症处理。

在用苦丁素的治疗中，如病人情况较差，或肝硬化较重，要给予支持疗法，必要时要进行防肝昏迷的治疗，腹水多者可同时给予中西药利尿。

按： 在制做苦丁素时，要戴口罩，以免中毒。此法亦可治疗急性黄疸。

方十一： 內金 双花 玉金 炒桃仁 白芍 各五钱 生牡蛎 炙别甲 各一两 山甲珠 桔红 青皮 文术 三稜 各三钱 赤芍 四钱

用法： 水煎，分二次服。用于肝脾大，食后胀满，无腹水者。

· 72 ·

〔**方十二**〕茯苓两半　二丑八钱　猪苓

泽泻　防己各五钱　炒白术　炒

桃仁各四钱　熟附子三钱　车前

子一两　肉桂　麻黄各一钱　通

草钱半

用法：水煎服。用于肝硬变腹水，而身

体较弱者。

〔**方十三**〕党参　当归　香附　牡蛎各四

钱　川芎　柴胡　桃仁　杏仁

醋三棱　醋文术　玉金　酒芩

青木香各三钱　砂仁　红花

各二钱　生姜三片　大枣三枚

用法：水煎服，每日一剂。

支 气 管 炎

〔**方一**〕苏子四钱　莱菔子四钱　白芥子

四钱

1949
新　中　国
地 方 中 草 药
文 献 研 究
(1949—1979年)
1979

用法： 水煎服，一日一剂。

按： 此方为"三子养亲汤"。主要效
能：祛痰，镇咳，健胃，适用于
老人气实痰盛，喘满懒食。凡属
慢性气管炎均可用此方。

〔**方二**〕麻黄 二钱　　杏仁 二钱　　甘草 二钱
石膏 四钱

用法： 水煎服，每日一剂。

〔**方三**〕治寒性咳嗽方
桃仁 二两　　冰糖 少许

用法： 共为细末，每日三次，每次三
钱，白开水送下。

〔**方四**〕伤风咳嗽
桑叶 五钱　　杏仁 三钱　　冰糖 五钱

用法： 用水两茶碗，煎成一茶碗半，趁

· 74 ·

热温服，出汗即瘥。

〔**方五**〕小儿咳嗽

　　蜂房 二两

　用法：烧研细末，每服一钱，大米汤送下。

〔**方六**〕小儿咳嗽伤风流鼻涕

　　将葱白切细，用开水泡汤乘热熏
　口鼻，非常好，三～四次即可治
　瘥。

〔**方七**〕老年咳嗽痰喘

　　豆腐 一块　　白糖 一两

　用法：将豆腐放在碗中挖一孔加入白
　　　糖，然后蒸熟吃。先吃有糖处，
　　　三～五次即瘥。

〔**方八**〕咳嗽失音喉干

1949

新 中 国
地方中草药
文 献 研 究
(1949—1979年)

1979

青盐 二钱　　葛根 二钱　　槐花 二钱

栀子 二钱　　乌梅肉 二 钱　　甘 草

二钱

用法：水煎后，加蜜一匙服之。

〔**方九**〕咳嗽痰滞

瓜蒌 一个　　明矾 二钱　　生姜 三钱

用法：水煎服，一日一剂。

〔**方十**〕蛇胆（鸡胆、猪胆亦可）　　贝母

各适量

用法：蛇胆拌贝母末，焙干后备用，每

日服三次，每次服 5 分。

〔**方十一**〕青萝卜 量不拘

用法：切成丝煮水，加蜜当茶饮。

〔**方十二**〕桔梗 二钱　　杏仁（去皮尖）二

· 76 ·

钱 甘草 一钱半

用法：水煎服，一日一剂，分三次服，饭前半小时服。

〔**方十三**〕清半夏　当归　茯苓　陈皮　甘草　苦杏仁　桑皮　冰糖各三钱　青皮　姜半夏　川朴　川贝　五味子各二钱

用法：水煎，每日一剂，分二次服，服后令其微出汗。忌烟、酒、辣、盐七天、性生活一百天。

〔**方十四**〕桔梗十斤　远志　防风各二斤　柴胡四斤

用法：共研为细末，炼蜜为丸，重三钱，日服三次，每次一至二丸，用于镇咳、感冒。

· 77 ·

1949

新 中 国
地方中草药
文 献 研 究
(1949—1979年)

1979

〔**方十五**〕枇杷叶 五至十叶　冰糖 适量

　　用法: 鲜枇杷叶去毛 加 水 煎, 后放冰
糖, 每日一剂, 分三次服, 用于
慢性支气管炎。

〔**方十六**〕桑皮　紫苑　白果　麻黄　生
石羔　蜂蜜 各 一钱　杏仁 六分
百部　沙参　天冬 各五分　五味
子 二厘六分　梨汁 适量

　　用法: 按上述比例, 水煎熬羔, 每日三
次, 每次一匙。主治: 痰喘、咳
嗽。

〔**方十七**〕桔梗　荆芥　陈皮　甘草 各钱
半　紫苑　白前 各 二钱　百部 三
钱

　　用法: 水煎服。用于一般感冒引起的咳
嗽。

· 78 ·

〔**方十八**〕沙参　桑叶　花粉　生扁豆
　　　寸冬各 三钱　玉竹　生甘草各 钱
　　　半

　　用法：水煎服。用于阴虚慢性咳嗽。

〔**方十九**〕百部　竹沥　蜂蜜各三钱　天
　　　冬四钱

　　用法：先煎百部、天冬，煎好滤出汁与
　　　竹沥、蜂蜜调服。一日一剂，临
　　　卧时服下。

哮　　喘

〔**方一**〕癞蛤蟆一个，用一个鸡蛋从蛤蟆
　　　嘴里放入，然后用泥包上，再用
　　　瓦扣上，放在炉子上烤熟后，将
　　　鸡子取出，沾黄酒吃鸡子。吃 7
　　　～ 8 个为一疗程。

1949

新 中 国
地 方 中 草 药
文 献 研 究
(1949—1979年)

1979

〔**方二**〕苦苦菜 二两 （**鲜的最好**）　猪·板

油 二两

用法：加水煎（加水量多少根据患者饮

量而定），喝时加红糖适量,取微

汗。

〔**方三**〕童子瓜（小嫩冬瓜）一个　冰糖

二两

用法：放在碗里上锅蒸熟，吃瓜喝汤,

每日一个。

〔**方四**〕杏仁 一两　冰糖 一两

用法：水煎服。适用于老年哮喘。

〔**方五**〕茄子梗 一两 （过霜降节）

用法：水煎后，加糖内服。

〔**方六**〕巴豆 三个 去皮　栀子 十六个

· 80 ·

用法：压碎混合，临睡前敷双脚心，隔
　　　日一次。

〔**方七**〕白芥子 一两
用法：研末，用水调和敷两乳中间膻中
　　　穴。

〔**方八**〕硼砂 一钱（研末）　黄梨 一个
用法：将黄梨挖去核，把硼砂装入梨
　　　内，用纸封口，火内烧熟。早晚
　　　空腹各服一次。

〔**方九**〕多年哮喘
　　　生姜 二片切碎　用白糖炒熟
用法：趁热磨擦大椎，风府，风池，膏
　　　肓四穴，一次见轻，常用即瘉。

〔**方十**〕乌贼骨 二两　地龙 二两　百部 五钱

· 81 ·

1949

新 中 国
地 方 中 草 药
文 献 研 究
(1949—1979年)

1979

用法： 共为细末，加白糖四两，每日三
次，每次二钱，白开水送。
心跳者，加远志五钱
喘甚者，加杏仁五钱
痰多者，加贝母五钱
痰多者不用贝母可改用瓜蒌仁，
海浮石。

〔**方十一**〕杏仁三钱（去皮尖捣粘）　麻
黄三钱　桑白皮四钱　石膏一钱
甘草三钱
用法： 水煎服，每日一剂。

〔**方十二**〕葶苈子三钱　大枣十枚
用法： 水煎服，每日一剂。

〔**方十三**〕姜蚕适量
用法： 研为细末，每日二次，每次一
钱，温水送。

· 82 ·

〔**方十四**〕乌贼骨 一钱　　川贝　竹茹各 五

　　　　钱

　用法：上为成人一日量，水煎服，日服

　　　　二次。

〔**方十五**〕蝙蝠 一个 （去足爪）

　用法：瓦焙焦，研细黄酒冲服。

〔**方十六**〕干地龙 一两　　生甘草 一两

　用法：共研细末，每日二次，每次 1～

　　　　1.5钱，温开水服。

　按：本方有脱敏作用故用来治疗单纯性

　　　　支气管哮喘。

〔**方十七**〕白果三钱　　冬花二钱　　桑皮三

　　　　钱　麻黄一钱半　苏子三钱　黄

　　　　芩一钱半　杏仁三钱　半夏二钱

　　　　甘草一钱半

1949

新 中 国
地 方 中 草 药
文 献 研 究
(1949—1979年)

1979

用法： 水煎服，每日一剂。

按： 痰稠而多者，加猪牙皂一钱半，白芥子一钱半，效果更佳。

〔**方十八**〕桂枝 麻黄 白芍 五味子 甘草各一钱半 干姜 细辛各一钱 半夏三钱

用法： 水煎服，每日一剂。

按： 用于寒性咳嗽与哮喘，以咳吐白色泡沫痰为主要症状者。

〔**方十九**〕清半夏 当归 白茯苓 陈皮 青皮 苦杏仁 甘草 桑皮各三钱 姜半夏 川朴 川贝母 五味子各二钱 冰糖三钱

用法： 水煎服，一日一剂（冰糖为药引）早晚服一次，出汗，连服

· 84 ·

4～6剂。

按：服药期间，忌烟、酒、辣、咸七天、性生活一百天。

〔**方廿**〕杏仁 知母 桑白皮 阿胶 生地 熟地 天冬 麦冬各二分

用法：水煎去渣，熟鸡蛋七个，去壳浸入药汁内煮，晨服。

〔**方廿一**〕鸡蛋 一个 醋 一两

用法：温火燉煮，日二次，重者日三次内服。

〔**方廿二**〕沙参 白芍 知母 百合 天冬各四钱 桂枝二钱 龙骨 牡蛎各五钱 清夏 海浮石各三钱 甘草一钱

用法：水煎服。一日一剂。

1949

新 中 国
地 方 中 草 药
文 献 研 究
(1949—1979年)

1979

肺 結 核

〔**方一**〕紫皮大蒜 一兩 （去皮） 小粘米 一兩 白芨粉 一钱

用法： 先将蒜放入沸水中煮1～1.5分钟（以蒜表面熟，里面生为合适），将蒜捞出（过熟则蒜之有效成份被破坏，过生则对胃肠有刺激，往往不能坚持）然后放入小粘米（机米），煮成稀粥，待粥已成，又将蒜重新放入稀粥内搅拌均匀后即可食用。白芨粉和大蒜粥同食，或食粥后冲服。此方为一次量，每日二次，长期坚持服用，以病癒为限，一般1～8个月。

〔**方二**〕夏枯草 四斤 百部 半斤 蜂蜜 半斤

用法：加水10斤，燉至三斤去渣，再加入蜂蜜半斤，燉至滴水 成 珠 即可，日服二次，每次一匙。

〔**方三**〕肺结核痰中带血

地榆六钱　　百部三钱

用法：水煎服。

〔**方四**〕肺结核大吐血

夏枯草一两　　地榆八钱　　五味子

三钱

用法：水煎服。

〔**方五**〕咳嗽吐痰带血

白芨二两

用法：水煎服，以血止为度。

〔**方六**〕白芨三钱　　百部五钱

・ 87 ・

1949

新 中 国
地 方 中 草 药
文 献 研 究
(1949—1979年)

1979

用法： 白芨研粉，以百部煎水送下，每日一剂。

〔**方七**〕百部草一斤

用法： 水煎熬十余开，用纱布过滤，再用小火慢慢熬膏至稀糊状，每日三次，每次二汤匙。

〔**方八**〕鲜藕一斤　白芨五钱　百部五钱
白糖二两

用法： 将藕去节切片后，与上药共放砂锅内用水煮熟，喝汤吃藕，每日一剂，连服2～3月。

肺 脓 疡

〔**方一**〕双花一两　生地一两　寸冬一两
元参一两　黄芩五钱　甘草五钱

用法： 水煎服，一般4～10剂即愈，最

多16剂。不留后遗症。一日服一
剂。

〔**方二**〕薏苡仁 量不拘
用法：水煎当茶喝。

〔**方三**〕蟾蜍
用法：洗去肠杂，置瓦上用火焙干研
末，日服一次，每次五分，温水
冲服。

〔**方四**〕薏苡仁 一两　桔梗 五钱　甘草 三
钱
用法：水煎服，一日一次。

〔**方五**〕桔梗　苡米　炙百合 各五钱　川
贝　当归　炙桑皮　括蒌仁　杏
仁　五味子　知母 各四钱　炒枳壳

1949

新 中 国
地 方 中 草 药
文 献 研 究
(1949—1979年)

1979

甘草　防已_{各三钱}　葶苈_{二钱}
生姜_{一钱}

用法：水煎，分二次服。若咳甚者倍加百
合；身热加柴胡、黄芩；大便不
利加炙大黄；小便濇滞加灯心、
木通；烦躁痰血加白茅根；胸痛
加人参、白芷。

〔**方六**〕桔梗　败酱草　甘草_{各三钱}　冬
瓜仁　双花　沙参_{各八钱}　浙贝
地丁　炙桑皮　知母_{各四钱}　苡
米_{一两}　三七粉_{八分}（二次冲）

用法：水煎，分二次服。

〔**方七**〕双花_{一两}　连召　桔梗　生甘草
_{各三钱}　芦根_{五钱}

用法：水煎，每日一剂，分三次服。对急
性者疗效显著，久病者在服上剂

后，加鱼腥草三钱，败酱草三钱；伴有发热者加黄芩三钱；咳嗽加贝母三钱。

〔方八〕阿胶珠　炙黄芪　生地各六钱
百合　炙桑皮　桔梗　酒芩　桑叶各三钱　百部　白前　知母
五味子各二钱　党参五钱
用法： 水煎服。

肾　　炎

〔方一〕木瓜　大腹皮各四钱
用法： 水煎服，每日一剂，连服18～20天，效果很好。

〔方二〕慢性肾炎并腹水
阿魏一两　硼砂一两　白酒十二两　猪尿泡一个

1949

新　中　国
地 方 中 草 药
文　献　研　究
(1949—1979年)

1979

用法： 先将药研成粉末， 放 入 猪尿泡内，再注入白酒， 将 猪 尿泡扎紧，置于腹部二天。

〔**方三**〕麻黄一钱半　石膏三钱　生姜二片　甘草一钱　大枣三枚

用法： 水煎服，一日一剂。

按： 本方用于急性肾炎初起，出现全身浮肿恶风，发热等症状。头重胸闷重者，加白术三钱。

〔**方四**〕防己三钱　黄芪三钱　桂枝一钱半　茯苓三钱　甘草一钱半

用法： 水煎服，每日一剂。

按： 本方用于肾炎四肢水肿。

〔**方五**〕白术一两　麦芽一两　甘遂一两

用法： 共研细末，每日三次， 每 次 一钱，温水冲服。

• 92 •

〔**方六**〕桂枝 一钱半　茯苓 三钱　猪苓 三钱　白术 三钱　泽泻 三钱

用法：水煎服，每日一剂。

按：本方用于治疗肾炎烦渴，小便不利者。

〔**方七**〕大田螺 四个　大蒜 五个 （去皮）　车前子 三钱

用法：上药共捣烂制成饼，敷贴脐部。

〔**方八**〕鲜柳树叶 二两

用法：滚开水泡，当茶饮。

按：方五、六、七、八、均用于治疗慢性肾炎水肿。

〔**方九**〕益母草 七钱　夏枯草 五钱　白茅根 八钱

用法：水煎，每日一剂，二次分服，用

1949

新 中 国
地 方 中 草 药
文 献 研 究
(1949—1979年)

1979

于急性肾炎。

〔**方十**〕鬼见愁 一至 二两
　　用法：水煎去渣，打入一个鸡蛋做荷包
　　　　　蛋，连药带蛋一并服下，每日服
　　　　　二次。

〔**方十一**〕生苡米　茯苓各 一两　杭芍
　　　　白术　陈皮　五加皮　姜皮　泽
　　　　泻各 三钱　车前子　苓皮　肤皮
　　　　各 五钱　砂仁 二钱
　　用法：水煎服。方十、十一均用于慢性
　　　　　肾炎。

〔**方十二**〕苡仁　茯苓各 一两　冬瓜皮 二
　　　　两　车前子　白芍各 五钱
　　用法：水煎服。主治肾炎水肿、尿少。

方十三〕双花　冬瓜皮　泽泻各 四钱

大肤皮　苓皮各三钱　**川柏　海**

金砂　甘草梢　知母各二钱　**麻**

黄　生姜皮　川连各八分

用法： 水煎服，用方十二浮肿消失后续

服之。

肾盂炎，膀胱尿道炎

〔**方一**〕猪腰子一付　杜仲适量

用法： 猪腰子用刀切开一半，将其内放

入杜仲，然后用棉线扎紧，放锅

内煮熟内服，每日一付，连服15

～20付可治癒。

〔**方二**〕大黄粉三钱　熟鸡蛋黄四个

用法： 先将鸡蛋黄用铁勺在急火上煎出

油，连渣一起倒入大黄粉里拌匀

分成两份。每晚睡前服一份，黄

· 95 ·

1949

新 中 国
地方中草药
文 献 研 究
(1949—1979年)

1979

酒为引，一般三剂即瘥。（上药为一剂量。）

按： 1.盖好被子少许出汗，效果更好。

2.服此药大便可能变白，无妨碍。

〔**方三**〕蒲公英根 二两　　白糖 一两
　　用法： 捣烂，水煎服，每日一剂。

〔**方四**〕生地 三钱　　木通 二钱　　甘草梢 三钱　　竹叶 一钱半
　　用法： 水煎服，每日一剂。

〔**方五**〕茯苓 三钱　　泽泻 三钱　　猪苓 三钱
　　白术 三钱
　　用法： 水煎服，每日一剂。

· 96 ·

〔**方六**〕琥珀　海金砂　沒药　蒲黄 各 等分

　　用法：共研細末，白通草 三钱 煎湯送服，每日二次，每次二钱。

　　按：本方用于膀胱炎，小便带血。

〔**方七**〕黄芪 一两　甘草 二钱
　　用法：水煎服，一日一剂。

〔**方八**〕车前子 一两
　　用法：水煎服，一日一剂。

　　按：如服后出现头晕昏倒，可能系中毒，服绿豆湯解之。

〔**方九**〕田螺 一个　食盐 少许
　　用法：共捣烂，敷脐下一寸五分处。

〔**方十**〕田螺 一个　葱白 三根

1949

新 中 国
地 方 中 草 药
文 献 研 究
(1949—1979年)

1979

用法：共捣烂，敷脐下一寸五分处。

〔**方十一**〕蟋蟀 四只
用法：焙干研细末，开水冲服。

〔**方十二**〕板兰根 一两　夏枯草 五钱　**泽
泻** 五钱 甘草 二钱　蒲公英 一两
用法：水煎服，一日一剂，连服 5 ～ 6
剂。

〔**方十三**〕当归　茯苓各 四钱　生杭芍
川萆薢　益智仁各 二钱　栀子
黄柏各 二钱　丹参 五钱　血余炭
琥珀各 一钱
用法：水煎服，若红细胞多加苡米、茯
苓；脓细胞多加川连、赤小豆、
双花；小便不利加生地、车前子、
木通、莲子心、竹叶；腰痛加桑

· 98 ·

寄生、川断、狗脊等。

〔方十四〕生地两半　生地榆二两　生甘
　　　　草二两　海金砂三钱　滑石一两
　用法：水煎服，一日一剂，分二次服

水　　腫

〔方一〕薏米五钱　莱菔子三钱
　用法：水煎服，一日一剂，分两次服，
　　　　连服10余剂。

〔方二〕甘遂一两　大枣十个（去核）
　用法：将甘遂用水泡三天，晒干研为末，
　　　　大枣煎湯，每早空心服甘遂末一
　　　　钱　大枣湯送服。

〔方三〕猪腰子一个　蝼蛄一个　甘遂末
　　　　五钱

1949

新　中　国
地方中草药
文　献　研　究
(1949—1979年)

1979

用法： 将猪腰子切开去净筋膜，放入蝼蛄末，甘遂末，煮熟后连汤喝下。服后泻大便数次，水肿即消。

〔**方四**〕嫩葫芦三个　萝卜种根三个
用法： 水煎服出汗。

〔**方五**〕绿豆一两　独头蒜一个
用法： 煮熟连豆蒜服下，忌盐油。

〔**方六**〕蝼蛄三个
用法： 瓦上焙干为末，黄酒送服。

〔**方七**〕茅根半斤　益母草二两
用法： 水煎服。

〔**方八**〕砂仁二钱　蝼蛄一个
用法： 焙焦共研细末，黄酒送下。

〔**方九**〕蝼蛄三个　冰片少许
用法：将蝼蛄瓦焙干，共为细末，开水
送下。

〔**方十**〕甘遂　大戟　芫花各等分
用法：共为细末备用，每日二次，每次
5分～一钱，大枣汤冲服。

按：本方用于腹水严重的病人，其逐
水作用强大，且有较大毒性，用
时要慎重，不可过量，枣汤有缓
急作用，故不可缺少。

〔**方十一**〕炙双皮　桔梗　赤芍　藿香
陈皮　木通　茯苓　猪苓各三钱
姜皮钱半　甘草二钱　灯心五分
用法：水煎服。一日一剂，忌食盐，鱼
腥物。

1949

新 中 国
地 方 中 草 药
文 献 研 究
(1949—1979年)

1979

〔**方十二**〕甘遂 芫花 大戟各钱半 槟榔 青皮各二钱 细辛五分 蛤粉一钱 二丑四钱

用法：共研为细末，枣肉为丸，每丸五分，每日清晨空心服五丸。主治腹膨胀水肿，忌盐酱一百天。

〔**方十三**〕力参 炒白术 炙甘草 草果 炮姜 木瓜 大腹皮 川朴各二钱 木香 炮附子各一钱 茯苓三钱

用法：水煎二次服。主治水肿里虚，二便通者。

小 便 不 利

〔**方一**〕白矾三钱 葱白三钱

用法：共捣如泥，敷脐上。

· 102 ·

118

〔**方二**〕蝼蛄 一个　大蒜头 一个
　　用法：捣烂敷脐上。

〔**方三**〕扫帚种子 五钱　白茅根 一两
　　用法：水煎服。

〔**方四**〕扁蓄 三钱　车前子 三钱　瞿麦 三钱
　　用法：水煎服。

〔**方五**〕无花果（生用）三钱
　　用法：水煎服。

〔**方六**〕黄花菜根 一把
　　用法：水煎服，早晚分二次服。

〔**方七**〕鲜大葱白 三钱　白矾 五钱
　　用法：共捣烂敷脐上。

1949

新　中　国
地 方 中 草 药
文 献 研 究
(1949—1979年)

1979

尿 路 結 石

〔**方一**〕金钱草一两　海金砂八钱　滑石
六钱　川萆薢四钱　琥珀二钱
瞿麦四钱　木通三钱　甘草梢三钱

用法：水煎服，一日一剂。

〔**方二**〕核桃　香油　冰糖各四两

用法：粉碎搅拌服用，三日服完。

〔**方三**〕膀胱结石

核桃仁四两　冰糖四两　香油六两

用法：先将核桃仁放油内炸酥，研细
末，将冰糖投入调成糊状，每四
小时服一茶匙。

〔**方四**〕鱼脑石十对　琥珀二钱　滑石粉
六钱

用法：共为细末，分二次空心白开水送服

· 104 ·

〔方五〕石韦 四钱　冬葵子 四钱　木通 三
钱　瞿麦 五钱　榆白皮 三钱
滑石 三钱　甘草梢 二钱
用法：水煎服，每日一剂。

〔方六〕海金砂 三钱　木通 三钱　麦冬 二钱
车前子 三钱
用法：水煎服，每日一剂。

〔方七〕海浮石 三钱
用法：研细末，每日三次，每次一钱，
用生甘草一钱煎汤送服。

〔方八〕怀牛夕 一两　乳香 一钱
用法：水煎服，每日一剂。

〔方九〕鱼脑石 适量
用法：水磨取汁，每日服一次，每次一
钱半。

1949

新 中 国
地 方 中 草 药
文 献 研 究
(1949—1979年)

1979

〔**方十**〕广三七　芒硝_各 七分

　用法：研细末，分二次 量，早晚空心
　　　　服，白开水送下。

〔**方十一**〕金钱草 一两　海金砂　茯苓
　　　　木通　车前子(草)　滑石_{各五钱}
　　　　痛加桔梗，荔枝核，川楝子，元
　　　　胡；尿血加茜草，瞿麦；气虚加
　　　　党参、黄芪；尿有脓球加双花；
　　　　肾虚腰痛加熟地、枸杞、川断、
　　　　怀牛夕等。

　用法：每日一剂，水 煎 服，有 效 率
　　　　82.6%。

〔**方十二**〕金钱草　黄芪_各 一两　海金砂
　　　　木通　车前子　瞿麦　萹蓄
　　　　甘草_{各五钱}　川楝子　香附　內
　　　　金_各 三钱　知母_{四钱}。

若腰痛甚者加牛夕、寄生、川断；放射绞痛加元胡、乌药、枳壳、川朴；尿道痛加甘草梢、川萆薢、冬葵子；尿血加仙鹤草、地榆炭；体弱气虚加黄芪、党参、白术，而苦寒药酌减；脾虚肾亏加附子、熟地、狗脊等。

用法： 水煎服，每日一剂。

〔**方十三**〕滑石 一两 二钱　甘草　朱砂各二钱　琥珀 四钱

用法： 共研细末，分成四包，每日三次，每次一包，饭前服。

〔**方十四**〕羊蹄草 二两　金沙藤　车前草　白花蛇舌草各 一两

用法： 水煎服，每日一剂。

〔**方十五**〕清半夏　茯苓　瞿麦各 三钱

1949
新　中　国
地 方 中 草 药
文 献 研 究
(1949—1979年)
1979

炒枳壳五分　风化硝八分　海金
砂二钱　通草一钱　黄柏粉　肉
桂粉各五分（冲服）
用法： 水煎，冲服黄柏、肉桂粉。

小 便 尿 血

〔**方一**〕血余炭二两　栀子炭二两
　　用法： 共研细末，日服三次，每次二钱，
　　　　　白开水送。

〔**方二**〕郁金一两　葱白八钱
　　用法： 水煎服，一日一剂。

〔**方三**〕龙胆草四钱
　　用法： 水煎，温服。

〔**方四**〕车前子一两　茅根一两　白糖
　　　五钱

用法：水煎数滚，去渣，温服。

〔**方五**〕柏杨绒 五钱

用法：水煎，加红白糖服之。

〔**方六**〕白茅根 二两

用法：水煎代茶饮。

〔**方七**〕竹叶 适量

用法：水煎，加红糖少许温服。

〔**方八**〕车前子 一两　赤小豆 五钱

用法：共为细末，每日三次，每次三钱，葱白汤送。

〔**方九**〕金钱草 六钱　扁蓄 四钱

用法：水煎服，每日一剂，分三次服完。

1949

新 中 国
地 方 中 草 药
文 献 研 究
(1949—1979年)

1979

〔**方十**〕怀牛夕 一两　乳香 一钱
　　用法：水煎服。

〔**方十一**〕好茶叶末 二钱　白糖 一两
　　用法：开水冲服。

〔**方十二**〕川军 研末 二钱　鸡蛋 一个
　　用法：把鸡蛋打一个小孔，将川军末放
　　　　入蛋内，黄泥包好烤熟，每日一
　　　　个，连吃三个。

〔**方十三**〕茜草根 三钱　黄芩 三钱　阿胶
　　珠 三钱　侧柏叶 三钱　生地黄 三
　　钱　甘草 一钱半
　　用法：水煎服，每日一剂。

乳 糜 尿

〔**方一**〕石苇 一两　白葵花杆内瓢 一两
　　用法：水煎代茶饮之。

· 110 ·

〔**方二**〕陈皮五钱

用法：水煎服，效果很好。

〔**方三**〕茅草穗不限量（没穗取叶亦可）

用法：水煎去渣加白糖常服，一般几天内即有显效，经常服可根治。

〔**方四**〕柴胡四钱　漏芦四钱

用法：水煎服，一日三次，温服。

〔**方五**〕萆薢五钱　石菖蒲三钱　乌药三钱　益智仁三钱　茯苓三钱　甘草梢三钱　食盐一钱半

用法：水煎服，每日一剂。

〔**方六**〕菟丝子四钱　茯苓三钱　山药三钱　莲子肉三钱　枸杞子三钱

用法：水煎服，每日一剂。

· 111 ·

1949
新 中 国
地 方 中 草 药
文 献 研 究
(1949—1979年)
1979

〔方七〕白鸡冠花三钱　　红糖五钱

用法：水煎服，每日一剂。

心 力 衰 竭

〔方一〕夹竹桃（凤仙花）叶凉干

用法：研成细末，分包0.1克和0.2克，一般病人每日服二次，每次0.1克；症状不减轻者可改用每次0.2克，每日二次。临床使用比洋地黄好。

高 血 压

〔方一〕食用醋500毫升，加冰糖250克，溶解后，每次20～30毫升，每日三次。

〔方二〕熟鸡蛋七个　　食用醋半斤

用法：切成片状，用醋煮沸后，吃鸡

· 112 ·

蛋，每日早晨一次服下，每日一次，全愈为止，一般几次即愈。

〔**方三**〕地龙三钱　夏枯草四钱
　用法：水煎服。

〔**方四**〕活蚯蚓一两　白糖二两
　用法：先将蚯蚓洗净，再置冷开水中24小时，使其腹内污泥排泄净，再取出后撒上白糖，待蚯蚓溶化，带水一次饮下。服后要每天观察血压二次。不愈者，一周以后再服第二次。

〔**方五**〕猪毛菜二两　益母草一两　黄精一两　丹参五钱
　用法：水煎服，每日一剂，分二次服下。

1949

新 中 国
地 方 中 草 药
文 献 研 究
(1949—1979年)

1979

〔**方六**〕蚕豆花 不拘多少

　　用法：水煎服。

〔**方七**〕玉米须 适量

　　用法：晒干烧水喝。

〔**方八**〕鲜桑叶 适量

　　用法：水煎常饮。

〔**方九**〕黄芩 三钱　牛夕 三钱　生地 一两

　　　　　勾藤 三钱　菊花 三钱　夏枯草 三钱

　　用法：水煎服，一日一剂。

〔**方十**〕大青叶 二钱　海藻 三钱　炒栀子

　　　　　二钱　茺蔚子 三钱

　　用法：水煎二次合一起，分三次服完，

　　　　　每日一剂。服前及次日清晨均观

　　　　　察血压，如血压正常则停服。

· 114 ·

〔**方十一**〕蚯蚓 三～五条　鸡蛋 二～三个
用法：先将蚯蚓放盆内洗净污泥，然后切碎放鸡蛋内炒熟，不放盐。

〔**方十二**〕槐角 晒干、瓦焙干均可
用法：水煎代茶饮。

〔**方十三**〕野菊花 二～五钱
用法：水煎服，每日一剂。

〔**方十四**〕黄芩 五钱
用法：水煎服，每日一剂。

〔**方十五**〕夏枯草 一两
用法：水煎服，每日一剂。

〔**方十六**〕马兜铃 二两　白酒 一斤
用法：浸泡一周后，开始服用，每日三次，每次2～5毫升。

1949
新 中 国
地 方 中 草 药
文 献 研 究
(1949—1979年)
1979

〔方十七〕槐花三钱

用法：水煎服，每日一剂，常服有效。

〔方十八〕石决明四钱　龙胆草三钱　黄

柏五钱

用法：水煎服，每日一剂。

〔方十九〕海带二两　绿豆二两

用法：熬稀饭吃，每日一次。

〔方廿〕海带一尺许　草决明五钱

用法：水煎服，喝汤吃海带。

〔方廿一〕代赭石五钱　生龙骨八钱　生

牡蛎六钱　生磁石五钱　生石决

明四钱　生杭芍八钱　生杜仲六

钱　夏枯草三钱　怀牛夕四钱

杭菊花一两　生条芩四钱

· 116 ·

用法：水煎服，一日一剂。

按：此方对冠心病有疗效。

〔方廿二〕夏枯草 一两　　石决明 八钱　　生

　　杜仲 五钱　　龙胆草 四钱　　杭白菊

　　四钱　　大白芍 一两　　川牛夕 三钱

　　川连 三钱　　柴胡 二钱

用法：水煎服，每日一剂。

〔方廿三〕柏叶 三斤　　茅根 一斤

用法：放砂锅中加水煎至5000毫升之液

　　体，每次服100毫升，每日三次，

　　多服无副作用。

按：除用治疗高血压外，还可用于治疗

　　各种出血：如咯血、吐血、衄血、

　　便血、尿血，及妇女功能性出血。

〔方廿四〕杜仲　酒白芍 各 四钱　　夏枯草

1949
新 中 国
地 方 中 草 药
文 献 研 究
(1949—1979年)
1979

黄芩各 三钱　炙甘草 一钱

用法：水煎服或制成丸药 也可。饭 前
服。

〔**方廿五**〕 地龙　生杜仲　白芍　黄芩
桑寄生各 四钱　川断 三钱　红花
生地各 二钱半　川芎 一钱　丹参
二钱　甘草 钱半

用法：水煎服，一日一剂。

〔**方廿六**〕夏枯草　元参　竹叶各 五钱
青木香　汉防己　黄芩　臭梧桐
各 三钱　野菊花 四钱　槐米 一两

用法：共研为细末，每日三次，每次二
至三钱。

〔**方廿七**〕生地 一两　代赭石　川牛夕
元参各 四钱　知母　胆草　石决

• 118 •

明　菊花　丹皮　青皮　牡蛎

龙骨各 三钱　黄芩　白芍各 五钱

用法：水煎服。

〔**方廿八**〕紫石英　生龙骨　代赭石各 一
钱

用法：共研成细末，每日一剂，分三次
服。

〔**方廿九**〕桑枝五两　桑叶一两　茺蔚子
四钱

用法：每日一剂，煮水洗脚。

甲状腺腫大

〔**方一**〕柴胡一钱　海藻一钱　牡蛎六钱
白芍二钱　昆布一钱　青皮一钱
桔红一钱　夏枯草一钱　桔梗一
钱　山慈姑一钱

1949

新　中　国
地方中草药
文　献　研　究
(1949—1979年)

1979

　　用法：水煎服。

〔**方二**〕菖蒲　槟榔　昆布　海藻 各 二两
　　用法：共为细末，炼蜜为丸，每日三
　　　　次，每次三钱，含化细嚥。

〔**方三**〕海藻　海带　夏枯草　木通 各 一
　　　　两　訶子　薄荷 各 五钱　杏仁 二
　　　　钱
　　用法：共为细末，炼蜜为丸，每日三
　　　　次，每次三钱，含化细嚥。

糖　尿　病

〔**方一**〕沙苑子 一两
　　用法：水煎服，每日一次，连服十天。

〔**方二**〕枸杞子 一斤　白酒 二斤
　　用法：浸泡七天，每日三次，每次 5 毫
　　　　升。

〔**方三**〕 玉米须 二两～半斤

用法：水煎服之。

〔**方四**〕 山药 五钱　茯苓 三钱　黄芪 三钱

玉米须 五钱

用法：水煎服，每日一剂。

〔**方五**〕 天花粉 半斤

用法：研细末，每日二次，每次 2～3
钱，温水冲服。

〔**方六**〕 玉米须 二两　薏苡仁 一两　炒绿
豆 一两

用法：水煎服，一日一剂。

〔**方七**〕 天花粉 五钱　甜梨 四钱　萝卜 四钱

用法：上药加入粳米，绿豆内煮粥食
之。

1949
新 中 国
地方中草药
文 献 研 究
(1949—1979年)
1979

〔**方八**〕蚌肉 一斤

　用法：捣烂，每次二两，水煎连肉服下，每日三次。

〔**方九**〕凉粉草 二两

　用法：水煎服，每日一剂。

〔**方十**〕桑螵蛸 二两

　用法：研粉，每日二次，每次 2 ～ 3钱，温水冲服。

〔**方十一**〕紫背浮萍　瓜蒌根(鲜天花粉)

　　　　　　各等量

　用法：捣烂取汁，每日二次，每次服半茶杯。

〔**方十二**〕椿根白皮　煎水煮山药久服。

· 122 ·

〔**方十三**〕猪胰脏 一个　　鸡蛋 三个　　菠菜
二两

用法： 先将猪胰脏切成片煮熟，再将鸡
蛋打入，加菠菜再煮一沸，连湯
吃之，每日一次，（效果较高）。

〔**方十四**〕鲜白山药蒸熟，每饭前先吃四
两，常服有效。

〔**方十五**〕蟋蟀 二十一个

用法： 焙黄为末，黄酒冲服，每天三
次，每次三个。

〔**方十六**〕猪胰子 七个

用法： 焙干研末，炼蜜为丸二钱重，每
日早晚各服一丸，服完为一疗
程。根据病情需要，可连服几个
疗程。

1949

新　中　国
地方中草药
文　献　研　究
(1949—1979年)

1979

〔**方十七**〕山药 四两　栀子 一两半　花粉
一两半　甘草 二钱　熟地 一两
白术 八钱　乌梅 一两　五味子 一
两半　党参 一两　白芍 八钱

　　用法：水煎服，每日一剂，十剂为一疗
　　程。一般十剂即癒。

　　按：本方药量特大，希选用者慎用（供
　　参考）。

〔**方十八**〕铁扫帚（千里光）二两　冰糖
适量

　　用法：每日一剂，水煎分二次服。

〔**方十九**〕沙参　黄芪　麦冬　花粉　滑
石　黄芩　焦栀各 三钱　生石羔
五钱　生地　元参各 四钱　竹叶
甘草各 二钱

　　用法：水煎服，每日一剂。

· 124 ·

〔方二十〕生黄芪　寸冬　泽泻各三钱

山药　生地各五钱　花粉五钱至

二两　玉竹二钱

用法：水煎服，一日一剂。

白　血　病

〔方一〕银柴胡二钱　酒赤白芍各一钱半

白菊花钱半　全当归三钱　川芎

二钱　桃仁三钱　酒洗三棱三钱

莪术二钱　荆芥二钱　防风一钱半

盐水炒肉桂二钱　木香二钱　沉香

七钱　白芥子一钱半　槟榔一钱半

酒黄芩一钱　玉竹一钱半　茯苓

四钱　佛手钱半　半夏三钱　甘草

钱半　勾藤二钱　生姜皮三钱

鹿角胶五钱　黄酒二两　冰糖一斤

用法：上药煎成膏剂，每日三次，每次
一匙。

1949

新 中 国
地 方 中 草 药
文 献 研 究
(1949—1979年)

1979

〔**方二**〕白血病引起脾脏肿大

鸡蛋 五个　　眞阿魏粉 一钱　　黄腊 一两

用法： 黄腊先放在锅內溶解，随之放下鸡蛋，再加阿魏粉搅拌之，分二次服。

〔**方三**〕白血病、白细胞增多症

何首乌 一钱　　白芷 二钱

用法： 水煎服，每日一剂。

〔**方四**〕黄鼠狼

用法： 去皮，內脏，将骨肉烤干，研成粉，每日三次，每次一湯匙。用于亚急性白血病。

〔**方五**〕小柿子叶（又名黑枣树叶）二两

用法： 水煎，一日一剂，分二次服。

• 126 •

再生障碍性貧血

〔**方一**〕 山葯　大枣　紫荆皮 （三味量不限）

　用法：混合煎湯內服，长期 服用 效果好。

〔**方二**〕 熟大枣 二个 去核　生花生米 四个

　用法：捣成泥状，用煮大枣的水送服，每日四次。

嗜酸性細胞增多症

〔**方一**〕 大青叶 三钱

　用法：水煎，每日服二次，服至嗜酸性細胞正常为止。一般7—10天可癒。

〔**方二**〕 霜柿叶 二两

　用法：水煎服，一日一剂。

1949
新 中 国
地 方 中 草 药
文 献 研 究
(1949—1979年)

1979

血栓性脉管炎

〔方一〕双花一两　当归五钱　元参一两
赤芍五钱　丹参一两　甘草四钱
土茯苓五钱
用法：水煎服，每日一剂。

〔方二〕当归六钱　元参六钱　赤芍三钱
木通三钱　桃仁三钱　桂枝三钱
甘草三钱
用法：水煎服，每日一剂。

〔方三〕当归一两　元参一两　牛夕三钱
甘草五钱
用法：水煎服，每日一剂。

〔方四〕白花丹参一两　白酒一斤

· 128 ·

用法： 浸泡 3～5 天后即可饮之，随酒
量任意饮之。

〔**方五**〕当归　独活　白芷各 八钱　甘草
四钱

用法： 烧水熏洗患处，一剂可洗四次，
要多洗。此方适用于局部坏死，
（即脱疽）。

过 敏 性 紫 癜

〔**方一**〕麻黄　杏仁　甘草各 三钱　薏米
五钱

用法： 水煎服，微出汗。

〔**方二**〕柿子叶 二两 （霜打过为好）
用法： 水煎服，一日一次。

〔**方三**〕生花生米 四个　熟大枣 二个 去核

1949

新 中 国
地 方 中 草 药
文 献 研 究
(1949—1979年)

1979

用法：共捣成泥状，日服 4 次， 用煮枣汤送下。（直接吃 者 疗 效差些）。

〔**方四**〕花生米 二两

用法：水煮吃， 每日一次， 连吃半个月为一个疗程。

〔**方五**〕红枣 四两

用法：水煮吃，连汤喝。一个月为一个疗程。

〔**方六**〕连翘 一两　　丹参 三钱

用法：水煎服，每日一剂，半个月为一疗程。

〔**方七**〕藕片 白茅根各 一两　白芨粉 五钱

用法：将前二味药水煎 去 渣， 冲白芨粉，一日一剂，一般服七剂后见效，连服十四剂。

〔**方八**〕大麦 二两　大枣五个
　用法： 水煎，一日一剂，日服一次。

〔**方九**〕黄芪　党参五钱～一两　当归
　　　　熟地　丹参各 五钱　川芎钱半
　　　　白芍　炒白术　茯苓　阿胶各三
　　　　钱　肉桂　附子各 一～二钱　炙
　　　　甘草 二钱
　用法： 水煎服，一日一剂。

〔**方十**〕双花　连召五钱～一两　丹参
　　　　生地　紫草　旱莲草各五钱　丹
　　　　皮　赤芍各 三钱　甘草一钱
　用法： 水煎服，一日一剂，用于血热型的紫癜为宜。

1949

新 中 国
地 方 中 草 药
文 献 研 究
(1949—1979年)

1979

风 湿 痛

〔**方一**〕麻黄 一钱半　白芍 二钱　黄芪 三钱
甘草 一钱半　制川乌 二钱

用法：水煎服，每日一剂。

〔**方二**〕制川乌 三钱　制草乌 三钱　麻黄
一钱半　桂枝 一钱半　海桐皮 三
钱　片姜黄 三钱　细辛 二钱　威
灵仙 三钱　黄芪 五钱　白芍 二钱
甘草 一钱半　秦艽 三钱　木瓜 三
钱　当归 三钱

用法：水煎服，一日一剂。

按：〔**方一**〕〔**方二**〕均适用于寒性痛
痹，以关节痛为主。

〔**方三**〕防风 三钱　当归 三钱　赤苓 二钱

杏仁三钱　黄芩一钱半　秦艽三
钱　葛根二钱　羌活三钱　桂枝
一钱半　甘草一钱半　生姜三片

用法： 水煎服，每日一剂。

按： 本方用于游走性关节疼痛，活动性
风湿病。

方四〕 生川乌一两　生草乌一两　桂枝
三钱　生南星一两　生半夏一两

用法： 共研细末，用生姜片蘸药末外擦
之。

按： 本方有剧毒，不可内服。

方五〕 芝蔴稭二根

用法： 切碎后水煎服，每日一剂。

方六〕 川乌三钱　草乌三钱　白芥子
一两

1949

新 中 国
地方中草药
文 献 研 究
(1949—1979年)

1979

用法： 共研细末，用 2～3 个生鸡蛋清调匀，放布上摊平，再用一块布盖上，把药夹在中间，然后敷患处，一小时左右取下，连日使用。

〔**方七**〕过冬丝瓜藤 二两
用法： 酒浸后，溫服，根据酒量大小，酌量饮之。

〔**方八**〕凤仙花（指甲花）   白矾各适量
用法： 水煎外用燕洗。

〔**方九**〕防风 三钱   炮附子 二钱   牛夕 二钱   炒白术 二钱   羌活 二钱   肉桂 二钱   人参 二钱   炒黄芪 二钱   川芎 三钱   熟地 三钱   杜仲 三钱   炒芍药 三钱   炙甘草 一钱
用法： 水煎服，服后发汗，忌生冷。

· 134 ·

神 經 科

头 痛

〔**方一**〕头疼、头晕、心烦

苍耳子五钱 （炒干去刺） 朱砂

五分

用法：共为细末，白开水一次冲服。

〔**方二**〕头痛

薄荷叶稍揉搓后，贴太阳穴。

〔**方三**〕头痛如裂

白附子 一钱 川芎 二钱 葱白 一两

用法：捣如泥状，贴太阳穴。

〔**方四**〕常年不愈的头痛

土茯苓 一两 当归三钱 首乌三

1949

新 中 国
地 方 中 草 药
文 献 研 究
(1949—1979年)

1979

钱　生地五钱

用法: 水煎服，每日一剂。

〔**方五**〕神经性头痛

白芷　半夏　南天星各三钱

用法: 共为细末，酌加鲜姜、葱白，捣成泥状，敷太阳穴。

〔**方六**〕夏枯草三两　香附二两　甘草四两

用法: 共为细末，每日服二次，每次一钱半。

按: 本方适用于眉棱骨痛，服药后忌食辛辣。

〔**方七**〕酒炒黄芩二两　白芷一两

用法: 共研细末，每日二次，每次服一钱半，温水冲服。

· 136 ·

〔**方八**〕炒枣仁 一两　　元肉　熟地各 五钱

生牡蛎　杷果　姜蚕　石决明

炙甘草各 三钱　　天麻 一钱　　全虫

二钱　　大蜈蚣 二条

用法：水煎服，一日一剂。用于神经性

头痛。

〔**方九**〕藁本　杭菊　白芍各 四钱　　川芎

荆芥　蔓荆子各 三钱　　生地 六钱

甘草 二钱

用法：水煎服，用于治疗各种头痛。加

菖蒲二钱能治耳聋。

〔**方十**〕炒枣仁 一两　　柏子仁　远志　寸

冬　五味子　薄荷　桔梗　旋复

花各 三钱　　茯神　丹参　双花

杭菊各 五钱　　甘草 一钱　　琥珀五

分（冲服）

· 137 ·

1949
新　中　国
地方中草药
文　献　研　究
(1949—1979年)
1979

　　用法：水煎分二次服。用于头痛、耳鸣、
　　　　心慌。

〔**方十一**〕生黄芪 一两　当归 二钱　白芍
　　四钱　川芎 二钱
　　用法：水煎服。用于血虚头痛。

偏　头　痛

〔**方一**〕白芷　川芎各 一两
　　用法：水煎，一剂分三次服，6 小时一
　　　　次，共服三剂。

〔**方二**〕桑叶 三钱　菊花 三钱　川芎 三钱
　　白芷 三钱　川椒 五钱　生石膏 二
　　两　细辛 一钱
　　用法：水煎一次服，每日一剂，连服 3
　　　　～5 剂可止痛。

〔**方三**〕生萝卜汁 少许
    用法： 点健侧鼻孔中，片刻即减轻。

〔**方四**〕制白附子　川芎 各 等分
    用法： 共研细末，用葱汁调和，贴太阳
          穴。

〔**方五**〕乳香面　沒药面 各 三钱
    用法： 水调敷太阳穴。

〔**方六**〕鹅不食草　川芎 各 等分
    用法： 研末，吹健侧鼻孔，用棉花塞
          之。

〔**方七**〕川附片 三钱　绿豆 一茶碗
    用法： 水煎，一日一剂，分二次服。

〔**方八**〕石决明 一两　杭菊　白蒺藜 各 三

1949

新 中 国
地 方 中 草 药
文 献 研 究
(1949—1979年)

1979

钱　生地　紫贝齿　紫石英　杭

芍　何首乌各六钱　天麻　当归

川芎　茺蔚子各二钱　双勾四

钱　细辛三分

用法： 水煎服。

〔**方九**〕石决明一两　龙齿　紫石英　白

芍　何首乌　生地　薄荷各五钱

地龙　天虫　全退　茺蔚子　杭

菊各二钱　细辛五分　白蒺藜

双勾　紫贝各三钱

用法： 水煎服。

中 风 不 語

〔**方一**〕韭菜汁适量　姜蚕三分（炒研末）

用法： 一次用酒冲服。

〔**方二**〕野菊花二两

· 140 ·

用法：煎浓汤服下。

〔**方三**〕生南星　生半夏　牙皂各 等分
　用法：共研细末，**取少许吹鼻孔**，打喷
　　　　嚏即苏醒。

〔**方四**〕独活 一两　大黄豆 一把　黄酒 一碗
　用法：煎成半碗，去渣温服。

〔**方五**〕田螺 一个　冰片 一分
　用法：将田螺捣成泥，加入冰片敷肚脐。
　按：用于中风晕倒，不省人事。

〔**方六**〕香油 二两　白矾细末五钱
　用法：共调匀，灌之。
　按：用于痰涎壅盛之中风。

〔**方七**〕天麻　芦贝各 一两　枳壳　丹皮

1949

新 中 国
地 方 中 草 药
文 献 研 究
(1949—1979年)

1979

各六钱　玉金　菖蒲各四钱　苏子　天竺黄　南星各五钱　双勾杭芍各两半　甘草一钱

用法： 水煮，分两次服。

面　瘫

〔**方一**〕胡椒七粒　硫磺一块

用法： 共研细末，将药末用白绢包好，纳入患侧鼻孔，每日更换一次，至瘥为度。

〔**方二**〕蓖麻子仁半两

用法： 捣烂，摊布上敷于患侧面部。

〔**方三**〕独活　全蝎各等分

用法： 共为细末，炼蜜为丸，每丸二钱重，一日三次，每次一丸。服时细嚼，白开水送下。

· 142 ·

〔**方四**〕黄芪八钱　防风　蔓荆子　当归
　　　白附子　双勾各三钱　川羌一钱
　　　赤芍　甘草各二钱　天麻四钱
　　　川芎钱半
　　用法： 水煎服。

〔**方五**〕荆芥　防风　双勾　薄荷各三钱
　　　白附子　苏叶二钱　细辛　甘草
　　　各一钱　姜蚕三钱　清夏四钱
　　用法： 水煎服。

偏　瘫

〔**方一**〕螃蟹壳十六个　土别子十六个
　　用法： 瓦上焙干，研细末，黄酒冲服。

〔**方二**〕局部麻木
　　　蓖麻油　穿山甲适量
　　用法： 熬成羔状敷患处。

1949

新　中　国
地 方 中 草 药
文　献　研　究
(1949—1979年)

1979

〔**方三**〕白附子 三钱　　姜蚕 五钱　　全 蝎
　　　　 三钱

　　用法：水煎服，一日一剂。或共为细末，
　　　　　每日三次，每次一钱半，黄酒或
　　　　　温水冲服。

〔**方四**〕龙齿 一两 （先煎） 桑叶 三钱
　　　　　络石藤 四钱　　地龙 三钱　　海风藤
　　　　　四钱　　钩藤 三钱　　天麻 二钱　　白
　　　　　蒺藜 三钱　　白芷 三钱　　石决明 一
　　　　　两 （先煎）　　茯神 三钱

　　用法：水煎服，每日一剂。

〔**方五**〕蜈蚣 一条　　全蝎 三钱　　透 骨 草
　　　　　（炙黄色） 三钱

　　用法：共研细末，成人每服二钱　黄酒
　　　　　送下，每六小时服一次。

〔**方六**〕黄芪 二两　淫羊藿 一两　赤芍

秦艽　地龙　归尾　川牛夕各 三

钱　桃仁　红花　川芎　桔络各

二钱　姜蚕 钱半　川断 四钱

用法：水煎服。便秘加寸云五钱，嗜睡

加生枣仁五钱，阴虚加龟板三

钱，体胖及有痰加半夏，枳壳各

二钱。

按：本方用于中风引起半身不遂，卒中

发作，昏倒，意识昏迷，言语涩

滞，半身麻痹，知觉异常者。

血压高者忌用。

〔**方七**〕酢（醋）浆草半斤 至 一斤

用法：鲜全草捣烂绞汁，加入适量红糖

黄酒燉，用时取汁一百毫升加热

内服，日一至二次，七次为一疗

程。

· 145 ·

1949
新 中 国
地方中草药
文 献 研 究
(1949—1979年)
1979

〔**方八**〕人参 二钱　生白术　白芷　天麻
苏叶　灵仙　姜蚕 各 三钱　川乌
草乌 各 八分　沉香 五分　木瓜
全蝎 各 五钱　青皮　川牛夕 各 钱
半

　用法：水煎，每日一剂，分二次服，黄
酒引。

〔**方九**〕马前子 炒 去毛 十四个　土元　煅
自然铜　地龙　血竭　乳香　沒
葯　全蝎 各 三钱　枸杞子　白术
各 一两　补骨脂 四钱　梅片 一钱
寸香 八分　蜈蚣 二十条　川牛夕
六钱

　用法：共研为细末，每服三分，六小时
一次，连服七天，停葯一天，最
好用黄酒冲下，服一个月后，可
每次改四分。

· 146 ·

神 經 衰 弱

〔**方一**〕猪心 一个　　朱砂五分

　　用法：将猪心煮熟，沾朱砂五分吃之，
　　　　　　每日一次，七次为一疗程。

〔**方二**〕丹参三斤 50％酒精七千毫升

　　用法：浸泡两周后服用。每日二次，每
　　　　　　次 5 ～10毫升

　　按：本方还可用于癫痫后遗症，脑震荡
　　　　　后遗症，如头痛失眠等。

〔**方三**〕酸枣根 一两　　丹参五钱

　　用法。煎成２００毫升水，每日二次，每
　　　　　　次１００毫升。

〔**方四**〕治神经性失眠方
　　　　　山查核五钱～一两

・ 147 ・

1949
新中国
地方中草药
文献研究
(1949—1979年)
1979

用法：水煎服。

〔**方五**〕治惊悸，怔忡不寐，健忘

花生叶 一宗

用法 煎服，对失眠效果较好。

〔**方六**〕神经衰弱，少寐多梦

乌梅 二两　白糖 适量

用法：用水泡开，早晚各服一次。

〔**方七**〕夜交藤 一～二两

用法：滚开水冲泡当茶喝。

〔**方八**〕琥珀　生熟枣仁各 五钱　桔络

五味子各 两半　甘杞子 三两

用法：共研细末，每服二钱，睡前开水
送服，用于神经衰弱失眠。

· 148 ·

〔**方九**〕熟地 一至二两　麂角胶　白蒺藜

远志各 三钱　何首乌　杞果　女

贞子各 八钱　生龙骨　生牡蛎各

一两　炒枣仁五钱　茯神　五味

子各 四钱

　用法：水煎服，用于神经衰弱失眠。食

慾不振，加白术三钱，砂仁二钱，

体弱加力参三钱。

〔**方十**〕炒枣仁　茯神各 三钱　知母 二钱

川芎　甘草各 钱半

　用法：水煎服，每日一剂。用于治虚烦

不眠。

〔**方十一**〕川连钱半　黄芩　阿胶各 三钱

白芍 二钱　鸡子黄 一个 （冲服）

　用法：水煎服。用于口苦、心烦、失

眠。

1949
新中国
地方中草药
文献研究
(1949—1979年)
1979

遗　精

〔**方一**〕五谷虫适量

　　用法： 炒至微黄色，研末备用，每日二次，每次服五分，开水冲服。

〔**方二**〕刺猬皮一个 （炒）　　龙骨三钱
　　　　牡蛎三钱

　　用法： 共为细末，每晚服三钱，黄酒送下。

〔**方三**〕绿皮鸭蛋一个　　大黄粉三钱

　　用法： 将鸭蛋打一小孔，倒出部分蛋清，填入药末，用纸封口，慢火烧熟，每晚服一个。

〔**方四**〕地龙八两

　　用法： 炒微黄，研末分为十二包，每日

· 150 ·

三次，每次一包，饭前白开水送
下。

〔方五〕 韭菜子 一两
用法：炒研末，每日饭前服二钱。

〔方六〕 刺猬皮 一个
用法：烧灰存性为细末，每次一钱，睡
　　　　前黄酒冲服出汗。

〔方七〕 石菖蒲 一两　　白果 十四个
用法：水煎加白酒二盅，每晚服一次。

〔方八〕 牡蛎 半斤
用法：放砂锅内醋淬五遍，为细末，以
　　　　红小豆为丸，如梧桐子大，每日
　　　　二次，每次服20丸，葱白汤送。

1949

新 中 国
地 方 中 草 药
文 献 研 究
(1949—1979年)

1979

〔**方九**〕五倍子 适量

   用法：将五倍子研成末，加温 水 调 匀
          后，敷于脐部，每晚一次，连续
          五至六次。

〔**方十**〕熟地 一两   茯神   远志   莲须
        巴戟各 三钱   栀子   丹皮各 二钱
        龙骨   牡蛎   山药   金樱子   炒
        枣仁各 四钱   甘草 一钱

   用法：水煎服。

癫　　痫

〔**方一**〕明矾 半斤   朱砂 一两   磁石 二两

   用法：共为细末。6 岁以下儿童第一个
          月，每日三次，每次一克，第二
          个月，每日二次，每次一克；第
          三个月，每日一次，每次一克。

〔**方二**〕老木香三钱 醋香附三钱 郁金
三钱 朱砂一钱半 明矾一钱半
用法：共为细末。每日一次，每次服一
钱二分，10次为一疗程。

〔**方三**〕羊苦胆一个 蜜蜂九个
用法：蜜蜂放入羊苦胆内，然后把苦胆
口扎紧，外用草纸沾香油包，再
用慢火烤焦研细，用黄酒或白开
水送服，每日服一个。

〔**方四**〕桃荄（桃树上的木荄） 追地枫
各等分
用法：共为细末，每服三钱，黄酒送。
第一周每日服一次，第二周隔日
服一次。第三周～四周后，四日
服一次，连服10周止。15岁以上
者剂量加倍，连服20周。

· 153 ·

1949

新 中 国
地方中草药
文 献 研 究
(1949—1979年)

1979

〔**方五**〕明矾 二两　好茶叶 一两

用法：共为细末，炼蜜为丸，如黄豆
大；每次服60丸，早晚各服一
次，白开水送下。

〔**方六**〕黄瓜藤 二两

用法：切断，加清水三杯，煎成二杯，
每日一剂，分二次服。

〔**方七**〕蜜蜂七个

用法：瓦上焙黄，研细末，黄洒冲服。

〔**方八**〕雄马蛇 一条 （雄的红肚）

用法：瓦焙黄研细，白开水送下，每4
～5天服一条。

〔**方九**〕代赭石 一两　半夏 四钱　磁石 四
钱　朱砂 二钱

· 154 ·

用法： 共为细末，早晚各一钱，溫水冲
服。

〔**方十**〕白矾 一两　郁金 二两
用法： 共研细末，水泛为丸如黄豆大，
每日三次，每次一钱。
按： 本方适用于气郁痰多的癫痫

〔**方十一**〕青礞石 一两　沉香 五钱　大黄
四两　黄芩 八两
用法： 共研细末，水泛为丸，每日二
次，每次1.5～2钱。
按： 本方适用于实热痰多的癫痫。

〔**方十二**〕当归 三钱　白芍 二钱　白术
三钱　柴胡 一钱半　茯苓 三钱
甘草 一钱半　薄荷 一钱
用法： 水煎服，每日一剂。

1949

新 中 国
地 方 中 草 药
文 献 研 究
(1949—1979年)

1979

按：本方用于情绪郁结而引起的癫痫。

〔方十三〕活地龙 二条　明矾 三分

用法：捣烂如泥，白水送下，每日一剂。

〔方十四〕陈葫芦 半个

用法：浓煎服，每日一剂。

〔方十五〕请看神经衰弱一节，与〔方二〕
相同。

〔方十六〕白花夹竹桃叶 若干

用法：每岁一个叶，最多不超过十五个
叶，水煎服，每日一剂。

〔方十七〕七叶一枝花（蚤休）根 适量

用法：研成末，每日三次，每次五分，
小儿减半，连服一至二个月。

〔方十八〕泥鳅鱼 七条　黄叶槐条 一段

· 156 ·

雄黄 一钱

用法： 泥鳅鱼用槐条串口贯腹，在炭火
中烤熟不加盐酱，嘱患者吃鱼
后，再吃雄黄末，小儿减半。

〔**方十九**〕明雄黄　双勾　乳香各 二钱
天竺黄　天麻　枯矾　酒炒全蝎
各钱半　芥穗　甘草各 一钱　朱
砂三分　绿豆五十粒

用法： 共研为细末，分为二十包，每天
二次，每服一包，开水送下。

癔　病

〔**方一**〕甘草 二钱　小麦五钱　大枣 二十
枚　生龙骨 一两　生牡蛎 一两

用法： 水煎服，每日一剂。

〔**方二**〕鸡蛋清 一个　明矾三钱

1949
新 中 国
地 方 中 草 药
文 献 研 究
(1949—1979年)
1979

用法：搅匀后，一次服下。

精神分裂症

〔**方一**〕凤眼草（椿树种子）不拘多少

用法：烧水常服，以瘥为限。

〔**方二**〕广郁金七钱　白矾三钱

用法：共为细末，薄荷水为丸，每日二次，每次一钱，白开水送下。

〔**方三**〕猪胆汁（一个胆的汁）米醋二两

用法：上药合在一起，分二次服，每日二次，连服五日。

〔**方四**〕菖蒲　炒枣仁　醋军各五钱　玉金　桔红　清夏　胆星　远志　茯神　枳实　茯苓　当归　杭芍各三钱　栀子二钱　甘草一钱

· 158 ·

朱砂三分　　琥珀五分

用法： 水煎服，朱砂、琥珀用药液冲服。

〔**方五**〕玉金　炒枣仁各五钱　　明矾　菖

蒲各 二钱　　琥珀　朱砂各 一钱

用法： 水一碗煎至半碗，冲朱砂、琥珀

一次服日夜各一次。

美尼尔氏綜合症

〔**方一**〕明天麻四钱　炒白术三钱　　党参

四钱　　陈皮三钱　　半夏三钱　　茯

苓三钱　　甘草一钱半　　钩藤五钱

生姜三片　　红枣三个

用法： 水煎服，每日一剂。

〔**方二**〕白术三钱　　附子钱半　　甘草钱半

用法： 水煎服，每日一剂。

1949

新 中 国
地方中草药
文 献 研 究
(1949—1979年)

1979

〔**方三**〕白术 一两　党参 一两　山药 二两

菊花 二两　茯苓 五钱　黄精 二两

远志 二两　枣仁 二两　龙骨 三两

牡蛎 三两　龟板 四两　枸杞子 三

两　山茱萸 二两　女贞子 二两

龙眼肉 一两

用法：水煎浓缩为膏，加蜂蜜二斤调匀，

每日三次，·每次一匙。

〔**方四**〕当归　山药　元肉　五味子各 三

·至五钱

用法：每日一剂，水煎，分二次服。

小 儿 科

小 儿 夜 啼

〔**方一**〕蝉蜕三个（去头足）
　用法：研细末，用薄荷三钱煎水冲服，
　　　　每晚服一剂。

〔**方二**〕生地二钱　木通一钱　竹叶一钱
　　　　甘草一钱
　用法：水煎服，每日一剂。

小儿消化不良

〔**方一**〕取其母之乳汁，加热口服，每次
　　　　10毫升，每日三次。

〔**方二**〕枣树皮适量
　用法：用瓦焙黄，研细，每次0.5——1

· 161 ·

1949
新 中 国
地 方 中 草 药
文 献 研 究
(1949—1979年)
1979

克，每日三次，白开水送。

〔方三〕熟鸡蛋黄少许

用法：用温开水泡开，少量多次喂下。

〔方四〕砂仁　草豆叩　肉桂各等分

用法：研细末，醋调成糊状，敷脐上1
——3小时换一次。

〔方五〕甘草　滑石　白糖　生姜各适量

用法：泡水代茶饮。

〔方六〕吴茱萸适量

用法：研细，醋调，敷脚心。

〔方七〕酸石榴皮不限量

用法：捣成泥状，敷患儿肚脐上。

· 162 ·

〔**方八**〕生姜 一片 大葱 一寸 樟丹 少许

用法：共捣为一丸，敷肚脐上，外用小
膏药固定。

小 儿 口 疮

〔**方一**〕吴茱萸 五钱

用法：研末，醋调成糊状，敷脚心。

〔**方二**〕秋茄子

用法：阴干，研成粉，撒于患处。

〔**方三**〕细辛

用法：焙干，研细，过筛，每次用0.5
克香油调或水调成糊状，敷肚脐。

〔**方四**〕狗奶子根皮（药名枸杞子根 ——
地骨皮）一钱 白矾 少许

用法：将狗奶子根皮焙焦，与白矾共研
细末，撒于患处，一日数次。

1949
新 中 国
地 方 中 草 药
文 献 研 究
(1949—1979年)
1979

小 儿 哮 喘

〔**方一**〕川贝 一钱（研细）　柿霜 二钱

　用法：每服三分，日服三次。

〔**方二**〕吴茱萸 五钱

　用法：研细末，用醋 调成 糊状，　敷足心。

〔**方三**〕石膏 一两　川贝母 五钱　辰砂 一钱

　用法：共 为 细 末，一岁以内，为四次分服，每两小时一次。二——四岁，分三次服，每两小时一次，五岁以上，分 二次，每四小时一次。

　另取：麻黄 一钱　杏仁 一钱　桑白皮 一钱　苏子 一钱

　用法：水煎服。

· 164 ·

百 日 咳

〔**方一**〕百部草三钱　杏仁钱半　冰糖三钱

用法：水煎成半茶杯，每日一剂，分四次服。

〔**方二**〕乌贼骨粉三两　白糖二两

用法：每日四次，每次三钱，温水冲服。

〔**方三**〕蚂蚱（即蝗虫）

用法：焙干研末，每日三次，每次1—2钱，开水冲服。

〔**方四**〕用艾条灸小指顶端处，一日1—2次，3—5天即瘥。

1949

新　中　国
地 方 中 草 药
文 献 研 究
(1949—1979年)

1979

〔**方五**〕猪苦胆汁 二毫升　白糖 少许

　　用法：白开水冲服，每日一次，连服

　　　　　4——5日。

〔**方六**〕柳树叶一把（取汁）蜂

　　　　蜜 二钱

　　用法：调匀，喝时用开水冲服，上为一

　　　　　日量，分三次服之，一般五天可

　　　　　愈。

〔**方七**〕鸡苦胆 一个 （带汁）

　　用法：捣碎（或不捣），加白糖内服，

　　　　　每日一次。

〔**方八**〕白芨 一两半

　　用法：捣碎，蒸熟加白糖三钱，每日两

　　　　　次，开水送下。

· 166 ·

〔**方九**〕白菜根 一两　车前子 五分　黄

豆 一两

用法：煎后分三次（一日量）服下，并

把黄豆吃下，连服十日。

〔**方十**〕麻雀 一只

用法：去皮及内脏，留胆与肝，再把胆

用针刺数下，水煎一碗，加白糖

四两，日服一剂。

〔**方十一**〕杏仁泥 二钱　百部 二钱　夏枯

草 二钱　灸麻黄 五分　生石膏 三

钱　桔红 二钱　清夏 二钱　枳壳

二钱　桔梗 二钱　杭芍 二钱　五

味子 一钱　括蒌 二钱　苏子 一钱

前胡 二钱　竹叶 一钱

用法：水煎服，一日一剂，连服七剂，

上为五岁左右小儿服之剂量，小

者减，大者增，7 —— 8 付可瘳。

· 167 ·

1949

新 中 国
地 方 中 草 药
文 献 研 究
(1949—1979年)

1979

〔**方十二**〕嫩柳枝　嫩桑枝各尺许
　　用法：水煎服，一日一剂。

〔**方十三**〕桑白皮二钱　侧柏叶二钱
　　用法：水煎，白糖冲服，一般三付即愈。

〔**方十四**〕侧柏叶一两　大枣十个
　　用法：水煎代茶饮。

〔**方十五**〕白果仁七个　桑树根（去外面
　　　　　的粗皮）一两　白糖少许
　　用法：加水两茶盅，煎至半茶盅，每次
　　　　　一小酒杯，每两小时喝一次。

〔**方十六**〕甜杏仁三钱　冰糖三钱
　　用法：共为细末，每次服七分～一钱，
　　　　　服时用寸冬一钱，煎水送下。

· 168 ·

〔**方十七**〕马鞭草 五钱

　　用法：水煎，每日一剂，分两次服。

〔**方十八**〕胆星 二钱　　生石羔 三钱　　朱砂

　　　　　五分　　白糖　　二两

　　用法：共为细末，一日三次，一次五克。

〔**方十九**〕代赭石　炒葽仁各 一两　　蝉衣

　　　　　葶苈子各 二钱

　　用法：水煎服，剂量按患者年令增减。

麻　　疹

〔**方一**〕疹出不齐

　　　　香荽 一根　　白茅根　柽柳各 一钱

　　用法：水煎服。

〔**方二**〕并发肺炎

　　　　白姜蚕若干

1949

新中国
地方中草药
文献研究
(1949—1979年)

1979

用法： 微炒黄色，研细备用，1 —— 5
岁每服 2 —— 4 分，日服两次，
开水送。

〔**方三**〕预防麻疹

紫草三钱　贯众三钱　甘草三钱

用法： 水煎服，每日一剂，连服三剂。

〔**方四**〕透发麻疹

金针菜（黄花菜）　荸荠各适量

用法： 水煎服。

〔**方五**〕西河柳（观音柳）五钱～一两

用法： 水煎服。

水　痘

〔**方一**〕银花三钱　连翘三钱　防风钱半

姜蚕三钱　牛蒡子二钱　薄荷一

• 170 •

钱　甘草一钱
用法： 水煎服，每日一剂。

〔**方二**〕蛾绵茧生白矾各量不拘
　　用法： 将白矾捣碎，装入茧内，放在炭
　　　　　火上焙，待矾枯后，研细，撒布
　　　　　创面，用于水痘溃破糜烂者。

白　　　喉

〔**方一**〕土牛夕一两
　　用法： 水煎服，每日一剂。

〔**方二**〕土牛夕　马兰头各适量
　　用法： 共捣烂取汁，每次服一杯，每日
　　　　　两次。

〔**方三**〕蝌蚪适量　冰片少许
　　用法： 将蝌蚪焙干后，加冰片共研极细

1949

新 中 国
地 方 中 草 药
文 献 研 究
(1949—1979年)

1979

末，吹喉部。

〔方四〕蟾蛙胆 数个

用法：每日三次，每次一个，用凉开水
冲服（儿童量）。

〔方五〕生地 一两　麦冬 三钱　元参 三钱
黄芩 六钱　连召 六钱

用法：水煎服。

小 儿 疳 积

〔方一〕鸡内金 三钱　山查 二两

用法：共究细末，每日两次，每次5分
——1钱，温开水冲服。

〔方二〕鸡内金 二两　五谷虫 二两

用法：将五谷虫洗净，烤干，同鸡内金
共研末，每日两次，每次一钱，

· 172 ·

开水送服。

按：1. 皮肤干燥，眼屎多者，加石决明
二钱。

2. 夜盲者：加蝉衣 一钱，夜明砂
二钱。

3. 经常便稀：加生牡蛎 二钱。

4. 午后发热：加龟板，别甲各 一
两。

5. 腹大，皮肤干燥者：加蝉衣 一
钱。

〔方三〕鲜猪肝

用法：经常做汤，食之。

〔方四〕红枣 四十个（去核）大黄 适量

用法：将大黄切成枣核大小，填入枣
内，外包面糊，用炭火煨，以面
熟为度，去面再将枣研细末，以

· 173 ·

1949

新 中 国
地 方 中 草 药
文 献 研 究
(1949—1979年)

1979

水调丸如菜籽大，4—5岁每次服
5—6粒，日服两次。

〔方五〕夜明砂三钱　望月砂（兔屎）三
　　　　钱　猪肝一两
　用法：水煎服，每日一剂。
　按：本方有消食化积作用，并能治疗
　　　　夜盲症。

〔方六〕五谷虫　神曲　槟榔　胡连　麦
　　　　芽　香附　苍术各二两　肉果四
　　　　钱
　用法：共研细末，炼蜜为丸，每日三次，
　　　　每次一至钱半。

〔方七〕党参　苡仁　山药各三钱　白术
　　　　白扁豆　茯苓　莲子肉各二钱
　　　　甘草　桔梗各钱半　砂仁一钱

· 174 ·

190

用法：水煎服，一日一剂。用于治疗脾
虚疳积。

〔方八〕党参　芦荟各 二钱半　白术　胡
连各 五钱　茯苓三钱　川连 二钱
使君子肉 四钱　神曲　麦芽　山
查各 三钱半　灸甘草钱半

用法：共研细末，糯米饭为丸，每日三
次，每次服一钱半。

小 儿 麻 痹 症

〔方一〕山栀三钱　黄柏三钱　黄连钱半
大黄 一钱　黄芩三钱

用法：水煎服，一日一剂。

〔方二〕紫苑 二钱　黄芪五钱　白芍钱半
甘草钱半　党参三钱　麦冬 二钱
归身三钱　五味子钱半

· 175 ·

1949

新 中 国
地 方 中 草 药
文 献 研 究
(1949—1979年)

1979

用法：水煎服，每日一剂，适用于小儿
　　　麻痹后遗症初期。

〔方三〕当归　木瓜　川牛夕各三钱　赤
　　　芍　地龙各二钱　红花　桃仁各
　　　一钱　川断钱半

用法：水煎服，一日一剂，连服30——
　　　80付，如高热加黄芩；发凉加桂
　　　枝；出凉汗加龙骨、牡蛎、山芋
　　　肉；发软加党参、黄芪。

遗　　尿

〔方一〕猪膀胱一个（有尿不洗），內装
　　　肉桂末三钱　燉熟后，吃膀胱喝
　　　汤，每天一个。

〔方二〕蟋蟀一——二对

用法：焙干研细，黄酒与水各等份冲服，
　　　每晚服一次，连服3——5次。

〔方三〕广木香五分　破故纸一两

　用法：共研细末，每天早晚各服一次，每次服一钱。

〔方四〕破故纸一两

　用法：捣碎，水煎服，每晚一次。

〔方五〕桑螵蛸一两　益智仁六钱　露蜂房三钱

　用法：水煎，分两次服下（如有感冒者忌服）。

〔方六〕硫黄三钱　葱根七个

　用法：共捣如泥，每晚睡前敷脐上，次晨取下。

1949
新 中 国
地方中草药
文 献 研 究
(1949—1979年)
1979

〔**方七**〕露蜂房 一个

　　用法：瓦焙研细末，每服一钱（成人量）。年幼者酌减。每日两次，黄酒送下。

〔**方八**〕生白果七个　煨白果七个（去皮尖）

　　用法：共吃之。

〔**方九**〕白薇五钱　甘草二钱。

　　用法：水煎服，一日一次，睡前服，连服三剂。

〔**方十**〕核桃（量不限）

　　用法：炒黄，食之，经常吃。

〔**方十一**〕萝卜汁半茶盅　陈墨汁少许

　　用法：开水冲服。

〔**方十二**〕针刺小指掌侧，中节与末节之间的横纹。

包 皮 炎

〔**方一**〕灵仙 一两　苦参 一两

用法：水煎，洗患处，一日一次。

龟 头 炎

〔**方一**〕蒲公英　苦荬根 各 一两（鲜的各二两）

用法：水煎后，待温，洗患部。

新生儿脐部出血

〔**方一**〕棉花烧成灰外搽。

1949

新 中 国
地方中草药
文 献 研 究
(1949—1979年)

1979

用法：烧水烫洗患处。

〔**方五**〕五枝汤

即：桃枝 杏枝 柳枝 杨枝 花椒
枝 不限量。

用法：烧水洗患处，一日一次。

〔**方六**〕稻草烧灰

用法：研细装入瓶內，密封备用，用
95%酒精调成糊状，涂患处（骨折
除外），用纱布固定，一日一次，
一般三次即癒。

〔**方七**〕鲜韭菜少许

用法：用剪刀剪碎，放于乳钵內，研成
泥状。加少许碘酒，敷于患处，有
消炎、消肿作用。

〔**方八**〕生山栀适量

　　用法：研末，鸡蛋清调，敷伤处。

〔**方九**〕当归三钱　　苏木三钱　　红花三钱

　　　枳壳二钱　　厚朴钱半　　大黃钱半

　　　朴硝钱半　　陈皮二钱　　甘草钱半

　　用法：水煎服，每日一剂。

　　按：用于自高坠下，不损皮肉，瘀血流

　　　注内脏，昏迷不醒，二便秘结者。

〔**方十**〕当归尾五钱　桃仁三钱　大黃五钱

　　用法：酒煎内服，每日一剂。

　　按：用于伤后瘀血、凝积、气绝欲死、

　　　烦躁、头痛者。

〔**方十一**〕朱砂二钱　冰片二钱　乳香二钱

　　　沒药二钱　　红花二钱　　麝香二分

　　　血竭四钱　　儿茶三钱

1949
新 中 国
地 方 中 草 药
文 献 研 究
(1949—1979年)
1979

用法： 共研细末，每日服两次，每次 5
分——一钱，黄酒送服。

按： 本方为七厘散，用于治疗 跌 打 损
伤，瘀血内攻，遍身疼痛者。

〔**方十二**〕当归三钱 红花三钱 乳香二钱
沒药二钱五 灵脂三钱 川断四钱
生蒲黃三钱 秦艽三钱 桃仁三钱

用法： 酒水各半煎服，每日一剂。

按： 本方有定痛活血作用，用于治疗扭
伤后疼痛，瘀血不散者。

〔**方十三**〕骨碎补一两 血竭一两 硼砂
一两 当归一两 乳香一两 沒药
一两 川断一两 自然铜一两 大
黃一两 土別一两。

用法： 共研细末，糖、蜜调，敷患处。

按： 用于治疗骨折，骨碎及筋扭伤。

· 184 ·

〔**方十四**〕自然铜五钱　乳香三钱　没药
三钱　茴香四钱　当归五钱

用法：研为细末，每服五钱，温酒送
服。

〔**方十五**〕蒲黄一两半　生地黄一两半
黄芪一两　当归一两　大黄一两
白芷一两　续断一两　炙甘草三钱

用法：共为细末，每次服三钱，每日
3—4次，温酒调下。

〔**方十六**〕草乌二钱　肉桂五钱　南星一两
军姜一两　白芷一两　赤芍一两

用法：共为细末，葱汤或热酒调，外敷
患处。

〔**方十七**〕乳香五钱　没药五钱　滑石一两
寒水石一两　冰片一钱

1949
新 中 国
地 方 中 草 药
文 献 研 究
(1949—1979年)
1979

用法：共为细末，水调，敷患处。

〔方十八〕乳香二两半 沒药 莪术各两半
　　　　栀子　红花各 一两　桃仁五钱

用法：共研细末，用时以白酒或酒精调
　　　成糊状，抹患处（0.3——0.5公分
　　　厚），盖上油纸或塑料布，包扎12
　　　——24小时（可加红外线照射）。
　　　疗效显著。

〔方十九〕土三七三钱　红花　合欢皮各
　　　　一钱　土元五分　炙马前子 一分

用法：共研细末，每日三次，每次 二
　　　钱，开水或黄酒送下。

〔方二十〕泽兰　丹皮　归尾　桃仁　红
　　　　花　赤芍各三钱　牛夕四钱　三七
　　　粉钱半（冲服）

· 186 ·

用法：水煎服，一日一剂。

按：用于治疗闪挫跌仆，瘀血内蓄，转则如刀刺痛者。

〔**方二十一**〕天麻四钱　半夏　白术　党参　桃仁　红花　当归各三钱　陈皮　川芎　白芷各钱半　丹参五钱　三稜　枳壳各二钱　生姜三片　大枣三枚

用法：水煎服，一日一剂。用于脑震伤。

外 伤 出 血

〔**方一**〕刘寄奴一两　地榆一两　（炒成灰）

用法：研细放瓶中备用，用时直接撒于伤口。

〔**方二**〕鲜小蓟　（荠荠菜）

用法： 捣烂取汁，敷于伤口。

按： 小蓟的止血作用很好，不仅外敷止血可靠，而且吐血、咯血、尿血，均可捣烂取汁内服，本品无毒，可尽量多饮。

大量服时，可加白糖调味。

〔方三〕 生石灰 半斤　大黄片 二两

用法： 共入锅内微炒，以石灰变为粉红色为度，除去大黄，将石灰研成细末，装瓶备用，用时直接撒布伤口。

〔方四〕 马勃（俗名灰马包）不限量。

用法： 敷伤口。

〔方五〕 石榴花 二两

用法： 焙干研细末，敷伤处。

〔**方六**〕 生白附子 二两　 白芷 一两　 天蔴 一两　 南星 一两.　防风 一两　 羌 活 一两

　用法： 共研细末，外敷患处，用纱布包 扎止血，结痂时除去。内伤疼痛 者，用温开水冲服，每日二次， 每次5分——1钱。

　按： 本方治疗各种外伤出血，并能治 内伤及防治破伤风。

〔**方七**〕 大蓟 二钱　 小蓟 二钱　 侧柏叶 二钱 薄荷 一钱　 茜草根 二钱　 茅根 二钱 山栀 二钱　 大黄 二钱　 丹皮 二钱 棕榈皮 二钱

　用法： 共炒成炭,研细末,每日三次，每 次一钱，黄酒（或温开水）冲 服，外伤出血时，可以外敷，压 迫包扎。

1949

新 中 国
地 方 中 草 药
文 献 研 究
(1949—1979年)

1979

〔**方八**〕生半夏

　用法： 研细末，敷伤口，压迫包扎止
　　　　血。

〔**方九**〕桂元核

　用法： 将核焙干，研细末，敷于伤口，
　　　　压迫包扎止血。

〔**方十**〕龙骨一两　海螵蛸一两　冰片五分

　用法： 共研细末，撒布伤口，压迫包
　　　　扎。

〔**方十一**〕白芨

　用法： 研细末，撒布伤口。

〔**方十二**〕竹木入肉难出

　　　　活螻蛄若干

　用法: 捣烂敷刺入处,竹木则自动退出。

· 190 ·

〔**方十三**〕当归　三七各 一钱　枣树皮

　　（越老越好）三钱

　用法：各炒，共研末拌匀，撒 敷 伤

　　　处。

破　伤　风

〔**方一**〕骡蹄 二两

　用法：洗净，用砂锅炒酥，研 末 黄 酒

　　　送。成人每次服三 钱，服 后 发

　　　汗。不瘥，次日再服一次。

〔**方二**〕蟾蜍七个（焙研）　蓖根 五个

　　（焙炭成性）　全蝎 二钱　（焙

　　研）

　用法：药粉混匀、烧酒 二 两，溫 后 冲

　　　服。

1949

新 中 国
地 方 中 草 药
文 献 研 究
(1949—1979年)

1979

〔方三〕 蝉蜕 一两 ——两半 为末

用法：加黄酒1 ——1.5两（一付），冲服，每天一付，服后盖被出汗。

〔方四〕 蝉蜕 三两　天南星 六钱　天麻 六钱　姜蚕 六钱　蝎尾 二十一个　朱砂 一钱（另冲）

用法：煎前五味，头二煎各一茶盅，兑匀，加入黄酒二两（沸腾的），分三次服，朱砂随药服下，必须见汗，重者日服二剂。

〔方五〕 全蝎10个

用法：瓦焙黄研细，酒调服出汗。

〔方六〕 白菊花根 一两　白矾少许

用法：　水煎服出汗，再以药水洗伤处。

· 192 ·

〔**方七**〕斑蝥七个　生鸡蛋一个

　用法：将鸡蛋打一小孔，去清留黄，放
　　　　入斑蝥，用纸封好小孔，在锅内
　　　　炒。待蛋壳和蛋黄发黑，取出研
　　　　成细末。每个鸡蛋分为两付，病
　　　　轻者四小时服一付，病重者每两
　　　　小时服一付，连续服 4 —— 5
　　　　次。

〔**方八**〕蝉衣钱半　南星三钱　天麻
　　　　三钱　全蝎三钱　姜蚕三钱

　用法：共为细末，每日三次，每次1—1.5
　　　　钱，黄酒（或温开水）冲服。

〔**方九**〕蜈蚣二钱　钩藤五钱　朱砂一钱
　　　　蝎尾一钱　射香一分　姜蚕二钱

　用法：共研细末，每日三次，每次一
　　　　钱，温水冲服。

· 193 ·

1949

新 中 国
地 方 中 草 药
文 献 研 究
(1949—1979年)

1979

〔**方十**〕荆芥 钱半　蔴黄 钱半　炒薏仁
三钱　甘草 一钱
用法： 共研细末，黄酒冲服，盖被出汗。

〔**方十一**〕蜈蚣 二钱　蝎尾 钱半　姜蚕
三钱　瞿麦 三钱
用法： 共研细末，吹鼻少许。

〔**方十二**〕土牛夕 五钱——一两
用法： 水煎服，每日一剂。

〔**方十三**〕蜈蚣 五钱　全蝎 五钱　天蔴 五钱
用法： 水煎服，每日一剂。或研末，每
日四次，每次一钱，温开水送服。

小 儿 脐 风

〔**方一**〕朱砂 二厘　蝎尾 三个　生甘草 少许

用法：共为末，乳汁送下。

〔**方二**〕姜蚕三钱　全虫五个　双勾四钱
　　　　天麻三钱　犀角二钱　天竺黄
　　　　二钱
　用法：共为末，每日二次，每次二分，
　　　　开水送服。

〔**方三**〕天麻　天南星　白芷　防风　川羌
　　　　各三钱　白附子一两二钱
　用法：共为细末，每服三分，每日二
　　　　次。

〔**方四**〕防风　白芷　姜蚕　双勾　川芎
　　　　川贝各五分　天麻　南星　薄荷
　　　　白附子各三分
　用法：水煎服。

1949
新中国
地方中草药
文献研究
(1949—1979年)
1979

狂 犬 咬 伤

〔方一〕木通一钱　川军二钱　斑蝥七个
（去足翅）　藕节一寸半　车前子
三钱　猪苓钱半　甘草钱半
用法：水煎服，连服三剂。

〔方二〕狂犬咬伤腐烂方
马前子一个　苦杏仁七个
用法：焙黄研末，香油调搽患处。

〔方三〕刚被咬伤
1. 用铜勺蘸豆油，在伤口处刮，使
其伤口周围皮肤都红紫为度，
再用生土水调好后，敷在伤口
上。

· 196 ·

2．用荞麦面水调，橄局部。

〔方四〕发现有神经失常，有恐水症者

党参三钱　羌活三钱　独活三钱

柴胡三钱　茯苓三钱　枳壳三钱

桔梗三钱　川芎三钱　生地榆

三钱　紫竹根一把　生甘草二钱

用法： 水煎，分两次服，一日一剂。

〔方五〕枳实八钱　川军七钱　芒硝六钱

郁金五钱

用法： 水煎服。

〔方六〕青风藤　天南星　半夏　防风

蝉蜕各三钱

用法： 黄酒，水各半，煎服，出汗避风。

〔方七〕木别子三钱　槟榔三钱　黑丑三钱

1949

新 中 国
地方中草药
文 献 研 究
(1949—1979年)

1979

白丑三钱　　大黄三钱

　　用法: 共研细末，加红砂糖，早、中、晚三次服完。另用生蚕豆三钱，捣烂外敷。

〔**方八**〕生蚕豆

　　用法: 捣烂敷伤口，日换5—6次。

〔**方九**〕马前子七个

　　用法: 用香油炸成黑色，研细，开水送服。

　　按: 本方有毒性，用时慎重，不可超量。

胆　结　石

〔**方一**〕太阳草（又名金钱草）二两至半斤　大黄三钱　枳实三钱　芒硝三钱　黄芩三钱　黄连二钱

　　用法: 水煎服。

按：加减法

有黄疸者：加茵陈一两　龙胆草三钱

干呕者：加生栀子三钱　竹茹五钱

病甚者：加郁金三钱　香附四钱

玄胡三钱

身体壮实者：可加芒硝四——五钱

大黄四钱

体弱者：减大黄、芒硝。

〔**方二**〕二金汤

鸡内金四钱　金钱草一两

用法：水煎服，每日一剂。

按：此方又适用于尿路结石。

〔**方三**〕三金汤（如有头痛者用之）

鸡内金四钱　金钱草一两　玉金

三钱

用法：水煎服。

1949

新　中　国
地 方 中 草 药
文 献 研 究
(1949—1979年)

1979

〔**方四**〕当归三钱　白芍四钱　枳实三钱　白蒺藜三钱　川栋子三钱　陈皮三钱　茵陈六钱　银花六钱　郁金六钱　滑石三钱　黄芩三钱　炒没药三钱　神糀三钱　清夏三钱

　　用法：水煎服，一日一剂。

〔**方五**〕玉金　干姜　茵陈各五钱

　　用法：水煎，发作时连服二至三剂，

　　按：也可用于治疗慢性胆囊炎。

〔**方六**〕元胡　炒川连　清半夏　柴胡　砂仁　木香　干姜各三钱　炒吴芋　甘草各二钱　陈皮　川楝子　菁皮各四钱　香附五钱

　　用法：水煎服。

（**方七**〕柴胡　木香　枳实　酒军各二钱

黄芩　　姜半夏　　赤芍　　金钱草

黄柏　　栀子　　玉金　　莱菔子各三钱

朴硝五钱

用法：共研为细末，每日三次，每次二
　　　钱。

按：用于胆囊炎及胆石症。

〔方八〕川军　　白蒺藜　　大青叶　　双花

　　　知母　　金钱草　　茵陈　　柴胡各六钱

　　　皮硝二钱　　木香一两　　黄芩三钱

用法：共研为细末，每日三次，每次二
　　　至三钱用于急慢性胆道感染，胆囊
　　　炎，胆石症。（水煎服亦可）。

胆 道 蛔 虫

〔方一〕茵陈四两

用法：水煎服。

1949

新 中 国
地 方 中 草 药
文 献 研 究
(1949—1979年)

1979

〔方二〕食醋（约一小酒盅）
　　用法：稍加温后服下，可止痛。

〔方三〕大葱白一寸许
　　用法：蘸香油吃，止痛后再服驱虫药。

〔方四〕乌梅七个　花椒三钱　肉桂三钱
　　　　槟榔三钱　雷丸二钱
　　用法：水煎服。

〔方五〕黄芩　川栋子　枳壳　木香
　　　　各三钱　茵陈　乌梅　槟榔各五钱
　　用法：水煎服，每日一剂（胆囊炎也有
　　　　效）。

〔方六〕茵陈一两　苦栋根皮七分
　　用法：水煎，分两次服。

· 202 ·

〔**方七**〕槟榔 一两　　使君子 五钱　　苦楝皮
　　五钱　　枳壳 三钱　　广木香 三钱
　用法：水煎服。

〔**方八**〕香油 一两　　醋 一两
　用法：混合后一次服下，痛止后，每日
　　　　一次，剂量减半，完全止痛后，服
　　　　驱虫剂。小儿剂量酌减。

〔**方九**〕槟榔 六钱　　乌梅 五钱　　黄连 三钱
　　花椒 三钱　　干姜 三钱　　元胡 三钱
　用法：水煎服，（小儿量酌减）。

〔**方十**〕使君子 五钱　　韭菜根 一把
　用法：水煎服。

〔**方十一**〕乌梅 两钱半　　细辛 一钱　　川椒
　　三钱　　乌药 三钱　　黄芩 五钱　　槟榔

1949
新 中 国
地 方 中 草 药
文 献 研 究
(1949—1979年)
1979

五钱 附子三钱 （可代桂枝）雷
丸三钱。

用法： 水煎服，一日2——3次分服。

按： 小儿酌减

肠 梗 阻

〔**方一**〕鲜榆树皮六两

　　用法： 水煎后，加香油二两，一次服
　　　　　下。

〔**方二**〕植物油（如花生油、豆油、芝麻
　　　　　油等）四十至六十毫升

　　用法： 一次服下，二小时后盐水灌肠，
　　　　　四——六小时后重复一次（治蛔
　　　　　虫性肠梗塞）。

〔**方三**〕真豆油半斤

　　用法： 作一次服之，大便通利，痛即止。

· 204 ·

〔**方四**〕芒硝 二两　　水萝卜 半斤

　用法：水半斤，沸腾后续续加萝卜片，

　　　　煎熟取出萝卜，再煎至 水 剩 大

　　　　半，将芒硝加入，分 为 四 次服

　　　　用，每 4 —— 5 小时服一次。

〔**方五**〕瓜蒌 四钱　　半夏 三钱　　川连 三钱

　　　　黄芩 三钱　　陈皮 三钱　　川朴 三钱

　　　　枳实 三钱　　川军 三钱　　芒硝 二钱

　用法：水煎分两次服，每日一剂。

疝　　气

〔**方一**〕炙山甲 三钱　　大茴香 三钱

　用法：共研细末，每日两 次， 每次 2

　　　　—— 3钱，烧酒送服。

〔**方二**〕偏坠：

　　　　丝瓜 三钱

1949

新 中 国
地 方 中 草 药
文 献 研 究
(1949—1979年)

1979

用法： 火焙存性为末，用黄酒 四 两 冲服，服后出汗，每日一剂，连服三剂。

〔**方三**〕土蜂窝（土蜂管）若干
用法： 烧水喝。

〔**方四**〕小儿疝气：

鸡蛋 一个　瓜蒌仁七个

用法： 把鸡蛋打一个小孔，将蒌仁放蛋内，用纸封口，放碗内蒸熟，趁热食之。

〔**方五**〕鲜苏子叶捣烂，敷在阴囊上，同时用艾条灸大敦穴。

〔**方六**〕白胡椒 二粒
用法： 用嘴咬成四瓣，放在肚脐上，外贴暖脐膏，半月换一次。

〔**方七**〕嵌顿疝：

小茴香 若干

用法： 碾碎，成人每次 1 —— 2 钱，小儿每次五分，以开水浸泡服，十分钟后再服两次。服药以后，患者仰卧，两下肢并拢，膝关节屈曲，静卧四十分钟。

按： 服药平均三十分钟左右即自行还纳。服药后一小时仍不见缓解者，立即考虑手术。

用药前必须确认无坏死，穿孔和局部炎症，经服药还纳后，还应观察一天，以免遗留肠管并发症。

〔**方八**〕柳树绒 二两 （春天收集）黄酒半斤

用法： 将柳树绒浸入黄酒中，24小时后

1949
新中国
地方中草药
文献研究
(1949—1979年)
1979

取出，晒干，研细末，每次服三钱，用上述黄酒送下。

〔**方九**〕小茴香钱半　荔枝核三钱
　　用法：水煎服，每日一剂。

〔**方十**〕荔枝核五钱
　　用法：水煎服，每日一剂。

〔**方十一**〕青茄蒂2—5钱
　　用法：水煎服，每日一剂，服后用白糖水饮之。

〔**方十二**〕荔枝核三钱　桔核三钱
　　用法：水煎服，每日一剂。

〔**方十三**〕桃仁适量
　　用法：捣烂如泥，外敷患处。

· 208 ·

闌 尾 炎

〔**方一**〕银花四两　甘草四钱　公英二两
　　　　乳香三钱　冬瓜仁一两　沒药三钱
　用法：水煎三次溫服，每六小时服一
　　　　次。

〔**方二**〕大黃三钱　丹皮三钱　桃仁四钱
　　　　沒药二钱　乳香二钱　元明粉二钱
　用法：水煎服。

〔**方三**〕红藤八钱　双花一两　败酱一两
　　　　公英一两　木香五钱　川栋子三
　　　　钱　生军三钱　冬瓜仁五钱　桃
　　　　仁三钱　赤芍四钱　黄芩五钱
　用法：水煎服，一日一剂，一般三剂即
　　　　瘥。

1949

新 中 国
地 方 中 草 药
文 献 研 究
(1949—1979年)

1979

〔**方四**〕大黄二钱　桃仁二钱　丹皮三钱　
　　　　败酱草五钱　苡仁五钱　甘草二钱
　用法：水煎服，每日一剂。

〔**方五**〕丹皮三钱　当归三钱　冬瓜子一
　　　　两　甘草二钱　大黄三钱　桃仁
　　　　三钱　芒硝四钱（后入）　瓜蒌
　　　　仁四钱
　用法：水煎服。
　　按：服药后大便次数过多者，可改用
　　〔**方四**〕或〔**方六**〕。

〔**方六**〕败酱草一两　丹皮三钱　银花五
　　　　钱　连翘五钱　紫花地丁五钱
　　　　蒲公英五钱　白芍三钱
　用法：水煎服，每日一剂。

〔**方七**〕紫地丁一两
　用法：水煎服，每日一剂。

· 210 ·

〔**方八**〕银花三两　制乳香五钱　制没药
　　　五钱　紫地丁一两
　用法：水煎服，每日一剂。

〔**方九**〕野菊花二两（带叶）
　用法：捣烂取汁，黄酒冲服，每日一
　　　剂。

〔**方十**〕皂角刺八钱
　用法：黄酒煎服，不饮酒者，可用水
　　　煎，每日一剂。

〔**方十一**〕双花　地丁　败酱草　蒲公英
　　　红藤各两　川栋子　生大黄　木
　　　香　桃仁　黄芩各三钱　赤芍四
　　　钱　冬瓜仁五钱
　用法：水煎服。一日一剂，分三次服。

1949

新 中 国
地 方 中 草 药
文 献 研 究
(1949—1979年)

1979

痔

〔**方一**〕刺猬皮 一个　　艾叶　蒜秸各 一宗
用法：烧水熏洗肛门。

〔**方二**〕山槐根（苦参）二两　　盐五钱
用法：水煎熏洗。

〔**方三**〕雄猪肚 一个　　皂刺 一百支
用法：将皂刺装入肚内，煮熟食肚喝汤。

〔**方四**〕用艾卷点燃放于园桶内，患者坐
上薰肛门，每日一次。

〔**方五**〕全蝎 二钱　　天虫 二钱　　生 鸡 蛋
十五个
用法：先将全蝎、天虫焙黄研细末，分
为１５包，再将生鸡蛋 破 一 小
孔，将上药粉末，分别装入１５个

・ 212 ・

鸡蛋内，用胶布（其他也行）将口封住，放锅内蒸熟，每早上服鸡子一个，连服１５天即瘥。

〔方六〕槐花炒五钱　胡黄连一两　川山甲炒五钱　石决明煅五钱。

用法：共为细末，炼蜜为丸，每丸一钱，小米汤送服。

〔方七〕柿饼一个　炒槐米（研末）三钱
用法：将槐米放在柿饼上，置碗内蒸熟，日食二次。

〔方八〕槐角五斤
用法：洗净，放锅内水煮两小时后，滤去渣留汁，再熬成膏状。每服三钱，红糖为引，开水冲服，日服两次。

1949

新 中 国
地 方 中 草 药
文 献 研 究
(1949—1979年)

1979

〔**方九**〕莲蓬头 四个

　　用法：水煎半小时后，薰洗患处。

〔**方十**〕皮硝 一两

　　用法：开水一盆，皮硝入水溶化，乘热
　　　　　　薰洗患处，每日一次。

〔**方十一**〕活地龙 两条　　红糖 二两

　　用法：同捣烂调匀，敷患处。

〔**方十二**〕田螺　冰片少许

　　用法：冰片放入田螺内，取其溶化液涂
　　　　　　患处。

〔**方十三**〕活地龙 两条　　鸡蛋 五个

　　用法：将地龙洗净，加鸡蛋同煎，顿服

〔**方十四**〕花椒树枝　艾枝　各取等量

　　用法：将上药加水煎煮，开后再煮数分
　　　　　　钟，薰洗患处，每日一次。

· 214 ·

按：一般 2 —— 3 次即瘾。

〔**方十五**〕白沙参　当归　炒枣仁　朱茯

　　　　参　潞党参　炙绵耆　生广皮各

　　　　二钱　于术　土炒白术各五钱

　　炙远志一钱五

用法：将上药研成细末，或制成蜜丸。

　　　（五分／丸）每日晨空腹服一

　　　丸，粉剂每次服三钱。

按：禁忌酒、辣椒等刺激强的食物。

肛 門 瘻 管

〔**方一**〕壁虎尾巴三个 （晒干）　鲜泽漆

　　　　（猫眼草）一宗

用法：先将泽漆水煮至很粘时，用壁虎

　　　尾巴蘸此药水，插进瘻管内，七

　　　天一次。

·215·

1949

新 中 国
地 方 中 草 药
文 献 研 究
(1949—1979年)

1979

〔**方二**〕椿树油适量　猪毛五钱（煅研细）。

　　用法：将以上两味药混匀，用猪宗一根，打成捻子，插入管内，其管自脱。

〔**方三**〕白砒（煅）　雄黄　血竭各等分

　　用法：共为细末，糯米糊为条，将条插入管内，其管脱落以后，用下药止痛。

　　雄黄　冰片　血竭　煅珠子各等分

　　共为细末，撒伤口。

〔**方四**〕蜈蚣一条

　　用法：瓦上焙干研细，香油调敷患处。

〔**方五**〕马牙硝一厘　甘草一钱　蚰蜒一条

　　用法：捣烂，做成条状，晒干后插入瘘管内，管枯即愈。

〔**方六**〕红昇丹（市售成药）一两　奴夫

卡因三克　白面粉五克

将红昇丹研极细，将面粉用六毫升水调成浆糊，加入二药粉，做成两头尖，如火柴棒粗的细棒，备用。

用法： 将痔核用1%奴夫卡因麻醉后，插入药棒，平皮肤剪断，让痔溃烂后，剪去溃烂组织，外涂生肌消炎膏。如有瘘管，则直接插入红昇丹药棒，2——3天后将瘘管取出，外涂生肌消炎膏。

〔**方七**〕生肌消炎膏：

熟石膏一两　血竭五钱　轻粉五钱　乳香五钱　没药五钱　龙骨一钱　白芷一钱　冰片一钱　鸡内金一钱　珍珠一钱　海螵蛸五钱

· 217 ·

1949

新 中 国
地 方 中 草 药
文 献 研 究
(1949—1979年)

1979

用法： 共研细末，蓖蔴油调成糊状，备
用。

按： 如用此药膏过敏者，改用生肌粉。

〔**方八**〕生肌粉：

密陀僧一斤　滑石粉半斤　轻粉
一两二钱　冰片二两

用法： 共研细末，直接撒于创口。

按： 〔**方六**〕〔**方七**〕或〔**方六**〕
〔**方八**〕可治腮瘘、结核性瘘
管。

〔**方九**〕苦参炭五钱　地榆炭二钱　皂刺
三钱　牙皂五钱　炙山甲一钱半
川乌二钱　南星一钱

用法： 加水500毫升煎分二次服，每日
二次。

按： 2—3付可愈，重者五付左右。

· 218 ·

脱 肛

〔**方一**〕蓖麻子带壳

　　用法：捣烂，敷百会穴。

〔**方二**〕鳖头一个

　　用法：焙黄为末，大便后用白矾水洗净
　　　　　　肛门后，撒上药末，4—5次即瘥

〔**方三**〕五倍子量不拘

　　用法：为末，撒上即瘥，或煎汤洗之。

〔**方四**〕鲜姜汁

　　用法：用鸡毛翎扫上即瘥。

〔**方五**〕脱肛下血：
　　　　　　生枳壳（炒者无效）五两
　用法：每天一两，水煎服，早晨空腹服，
　　　　　　连服五天。

1949

新 中 国
地 方 中 草 药
文 献 研 究
(1949—1979年)

1979

〔方六〕王八鮮血外涂。

〔方七〕煆龙骨五钱　炒木贼三钱
　　用法：研极细末，撒腸上托之。

〔方八〕生卷柏四两
　　用法：水煎熏洗患处。

〔方九〕蜗牛（桑树上的最好）数个　猪
　　　　油少许
　　用法：将蜗牛瓦焙焦，研細末，用猪油
　　　　调匀。敷肚脐上，用布带固定，
　　　　一日换一次。

〔方十〕蒲黄二两
　　用法：猪油調涂肛门。

瘡癤　痈　疔毒

〔方一〕鱼螵三钱

用法：香油炸黄研末，黄酒四两冲服。

〔**方二**〕痈肿未破　痛不可忍

生芝蔴少许

　用法：患者口内嚼碎，敷患处，每日换
　　　　一次，数次即好。

〔**方三**〕痈癤初起　红肿高大　发烧疼
　　　　痛：

绿豆团粉（不拘多少）

　用法：用醋调成糊状，敷患处，每日换
　　　　一次，至瘥为度。

〔**方四**〕疮癤　发冷发热　疼痛难忍：

金银花四两　蒲公英三两　甘草

三钱

　用法：水煎服，每日一剂。

1949
新 中 国
地 方 中 草 药
文 献 研 究
(1949—1979年)
1979

〔**方五**〕鬓角疮（疸）：

生地瓜　生豆子　猪板油各等份

用法：共捣烂，敷患处。

〔**方六**〕疮癤肿痛：

鲜蒲公英若干

用法：洗净捣烂后敷患处，每日换 2
—3 次。

〔**方七**〕大蓟若干

用法：捣烂，敷患处。

〔**方八**〕鲫鱼一条

用法：捣烂，敷患处。

〔**方九**〕槐米一钱　头发五分　红皮鸡蛋
一个

用法：将头发焙黄，加槐米水煎半盅，

滤渣后再加鸡蛋搅匀，白开水冲
服，服后出微汗。

〔**方十**〕鲜马齿苋四两

    用法：洗净水煎，一剂分两次服。另取
        一把，加食盐少许和米粥放在一
        起，捣成泥状，敷患处。

〔**方十一**〕蛇蜕一条（研末）　土蜂窝一
        个（水涌）

    用法：将上药合匀，做成饼，火上烤，
        存性研末，白开水送下，服后微
        出汗。

    按：此方用于治疗疔毒。

〔**方十二**〕白菊花叶　白矾各适量

    用法：共捣成膏状，敷患处。

    按：此方用于治疗疔毒。

· 223 ·

1949

新 中 国
地 方 中 草 药
文 献 研 究
(1949—1979年)

1979

〔**方十三**〕蜈蚣三条 （焙干研末）。

　　用法：装鸡蛋内，煮熟食之。

　　按：此方用于治疗疔毒，对淋巴结核亦

　　　　有效。

〔**方十四**〕大蜈蚣三条　　土别子三个

　　用法：共捣成膏状，敷患处。

　　按：此方治疗疔毒。

〔**方十五**〕夹桃花（风仙花）全棵

　　用法：捣烂，敷患处。

〔**方十六**〕生桃仁一宗（或生杏仁）

　　用法：捣烂，敷患处。

〔**方十七**〕五倍子一两（研末）

　　用法：用蜂蜜调匀，敷患处。

〔**方十八**〕鲜蒲公英

· 224 ·

用法： 捣烂，加鸡蛋调之，外敷，干则即换，不拘次数。

〔**方十九**〕 鲜百合　白糖各适量
用法： 共捣泥状，外敷患处，干后再换。

〔**方廿**〕 野菊花一把　鲜蒲公英一把　鲜地丁一把
用法： 水煎服微出汗，无鲜者可用干的各一两。

〔**方廿一**〕 猪苦胆一个
用法： 趁热套在患处，凉后加温。

〔**方廿二**〕 生黄豆
用法： 咬细，敷患处。

〔**方廿三**〕 在肩胛前与脊柱间，如有红点

1949

新 中 国
地 方 中 草 药
文 献 研 究
(1949—1979年)

1979

或小血管怒张，无此标志就在此区，用三棱针重刺三点，然后拔上火罐，次日可拔另一侧，患侧先或后均可。

〔方廿四〕杏仁尖三个　葱心尖三个　巴豆一个　姜三片　枣一个（去核）。

用法：共捣烂，做成枣核大的药锭，塞鼻内出汗。

〔方廿五〕活大蜘蛛一个

用法：将疔疮白头刺破，把蜘蛛放在疮口上，则自行吸毒汁。

按：1.备清水一碗，待蜘蛛中毒倒下时，放清水中，蜘蛛吐出毒汁，即复苏后放掉，下次再用。

2.各种肿毒、蛇咬伤均可用此法。

· 226 ·

〔**方廿六**〕黄连三钱　黄芩四钱　黄柏三钱　山栀三钱　野菊花五钱　蒲公英一两　紫草五钱　紫地丁五钱

用法：水煎服，每日一剂，热退为止。

按：本方有清热、解毒、凉血作用，用于疗疮走黄，出现高热昏迷者（即败血症）。

〔**方廿七**〕蒲公英一两　紫草五钱　紫地丁五钱　野菊花一两

用法：水煎服，每日一剂。

按：用于治疗疗疮重者，用时配合外敷药可提高疗效。

〔**方廿一**〕〔**方廿七**〕适用于治疗疔毒。

1949
新 中 国
地方中草药
文 献 研 究
(1949—1979年)
1979

〔**方廿八**〕无名异_{四两}　醋_{适量}

　　用法：将无名异研细面，用醋调成糊
　　　　状，敷患处，一日四次，适用于
　　　　疖肿未破者。

〔**方廿九**〕稍蚂蚱肚子（蝗虫的一种）

　　用法：剖开，敷在创面上，适用于溃破
　　　　的小疖。

〔**方卅**〕治多发性疖肿
　　　　鲜生地黄根_{适量}

　　用法：用清水洗净，切碎，再捣如泥，
　　　　用纱布包裹，挤出地黄汁，将其
　　　　汁放碗内，在太阳下晒 1 — 2
　　　　天，则变成黑色粘稠的膏药，涂
　　　　在敷料上，贴患处。有凉血、消
　　　　炎之效。

〔方卅一〕蜂窝组织炎

蜂房 四两 （烘干）　　轻粉 二钱

梅片 一钱　蜂蜜 适量

用法：共为极细粉末，用蜜调成糊状，
涂在纱布上，敷患处，每日换一
次药。

〔方卅二〕胡椒 十五粒　头发炭 半小盅

用法：研细末，香油调，搽患处。

〔方卅三〕辣椒 两个 （捣烂）　　明矾 五钱

鸡蛋清 一个

用法：共制成羔，敷患处。

按：（方卅二）（方卅三）适合对口
疮。

〔方卅四〕活疥蛤蟆 一只

用法：先将四腿割去，然后将腹剖开，

· 229 ·

1949

新 中 国
地方中草药
文 献 研 究
(1949—1979年)

1979

立即敷于痛肿上，次日再换一次，一般两次即瘥。

　　按：此方适用治疗痈、肿痛。

〔方卅五〕生黄豆适量。

　　用法：用嘴将黄豆嚼烂，做成饼状，敷于患处，每日换2——3次。

〔方卅六〕黄连二钱　黄芩三钱　黄柏四钱　山栀三钱

　　用法：水煎服，每日一剂。

　　按：本方用于各种痈肿、热疖。

〔方卅七〕白胡椒一两

　　用法：研末，用盐水调成糊状，外敷。

〔方卅八〕鲜生地四两

　　用法：捣烂，水煎服，每日一剂。

〔**方四十**〕天南星

用法：研粉，醋调外敷。

〔**方四十一**〕熟石膏九钱　红升丹一钱

用法：共研细末，撒于患处。

按：用于各种疮疖，痈疽溃破后，有拔脓去腐作用。

〔**四十二**〕生地五钱　双花　连召　公英　地丁各一两　归尾　大贝　赤芍各四钱　川芎　荆芥各二钱　乳香　没药　花粉各三钱　红花一钱

用法：水煎服，一日一剂。

〔**方四十三**〕七叶一枝花二份　甘草一份

用法：研为细末，口服或外涂。用于治疗疖肿及各种炎症。

1949

新 中 国
地 方 中 草 药
文 献 研 究
(1949—1979年)

1979

【方四十四】紫花地丁　蒲公英　甘草
各三钱　射干四钱

用法： 水煎，每日一剂，早晚饭前分
服。

走　馬　疳

【方一】大红枣　白砒各适量

用法： 将大红枣去核，每个枣內纳入白
砒一厘，用阴阳瓦焙枯存性，研
细末，以药粉吹或撒布患处。

按： 本方对走马疳有很好的疗效，但
有毒不可內服。

【方二】红枣一枚（去核）　红砒一粒
（如黃豆）　大冰片一分

用法： 将砒纳入枣內，放瓦上用炭火
焙，待枣烟枯尽时取出，候冷加

· 232 ·

冰片，共研细涂患处。

　按：本方对走马疳的疗效很好，但有
　　　毒，不可内服。

〔方三〕西月石 二两　西瓜霜 八钱　冰片
　　　五分　青黛 五分

　用法：共研极细末，外吹患处。

　按：本方对走马疳有效外，对烂乳蛾
　　　（化脓性扁桃腺炎）、喉痛等均
　　　有效。

丹　　毒

〔方一〕赤小豆（研细）

　用法：鸡蛋清调，涂患处，干则予换，
　　　以癒为度。

〔方二〕地丁 一两　公英 一两　菊花 五钱
　　　连翘 四钱　双花 一两　甘草 三钱

1949

新 中 国
地方中草药
文 献 研 究
(1949—1979年)

1979

用法：水煎服，每日一剂至癒。

〔方三〕马齿苋
　用法：捣成泥状，敷患处。

〔方四〕寒水石 一两
　法用：研细末，水调，涂患处。

乳腺炎（乳痈）

〔方一〕蛇 蜕 一条（瓦焙焦）　上 梅 片
　　　（冰片）四分
　用法：共为细末，温开水冲服，黄酒引。

〔方二〕蛇蜕 一钱　鸡子 两个　香油 适量
　用法：炒煮吃之。

〔方三〕桔皮 二两　蒲公英 一两

· 234 ·

用法：水和黄酒各半，煎服，一日一次，
　　　　痊愈为止。

〔**方四**〕仙人掌　白矾
　用法：共捣烂，敷患处，干则即换。

〔**方五**〕槐花五钱（布包）　煎汤　红皮
　　　　鸡蛋三个
　用法：直接打入槐花汤内，煮荷包鸡蛋，
　　　　吃蛋喝汤出汗。

〔**方六**〕丁香二钱
　用法：为末，水调，涂患处。

〔**方七**〕方瓜蒂一把（不拘多少）
　用法：烧炭为末，香油调擦。

〔**方八**〕黄柏末

1949

新 中 国
地 方 中 草 药
文 献 研 究
(1949—1979年)

1979

用法： 用蓖麻子油调匀，哺乳 后 搽 患
处，再次哺乳时，先用温水将药
洗掉，哺乳后再搽。

〔**方九**〕白芷三钱

用法： 研细末，用乳汁调匀，搽患处，
下次哺乳时，用香油或温水将药
洗去，哺乳后再搽。

〔**方十**〕豆腐网子（即豆腐锅底下，糊锅
的一层网） 一两

用法： 焙干，研为细末，香油调匀，搽
患处。

〔**方十一**〕霜茄子三个

用法： 瓦上焙焦研细，香油调，搽患处。

按： （方六）至（方十一）适应于治
疗乳头皲裂。

· 236 ·

〔方十二〕全蝎七克　蜈蚣两条　没药或
　　　　栀子两克　乳香两克
　用法：将上药焙干，研细末，黄酒冲
　　　　服，每日1—2次，初期一般
　　　　1—2付即癒，晚期及重者4付
　　　　即癒。

〔方十三〕露蜂房一个
　用法：在瓦上焙焦，用黄酒冲服，微出
　　　　汗。

〔方十四〕鲜蒲公英一斤
　用法：水煎服，其渣捣烂，热敷患处。

〔方十五〕在背部对准病变部位，三稜针
　　　　刺三点，拔火罐，次日可拔健侧。

1949

新 中 国
地 方 中 草 药
文 献 研 究
(1949—1979年)

1979

〔方十六〕大青叶 二两
　　用法：煎服，或煮水热敷患处。

〔方十七〕干葡萄须 二两 （鲜者加倍）
　　用法：水煎服，微出汗。

〔方十八〕带根葱白 三两
　　用法：捣烂，加蜂蜜适量，搅匀，贴患处。

〔方十九〕陈皮 一两　甘草 五钱
　　用法：水煎服，代茶饮。

〔方二十〕麻黄 三钱　川芎 三钱　　陈皮
　　　　　一两　甘草 三钱
　　用法：水煎服。

〔方廿一〕蒲公英 3—4钱
　　用法：水煎后过滤，药液中打入鸡蛋两

· 238 ·

个，煮熟后，一起吃下，服 3 — 4
次即瘥。

〔**方廿二**〕青黛 一钱 黄柏 一钱
　用法：共研细末，香油调搽，适用于乳
　　　　头裂口，渗水结痂者。

〔**方廿三**〕鸡蛋（煮熟）
　用法：取蛋黄放铁勺内熬油，候冷，涂
　　　　患处，一日三次。
　　按：（方廿二）、（方廿三）适用于治
　　　　疗乳头炎。

〔**方廿四**〕生姜 三片 鸡蛋 两个 白酒 一两
　用法：搅匀，上锅蒸熟吃，发汗，轻者
　　　　一剂，重者 3 —— 4 剂。

〔**方廿五**〕生葛根 生地榆 生苦参 各 五钱

1949

新　中　国
地 方 中 草 药
文 献 研 究
(1949—1979年)

1979

用法： 水煎服，一日一剂。

〔**方廿六**〕全瓜蒌两个　白糖少许
　　用法： 黄酒、水各半，煎服，一日两次。

〔**方廿七**〕鲜仙鹤草 三两 （干的 一两）
　　　　　　鲜蒲公英 一两 （干的五钱）
　　用法： 捣烂，取汁内服，渣外敷，干者煎服。

〔**方廿八**〕鲜金针菜根
　　用法： 捣烂，敷患处。

〔**方廿九**〕半夏适量
　　用法： 研末，用布包好，交叉塞鼻孔。

〔**方三十**〕浮萍　双花　柴胡各八钱　苏

叶 四钱　薄荷　胆草　川连
各 三钱　瓜蒌皮 六钱　公英 一两
　用法：水煎服，一日一剂。

〔方三十一〕赤芍　甘草各 二两
　用法：水煎服，一日一剂。

〔方三十二〕瓜蒌　花粉各 二钱　牛子
　　　黄芩　生枝子各 三钱　连召　公
　　　英　双花各 五钱　陈皮　生甘草
　　　青皮　柴胡各 钱半
　用法：水煎服，一日一剂。用于乳腺炎
　　　初期，未成脓者。

〔方三十三〕瓜蒌　桃仁　红花　当归
　　　牛子各 三钱　制乳香　制没药
　　　川芎各 钱半　公英 一两　连召
　　　双花各 五钱　赤芍　丹皮各 二钱

· 241 ·

1949

新 中 国
地 方 中 草 药
文 献 研 究
(1949—1979年)

1979

用法：水煎服，一日一剂。用于乳腺炎
中期。

〔**方三十四**〕公英五钱　连召　双花　王
不留行各 四钱　紫花地丁　大贝
桔皮各 三钱　穿山甲　瓜蒌皮
各 二钱
用法：水煎服，一日一剂。用于乳腺炎
已成脓而不溃者。

〔**方三十五**〕瓜蒌三钱　絲瓜络三钱　陈
皮三钱　甘草三钱
用法：水煎服，每天一付。

烧　伤

〔**方一**〕枣树皮
用法：烧炭存性，研细，香油调涂，隔
日一次。

· 242 ·

〔**方二**〕蛋清 三份　硼酸 一份

　　用法：调匀，外敷。

〔**方三**〕水壶内壁水锈

　　用法：香油调成糊状，先将患处用生理
　　　　盐水洗之，再涂 此 药；有 水 泡
　　　　者，剪去泡壁再涂药。

〔**方四**〕陈旧石灰 一小把

　　用法：浸于干净水中，溶解后澄清，取
　　　　其上清液25毫升加入 等 量 的 香
　　　　油，搅拌成糊 状 即 成，外 敷伤
　　　　处，一日三次。

　　按：用生石灰水上清液亦可。

〔**方五**〕白糖 二两　冰片 五分

　　用法：共研细，香油调搽，一日三次。

1949

新 中 国
地方中草药
文 献 研 究
(1949—1979年)

1979

〔**方六**〕鸡蛋清一个 加2％奴夫卡因两毫升（可根据烧伤面积增加、减少用量）

用法：混匀后，敷患处，一日三次。

〔**方七**〕獾油

用法：外涂，每日一次。

〔**方八**〕大黄粉十两 地榆粉五两

用法：共为细末，香油调，敷患处。

〔**方九**〕大黄 地榆各等分

用法：共为细末，香油调涂。

〔**方十**〕狗油

用法：外涂、一日两次。

〔**方十一**〕食盐 人乳各等份

· 244 ·

用法：混合，涂患处。

〔**方十二**〕白酒调陈石灰末，为稀汤样，
外涂。

〔**方十三**〕白菜　白糖
用法：共捣烂，敷患处。

〔**方十四**〕鸡蛋清　香油
用法：用力搅成糊状，外涂。

〔**方十五**〕地榆三钱　炒黄柏子三钱　石
膏两钱　冰片少许
用法：共为细末，香油调，敷患处。

〔**方十六**〕黄连一钱　黄柏二钱　寒水石
二钱
用法：共为细末，香油四两调匀，搽患

1949
新 中 国
地 方 中 草 药
文 献 研 究
(1949—1979年)
1979

处或将药摊在纱布上，敷患处。
在敷药前，如有过大的水泡，可
用消毒针头刺破，然后再敷药。

〔方十七〕烧酒一两　火纸数张
　用法：烧酒浸火纸，敷患处，一日数
　　　　次。

〔方十八〕韭菜四两　白糖少许
　用法：共捣成糊状，敷患处，3—4天
　　　　后取下。

〔方十九〕地榆炭　寒水石　大黄各等分
　用法：共研细末，以醋调敷。

〔方廿〕鲜蒲公英适量
　用法：捣汁，外敷患处，如无鲜者，可
　　　　用干的浓煎后外敷。

· 246 ·

〔方廿一〕刘寄奴 一两　大黄 一两

　　用法：共研细末，浓煎后，用蜜或糯米

　　　　　浆，调和外敷。

〔方廿二〕蚌壳 若干

　　用法：烧成灰，麻油调，涂患处。

〔方廿三〕煤油

　　用法：外涂患处。

〔方廿四〕全蝎（活的更佳）适量。

　　用法：麻油浸泡 7 — 10天，外涂。

〔方廿五〕鲜大蓟根

　　用法：捣汁，外涂患处。

〔方廿六〕南瓜（去籽）适量

　　用法：捣成糊状，敷于患处。

1949

新 中 国
地 方 中 草 药
文 献 研 究
(1949—1979年)

1979

〔**方廿七**〕白芷　紫草　忍冬藤各 一 两
　　　　白占适量　冰片五分　香油一斤
　用法：将白芷、紫草、忍冬藤用香油浸泡24小时，用文火加温至130°C，维持半小时，炸成焦（即以白芷变为黄焦色为度），再用纱布过滤，将白占放于滤液中，使其溶化，放至70°C左右，加入研细的冰片搅匀即可（名曰"紫草油）。直接涂抹或制成紫草油纱布块。一度烧伤可直接涂抹，二度及浅三度烧伤可用紫草油纱布块敷于创面。每周更换二至三次。需植皮的深三度烧伤可与植 皮 同 时用，也可不用。

〔**方廿八**〕药用炭五百克　冰片六十克
　用法：将药用炭和冰片研细过筛调匀而

成。（名曰："冰炭散"），以香油调成糊状，涂于创面。有止痛、收敛、吸附之功效。

〔方廿九〕地榆炭　黄芩炭　烟煤炭　生地炭　黄蜡各一两　寸香半分　冰片二分　香油八两

用法：先把香油熬热，放入各种过筛的炭粉，再放入黄蜡，最后入寸香、冰片，待冷后即可涂创面。行暴露疗法。（1、2、3度烧伤均可用。

〔方三十〕赤石脂（25％）　寒水石（25％）　大黄末（50％）

用法：分别研成细末，用时混合，用适量开水冲泡，用纱布浸液湿敷，治1－2度烧伤，可止痛及防感染。

1949

新 中 国
地 方 中 草 药
文 献 研 究
(1949—1979年)

1979

〔**方卅一**〕地榆 三分　冰片 一分　香油 适量

　　用法：将地榆研成细末，用时加冰片，用香油调后，涂局部。暴露或包扎，每日一次。多为1－2度，个别三度者也可以用。

冻　伤

〔**方一**〕茄秸 一斤　花椒 二两

　　用法：水煎洗。

〔**方二**〕辣椒秸子（霜打过者好）

　　用法：烧水洗。

〔**方三**〕鲜山药　红糖各 等分

　　用法：捣成泥状，敷患处。

〔**方四**〕茄秸 四两　辣椒 三钱

用法：煮汤，趁热淋洗，每日一次。

〔**方五**〕冻山查（冻烂的）去核
  用法：捣烂，敷患处。

〔**方六**〕萝卜种根　辣椒 量不限
  用法：烧水洗患处。

〔**方七**〕生芋头
  用法：剥皮，捣烂，敷伤处。

〔**方八**〕冻疮破皮
        柿子皮
  用法：焙成灰，香油调，敷患处。

〔**方九**〕被寒冷侵袭，或凉水受冻，身厥
        打颤、腹痛、呃逆：

· 251 ·

1949

新 中 国
地 方 中 草 药
文 献 研 究
(1949—1979年)

1979

吴朱萸五钱

用法：水煎，温服，盖被出汗。

〔**方十**〕冬青50克

用法：白酒一斤，浸泡一夜，涂擦患处。

〔**方十一**〕鲜生姜一两　辣椒三个

用法：烧水洗患处。

〔**方十二**〕鸽子粪

用法：烧水洗患处，一日一次。

〔**方十三**〕含有卵的桑螵蛸

用法：捣烂，取汁，搽患处（疮破者有效）。

　　按：未破者，用麦苗、花椒枝烧水洗患处。

· 252 ·

淋巴結核（老鼠瘡）

〔方一〕夏枯草四两

　　用法： 水煎服，每日一次，连服10—20次。如患部已溃者，用夏枯草水擦洗伤口，每日洗三次。

〔方二〕壁虎一个

　　用法： 瓦焙黄，研细末，香油调擦。

〔方三〕蓖蔴子仁　鲜山药各等分

　　用法： 捣烂，敷患处，每天换一次。

〔方四〕雄黄　明矾　枯矾各等分

　　用法： 共研细末，用凡士林适量，调匀成膏，即金素膏，将此膏置纱布上，贴于患处，每天换一次。

〔方五〕淋巴结核（已溃）

1949

新 中 国
地 方 中 草 药
文 献 研 究
(1949—1979年)

1979

生半夏若干

用法： 洗净，晒干后研末，置砂锅内，加适量水煮沸，使其成糊状。先用生理盐水清洁疮面，然后将糊剂涂于无菌纱布上，敷盖患处包扎之，每天换药一次，一般治疗2—3次可痊愈。

〔方六〕猫眼草（泽漆）一～二斤

用法： 熬膏外敷。

按：本品有毒，不可内服。

〔方七〕红芽大戟二两、鸡蛋十个

用法： 鸡蛋用针刺小孔后，与大戟加水同煮熟，每晨空腹吃鸡旦一个，10天为一疗程，重者服两个疗程。

〔方八〕生南星一两　生半夏一两

用法: 共研细末,用凡士林调,摊纱布
上,敷患处。

按: 本方有毒性,不可内服。

〔**方九**〕活蟾蜍十只   鸡旦三十个
用法: 同煮半个小时,每日服三次,每
次吃一个蛋。

〔**方十**〕芦荟一钱   甘草一钱
用法: 水煎服,每日一剂。

〔**方十一**〕大枫子   防风   荆芥   白鲜
皮各三钱   皮硝一两   蛇床子
川椒   苍耳各三钱   艾叶二钱
用法: 水煎熏洗,本方效果较可靠,轻
型病人往往 5 —— 6 剂能治愈。

〔**方十二**〕淋巴结核已溃破流水者:蜈蚣

1949
新 中 国
地方中草药
文 献 研 究
(1949—1979年)
1979

一条　蝌蟊猴（刚出土的）三个
蝼蛄三个　雄黄　冰片少许

用法：将前三味，瓦焙焦 研细，共 为
末，香油调之外敷。

〔方十三〕白头翁〔老公花〕根

用法：洗去泥，捣烂，贴内、外踝处，
用布包好，3-—4天局部可起
水泡，勿惧，泡破流水，给予无
菌纱布包紧，但要继续敷上药，
或每次半两炒鸡蛋吃也可。

〔方十四〕昆布六钱　海藻五钱　夏枯
草六钱　青皮三钱　白芥子三钱

用法：水煎服，每日两次，每天一剂，
痊癒为止。

〔方十五〕全蝎　蜈蚣各 一条

用法： 烤干研成细末，每日一剂，分三次服。对颈部淋巴结核有特效。

〔**方十六**〕血竭六钱　梅片　黄蜡各五钱　轻粉朱砂各三钱　薄荷霜　寸香各五分　木别子　大枫子　马前子　巴豆各十粒　珍珠三粒　猪板油八两

用法： 上药除木别子、大枫子、马前子、巴豆、黄蜡、猪油外，余均研细备用。先将猪油放锅内炼好去渣，下马前子　木别子　巴豆大枫子熬枯去渣；再加血竭、轻粉、粒砂；次下薄荷霜　梅片珍珠　寸香；最后下黄蜡熔化备用。用时以鸡翎蘸药频抹患处，以愈为度。

1949

新 中 国
地 方 中 草 药
文 献 研 究
(1949—1979年)

1979

湿 疹（臁疮）

〔**方一**〕锻石膏 二两　　樟丹 五分

用法：共为细末，香油调敷。

〔**方二**〕生杏仁 六钱　　小米饭 适量

用法：先将杏仁捣烂，加入小米饭，共
捣成膏状，敷患处，一日一次。

〔**方三**〕血余炭

用法：研细末，香油调，敷患处。

〔**方四**〕鸟贼骨

用法：去壳、研细，香油调擦。

〔**方五**〕地输

用法：瓦焙灰、研细，香油调擦。

〔**方六**〕苍耳（全棵）二——三斤

· 258 ·

用法： 加水适量，煎30分钟，去渣，洗
患处，每日两次。

〔**方七**〕荆芥　防风　透骨草各 二两
醋 二斤　水 三斤
用法： 煎洗患处，适用于湿疹样皮炎。

〔**方八**〕密陀僧 十克　　黄柏 五克　　冰
片五百毫克
用法： 共为细末，香油调匀，涂患处，
每日一次，适用于急性湿疹。

〔**方九**〕氧化锌五克　　豆面五克　　柳酸
一百毫克
用法： 香油适量，共调成糊状，外敷，
一日一次。

〔**方十**〕蚧蛤蟆 一个

1949

新 中 国
地 方 中 草 药
文 献 研 究
(1949—1979年)

1979

用法：将墨汁约10毫升注射其腹内，阴干后，瓦焙，碾成细粉，用香油调成糊状，外敷患处。

〔**方十一**〕蛇床子六钱　苍术四钱　防风三钱　荆芥二钱　黄柏一钱

　　用法：水煎后，熏洗患部，适应于各种痒疹。

〔**方十二**〕鲜土豆或甘薯（去皮）

　　用法：捣烂，敷患处，每日换1——2次。

〔**方十三**〕辛荑二钱　紫草一钱　猪板油四两

　　用法：将前二味药研细末，与猪油调匀，外敷，每日1——2次。

〔**方十四**〕五倍子（炒黄）

用法：研末，撒患处。

〔**方十五**〕葛条灰三钱

  用法：研细末，香油调匀，涂患处，每
       日2——3次。

   按：〔**方十四**〕〔**方十五**〕用于治疗
       旋耳疮。

〔**方十六**〕黄连五钱　　红花三钱　　黄芩
       黄柏各 一两

  用法：共研为细末，急性湿疹用食醋调
       成糊状，慢性者用蓖麻油调成糊
       状，涂患处。

〔**方十七**〕谷糠适量

  用法：用一只碗，碗口用烧纸糊上，纸
       上放谷糠成圆锥形，顶上点烧谷
       糠，烧至接近纸时，即除去纸及

1949

新 中 国
地 方 中 草 药
文 献 研 究
(1949—1979年)

1979

烧过的谷糠。碗内渗出物即是。每日一至二次，涂患处。此方还可用于皮炎、癣等疾病，治癣及皮炎时可加 3 ％水杨酸，治湿疹时可加 3 ％氧化锌疗效更佳。

〔**方十八**〕冰片九钱　白矾　松香　樟丹　雄黄　各六钱

用法： 将以上药研成细粉，用香油调成糊状搽患处。

阴囊湿疹（绣球风）

〔**方一**〕制炉甘石五钱　熟石膏五钱　赤石脂五钱

用法： 共研细末，香油调匀，外涂患处。

〔**方二**〕胡椒一两　花椒一两　蛇床子

一两　　大葱三十根

用法：水煎熏洗，每日一剂，每日洗
4——5次。

〔方三〕蛇床子四钱　苦参六钱　黄 柏
四钱

用法：水煎，头汁内服，二汁外洗，一
日一剂。

〔方四〕蛇床子一两

用法：水煎，洗患处。

〔方五〕当归一两　浮萍一两

用法：水煎，洗患处。

〔方六〕鲜紫苏叶

用法：捣烂，取汁，搽患处，干叶可研
末，用凡士林调涂。

1949

新 中 国
地 方 中 草 药
文 献 研 究
(1949—1979年)

1979

〔**方七**〕花椒　蒜楷　艾叶量均不限　盐少许

用法：水煎浓汁，洗患处，擦干后用紫草油纱布包扎，或单纯外洗均可。

〔**方八**〕苦参一两　杏仁四钱　细辛二钱　艾叶一两　猪胆汁一个

用法：水煎，频频外洗患处。

〔**方九**〕苦参　蛇床子各等分

用法：水煎，洗患处，每日1—2次。

〔**方十**〕胡麻五钱　威灵仙五钱　蛇床子五钱　蒺藜五钱　地肤子五钱　苦参五钱　皂刺五钱

用法：水煎外洗，每天一次。

〔**方十一**〕地肤子一两　白芷二钱　蛇床

· 264 ·

子五钱　苦参五钱　明矾二钱

川椒二钱　薄荷二钱　公英五钱

用法： 水煎外用，先熏后洗每日一次。

按： 主要治女阴搔痒症。

〔**方十二**〕寒水石5克　生石膏10克　炉

甘石15克　滑石粉20克　硫黄

5克　松节油10克　水杨酸3克

凡士林70克

用法： 调匀外用涂患部。

按： 对亚急性湿疹疗效好。

〔**方十三**〕青黛二两　黄柏二两　煅石膏

四两　滑石四两

用法： 将上药共研细末用麻油调擦患

处，每天1—2次。

按： 此方适用婴儿湿疹，皮肤红热显

着者。

1949

新 中 国
地 方 中 草 药
文 献 研 究
(1949—1979年)

1979

〔方十四〕煅石膏四两　黄柏四两　飞滑
石　飞炉甘石　绿豆粉各二两
轻粉八钱　冰片二钱　章丹
一两六钱

　　用法：将上药共研成细末用麻油调匀擦
患部。

　　按：适用婴儿湿疹。

〔方十五〕茶叶适量
　　用法：干炒发黄研成粉。先用茶水洗干
净，然后将茶粉散在患部上。
　　按：此方适用婴儿湿疹。

〔方十六〕黄柏一两　蛇床子一两　百部
一两　川椒一钱　胡椒一两　木
槿皮一两　小蓟一两　冰片三分
　　用法：水煎后再加入冰片熏洗会阴部。

· 266 ·

〔**方十七**〕生土豆洗净捣烂成糊状，放在
　　　　纸上敷到患处，每日换二次，有
　　　　效率达80％以上。

带 状 泡 疹

〔**方一**〕雄黄、枯矾各 等分
　用法：共为细末，用温 开 水 调，涂患
　　　　处，每日三次。

〔**方二**〕大黄 三钱　　没药 三钱　　五灵脂
　　　二钱
　用法：研细末，香油调，涂患处，每日
　　　　1 —— 2次。

〔**方三**〕用生锈铁蘸水，在磨面上磨，用
　　　　其灰水外涂，第二日如不瘥，再
　　　　涂一次。

· 267 ·

1949

新 中 国
地 方 中 草 药
文 献 研 究
(1949—1979年)

1979

〔方四〕 蜈蚣 一条　　雄黄 一钱　　枯矾 一钱
用法： 共研细末，用醋调，涂患处。

〔方五〕 王不留行 三钱
用法： 炒黄，少部分开花为度，研细过
筛，已破者，直接撒于创面；未
破者，香油调敷。

〔方六〕 生石灰 三十至四十克
用法： 泡入50％酒精100毫升中密 封 一
昼夜，一日一次涂患部，用时震
荡浸泡液。

〔方七〕 0.5％奴夫卡因
用法： 病灶周围封闭，一至三次即瘥。

〔方八〕 石灰粉　　香油适量
用法： 将石灰粉研细末加入香油内做成

· 268 ·

糊状，涂在伤部1～2次即癒。

按：此方对烧伤，烫伤及带状泡疹确
有疗效。

〔**方九**〕雄黄少量加入适量75％酒精涂抹
患部。

〔**方十**〕石灰粉40——50克　95％酒精
40毫升　甘油20毫升　加水100
毫升

用法：涂抹患部，每天三次。

癣

〔**方一**〕熟芋头两个　枯矾二钱

用法：共捣成泥状，外敷，一日两次。

〔**方二**〕麦糠水

用法：加热，洗患处，一日三次，连洗
6——7天。

1949
新 中 国
地 方 中 草 药
文 献 研 究
(1949—1979年)
1979

〔方三〕新鲜百部
　　用法：切成断面，蘸硫黄粉，擦患处，
　　　　　一日两次。

　　　　按：〔方二〕，〔方三〕适用于治疗
　　　　体癣——汗斑。

〔方四〕狼毒　川乌　草乌　斑蝥各等分
　　用法：将上药研细，共为粉末，用凡士
　　　　林制成膏状，同时，在患处涂一
　　　　层约0.2公分厚，待局部起水泡
　　　　后，用水冲掉药膏，10天左右局部
　　　　结痂自愈，如不彻底，可按上
　　　　法，再涂一次。

〔方五〕蜂蜜一份　猪胆汁三份
　　用法：混合，涂患处。

〔方六〕核桃枝和叶

· 270 ·

用法： 煎水熏洗，一日两次。

〔**方七**〕甘草两半

  用法： 煎至100毫升，一次 服 下，每七

       天为一疗程。

〔**方八**〕患部消毒以后，用梅花针扣打出

       血，外敷下列相反药物 的 一 对

       （各药均分研 细 末，备 用）。

       1.抗 芍—— 藜 芦　轻 粉　儿

       茶各 一钱

  用法： 酒调，搽之如扣。

       2.草乌 —— 白芨、轻粉、儿

       茶各 一钱

  用法： 酒调，搽之如扣。

       3.甘 草 ——芫 花　轻 粉　儿

       茶各 一钱

  用法： 酒调，搽之如扣。

1949

新　中　国
地方中草药
文　献　研　究
(1949—1979年)

1979

按：〔方四〕——〔方八〕适用于治疗牛皮癣。

〔方九〕苦参一两　黄柏五钱　蒼术五钱
地骨皮一两

用法：水煎，外洗，一日两次。

〔方十〕食用醋半斤

用法：局部浸泡20——30分钟，一日一次。

〔方十一〕硫磺　锯末

用法：把锯末燃着，上面撒上硫磺，把患处放在上面熏烤，每次10—20分钟，一日一次。

〔方十二〕石蜡（蜂蜡最好）、樟脑适量

用法：把石蜡加热成液，倒在敷料上，再撒上樟脑，敷患处。

· 272 ·

〔**方十三**〕血竭　青黛　儿茶各等分

　用法：共为细末，搽患处。

　　按：（方九）——（方十三）适用于
　　　　治疗手足癣。

〔**方十四**〕明矾　葛根各等量

　用法：共为细末，撒于袜内。

　　按：只用明矾一味，研细末，撒鞋或
　　　　袜内即可收效。
　　　　本方适用于足汗过多。

〔**方十五**〕土大黄量不拘

　用法：洗净后，捣碎，用醋浸泡，温热
　　　　后洗手癣，疗效较好。

〔**方十六**〕鲜泽漆（即猫眼草）不限量

　用法：切断后，用白汁点患处。

　　按：此方通用癣病。

1949

新 中 国
地 方 中 草 药
文 献 研 究
(1949—1979年)

1979

〔方十七〕花椒五钱　明矾一两
　　用法：共研细末，用豆腐四寸见方，切
　　　　　成小块，以豆油一两，煎熬至豆
　　　　　腐呈深黄色时，取热油，调上
　　　　　药，搽患处，每天1——2次。

〔方十八〕马钱子一钱　硫黄二钱　枯矾
　　　　　一钱　百部三钱
　　用法：共研细末，猪油调，涂患处。

〔方十九〕小葱三钱　枯矾三钱　苦参
　　　　　三钱　五倍子三钱
　　用法：共研细末，香油调，涂患处。

〔方廿〕"TNT"（三硝基甲苯，黄色
　　　　炸药）五十克　凡士林五十克
　　用法：将"TNT"碾碎过筛，再将凡
　　　　　士林加热熔化，待其自然冷却到

40—50°C时，将"TNT"粉加
入，调匀，搽患处，每日一次，
涂药前，先让病人理发。

按：（方十七）——（方廿）适用于
治疗头癣即秃疮。

〔方廿一〕硼砂适量

用法：研细末，用黄瓜断面蘸药末，涂
擦患处，每日一次。

〔方廿二〕蜜陀僧四钱　硫磺四钱　白附
子三钱

用法：共研细末，醋调，涂擦患处，每
日两次。

〔方廿三〕浮萍一把

用法：加水一碗半，煎成半碗，擦患
处，一日三次。

1949

新 中 国
地 方 中 草 药
文 献 研 究
(1949—1979年)

1979

〔方廿四〕 硼砂

　　用法：研极细，用黄瓜蘸硼砂面，擦患
　　　　处，每日两次。

〔方廿五〕 雄黄　硫黄　海金生各 一钱
　　　　　　冰片 二钱

　　用法：共为细末，鲜黄瓜切断 面，　蘸
　　　　药，擦患处。

　　按：（方廿一）——（方廿五）适用
　　　　于治疗汗斑——即玫瑰糠疹。

〔方廿六〕 水杨酸60克　苯甲酸 120克
　　　　　　20%羊蹄酊加至1000毫升

　　用法：先将前二味药分别溶于 羊 蹄 酊
　　　　中，混合加羊蹄酊至1000毫升即
　　　　成密封，避光保存。洗净患处再
　　　　上药。每日一至二次。二至三天
　　　　可见效，继续用药十至十五天。

此方可治脚癣、手癣、股癣、体癣、汗斑等,治癒率为85—90％。

附：羊蹄酊制法：

羊蹄草粉200克　75％乙醇加至1000毫升。先用乙醇少量使羊蹄粉湿润，放置四至六小时后装入渗漉筒內，按渗漉法次每分钟3-5毫升的速度进行渗漉，漉液中加75％乙醇至1000毫升即得。用氢氧化钠试验检查不呈红色，即为有效成分已渗漉完。

〔方廿七〕斑螯一两　甘遂三钱

用法：共研为细末浸于75％酒精100毫升中，待七天后过滤。涂患部。涂后起水泡时可停药，给一般外科处理，勿涂正常皮肤。

〔方廿八〕火药　烟草根各一百克

1949
新中国
地方中草药
文献研究
(1949—1979年)
1979

用法：烟草根水煎去渣，加入火药调成糊状，涂患部，每日一至二次。

〔**方廿九**〕大枫子五钱（去油）　大胡麻一两　苦参五钱　防风五钱　石菖蒲五钱　灵仙五钱　白附子三钱　独活三钱　甘草二钱

　用法：共研为细末，每日三次，每次二钱。

　　按：方廿七、廿八、廿九均治牛皮癣。

〔**方卅**〕枯矾二两　白癣皮五钱

　用法：加水三杯，煎至一杯外用涂患部。

　　按：对青年扁平疣，寻常疣有效。

〔**方卅一**〕水贼一两　香附一两　紫苏叶五钱　红花三钱

　用法：水煎涂抹患处，每天一次，每付可用三次。

按：对传染性软疣效果尤佳。

〔方卅二〕血竭 一两　鸭蛋子仁 二两　生
石灰 一斤

用法：将上药研为极研末，置药粉于疣
顶用手指揉搓疣体直至疣脱落为
止，一次即治愈。

神 經 性 皮 炎

〔方一〕鲜核桃皮加95％酒精泡十五——
二十天

用法：外擦，一日两次。

〔方二〕鸦蛋子 一钱　食醋 四两

用法：将鸦蛋子压碎后，浸泡三天，涂
患处，一日两次。

1949

新 中 国
地 方 中 草 药
文 献 研 究
(1949—1979年)

1979

〔方三〕 密陀僧　白肤子　白芷　雄黄
硫磺 各 三钱
用法： 共研细，成末，以姜汁或醋调，
敷患处。

〔方四〕 复方斑蝥酊：
斑蝥 五分 加10％醋酸（或食醋）
适量，泡三天后，加生南星 七分 酒
精100 毫升　过滤后，涂患处，
每日两次。
按： 本方毒性很大，不可內服，不可
涂在正常皮肤上，涂后局部起水
泡，待吸收后自癒。

〔方五〕 生地　　赤芍　　白蒺藜　　苦参
双花　　连召　　地肤子　　生石羔
公英 各 三钱　蝉衣　防风　荆芥
竹叶 各 钱半

· 280 ·

用法： 水煎服，另用苍术 黄柏共研为
细末，香油调敷患处。大便干者
加大黄；破皮流水者加公英，白藓
皮；血热甚加丹皮柴胡。

〔**方六**〕白芨 斑蝥 半夏 白薇各等分
用法： 共研为细末，用醋调成糊状，涂
患处。

〔**方七**〕樟脑 红粉 冰片各一份 桃仁
三分之一份

用法： 混合研成细末，装入瓶内密封备
用。用拇、食二指，摄药粉于患
部揉搓，随痒随搓，用药次数不
限，一般二日见效，一周后渐
瘥。

〔**方八**〕六六六粉100克 煤油10毫升
来苏15毫升 棉子油适量

· 281 ·

1949
新　中　国
地 方 中 草 药
文 献 研 究
(1949—1979年)
1979

用法: 将棉子油加热至冒蓝烟为止，凉后加入上药成糊状即可。先将患部用酒精去脂，再涂上此药一层，盖上纱布，隔日换药一次至起水疱为止，之后痊癒。

〔方九〕蛇床子　地附子　苦参　黄柏　鹤虱各五钱　蜂房　大黄　生杏仁　枯凡　白仙皮　大枫子　蝉衣　丹皮各三钱

用法: 将上药加适量水煎，熏洗患部，每日一次。

按: 对荨麻疹，湿疹，牛皮癣亦有效。

〔方十〕蛇床子　苦参　牛蒡子　防风　荆芥　泽兰　赤芍　川椒　白仙皮　鹤虱　生川乌　皂角　生草

乌各五钱　大枫子八钱　丹皮
三钱

用法： 将上药加水煎，洗患部 每 日 一
次。

按： 此方对体癣，股癣，牛皮癣亦有
效。

〔**方十一**〕蛞蝓一条（又名鼻涕虫，无壳
蜗蠡，托胎虫，石夹子，蜒蚰）

用法： 用蛞蝓直接抹患处，隔 天 抹 一
次，五至六次即瘥。

按： 对小腿溃疡癣也有效。

〔**方十二**〕土槿皮 一两　紫草根 一两　斑
蝥三钱

用法： 用红醋壹斤，将上药放入醋中侵
泡24小时即涂抹患部， 每 日 二
次。

1949

新 中 国
地 方 中 草 药
文 献 研 究
(1949—1979年)

1979

荨麻疹

〔**方一**〕麻黄五钱　生石膏二两　浮萍一两

　用法：水煎服，一日一剂。

〔**方二**〕柿子叶（霜打过者为好）二两

　用法：水煎服，一日一剂。

〔**方三**〕浮萍四两

　用法：水煎，洗患处，每日一次。

〔**方四**〕白杨树花

　用法：春天收好，晒干，水煎洗之。

　　按：〔**方三**〕〔**方四**〕适用于丘疹性荨麻疹。

〔**方五**〕五倍子一两

· 284 ·

用法: 研细末,用布包好,放在白酒內浸泡,搽患处,若全身 均 有 病复,搽药时,严防感冒。

〔方六〕苦参(山槐子根)三钱 白糖一两
用法: 水煎服,一日一剂。

〔方七〕柳枝 桃枝 桑树枝各 二两
用法: 水煎后,代茶饮之。

〔方八〕鲜桃树叶子不限量
用法: 擦患处。

〔方九〕地龙三钱 生甘草三钱
用法: 水煎服,每日一剂,用于过敏性风疹。

〔方十〕地龙三钱 甘草三钱 当归三钱

1949
新 中 国
地方中草药
文 献 研 究
(1949—1979年)
1979

赤芍三钱　　丹皮三钱　　防风三钱
姜蚕三钱

用法： 水煎服，每日一剂。

〔**方十一**〕蝉蜕 二钱　　姜蚕三钱　　大黄
三钱　　姜黄二钱

用法： 水煎服，每日一剂。

〔**方十二**〕地肤子五钱

用法： 水煎服，每日一剂。

〔**方十三**〕防风　　荆芥　　麻黄　　薄荷
地肤子各 三两　　公英六两　　浮萍
苍耳子各 四两　　苦参 二两

用法： 水煎三次，浓缩，每日服二至三
次，每次10至15毫升。

〔**方十四**〕荆芥　　防风　　姜蚕　　赤芍

· 286 ·

丹皮　当归　地肤子 各三钱　双花
连召 各 四钱　蝉衣　薄荷　甘草
各 钱 半

用法： 水煎服，一日一剂，用于荨麻疹
及各种过敏性风疹。

〔**方十五**〕将土狗蛇置于75%的酒精中，
浸泡一个月以上备用。用上述酒
精涂患部，每日 2 至 3 次，用后一
天见效， 3 至 7 天可痊愈。本方
对荨麻疹有效外，对于神经性皮
炎也有效。

〔**方十六**〕胡麻　何首乌　灵仙　菖蒲
苦参　甘草 各 三钱
用法： 水煎，黄酒为引，一日一剂。

〔**方十七**〕白蒺藜　牛子　赤芍　防风

1949

新 中 国
地 方 中 草 药
文 献 研 究
(1949—1979年)

1979

川羌　连壳各五钱　荆芥　归尾
公英　双花各六钱　苦参一两
蝉衣八钱　浮萍　甘草各三钱

　　用法：水煎服，用于慢性荨麻疹。

〔**方十八**〕荆芥　　薄荷　　牛子　　独活
苍术各六钱　赤芍　枳实　前胡
川芎各三钱　川羌　连召各七钱
蝉衣四钱　甘草二钱

　　用法：水煎分三次热服。

〔**方十九**〕葛根　麻黄各二钱　桂枝　白
芍各钱半　大黄三钱　甘草一钱
生姜三片　大枣二枚

　　用法：水煎服。

〔**方二十**〕荆芥　双花　浮萍　苍耳子
各二钱　防风一钱　白芷　丹皮

· 288 ·

薄荷 各钱半　生地 三钱　甘草
一钱

用法： 水煎分三次服，成年人可加重剂
量。另用皂矾 一钱 布包蘸白酒搽
患处，日三次。

〔方二十一〕小胡麻　何首乌　石菖蒲
威灵仙　苦参　甘草各 三钱
用法： 煎服每天一次，计 7 — 8 服。

〔方二十二〕蝉退 半斤　洗净干燥　研成
细末炼制成蜜丸。
用法： 每天二次，每次三钱。

〔方二十三〕鸭蛋 七个　蒺莉 适量 加水煮
后，分三天服完。

1949

新　中　国
地 方 中 草 药
文 献 研 究
(1949—1979年)

1979

脂 溢 性 皮 炎

〔**方一**〕甘草 适量

　用法：开水浸泡后，待水稍温时，洗患
　　　　处。

〔**方二**〕苦参　花椒　硼砂　佩兰　蒼术
　　　　各 三钱

　用法：水煎，乘热，洗患处，每日一
　　　　次。

〔**方三**〕侧柏树萼（即片松龙子）一把

　用法：水煎，洗患处，每日一次。

〔**方四**〕硼砂三钱　苏打一两　水五斤

　用法：洗之，每日一次。

黄　水　瘡

〔**方一**〕铅粉　黄丹　硫磺　松香各三钱

用法： 共研细末，香油调，敷患处，每日一次。

〔**方二**〕川连　黄柏　黄芩各等量

用法： 共研细末，香油调涂，一日两次。

〔**方三**〕槐树豆

用法： 烧焦，研细，加香油调敷，每日一次。

〔**方四**〕南瓜

用法： 煮熟后，用其水涂患处，每日两次。

〔**方五**〕杏仁

用法： 烧焦，研细，香油调后涂患处。

〔**方六**〕枸杞子根（地骨皮）

1949

新 中 国
地方中草药
文 献 研 究
(1949—1979年)

1979

用法： 烘干，研细，香油调，涂患处，每日一次。

稻田性皮炎

〔**方一**〕醋 一碗　冷开水 二斤

　　用法： 混匀，涂患处，每日1——2次。

〔**方二**〕抓破化脓者

　　　　鸡蛋壳。

　　用法： 烧灰研细，醋调，外涂患处。

〔**方三**〕鲜韭菜。

　　用法： 捣粘，涂患处。

結癤性紅斑

〔**方一**〕麻黄 三钱　杏仁 三钱　甘草 三钱

　　　　薏米仁 五钱

用法：水煎服，微出汗。

〔方二〕槐花五钱　紫草五钱　茯苓皮
　　　　一两　　牛夕五钱　　赤芍五钱
　　　　苦参四钱

用法：水煎服，每日一剂。

鶏　　　眼

〔方一〕生石灰　碱面各等分　肾上腺素
　　　　奴夫卡因液

用法：先将生石灰、碱面放入酒杯内，
　　　　加入少量肾上腺素、奴夫卡因
　　　　液，调成糊状，局部常规消毒，
　　　　先贴上中间制有同鸡眼大小的小
　　　　孔之胶布，再在显露的患处涂
　　　　药，然后用胶布固定，每日换药
　　　　一次。

· 293 ·

1949

新　中　国
地方中草药
文　献　研　究
(1949—1979年)

1979

〔方二〕用针灸针插入鸡眼中央，用灯烧
　　　　针柄，约一个半小时停止，以后
　　　　则鸡眼自然脱落，如鸡眼很大，
　　　　可增插1——2针。

〔方三〕乌梅
　用法：捣碎，加少量醋、盐，拌成糊
　　　　状，外敷患处。

〔方四〕独头紫皮蒜一个（连皮）　　大葱
　　　　一棵（去叶）
　用法：共捣如泥，敷鸡眼上，4——5天
　　　　后，鸡眼自行脱落。

〔方五〕鸦蛋子一粒
　用法：去皮，贴在鸡眼上，用胶布贴
　　　　好，自行脱落。

〔方六〕大蒜一片
　用法：按鸡眼大小，将蒜中央挖一孔，
　　　　套在鸡眼上，再用艾条灸鸡眼，

待蒜片变成白色为度，鸡眼则与
健康组织离开，用镊子轻轻拔一
下即出来。

〔**方七**〕煤油点患处，每日三次，以癒为
度

〔**方八**〕用粗砂纸，卷在木棒或笔杆上，
先用热水洗脚，然后用砂纸来回
反复搓数次，每晚一次，鸡眼就
脱掉。

〔**方九**〕生半夏一小片捣烂置于鸡眼上，
周围用胶布保护健康皮肤，数日
后鸡眼自行脱落。

〔**方十**〕生石灰少量　鸭蛋子仁为生石灰
倍量　血竭少许

用法： 将上药捣成糊状外用，数日后鸡
眼脱落。

1949

新 中 国
地 方 中 草 药
文 献 研 究
(1949—1979年)

1979

刺　猴

〔**方一**〕破故纸 一钱　　75%酒精五十毫升

　　用法：浸七天，涂患处，每日1—2次。

〔**方二**〕用马尾毛拴住猴根部（越贴近皮
　　肤越好），逐渐拴紧，约五、六
　　天即掉，不留任何痕迹。

〔**方三**〕煤油

　　用法：频频点患处，慢慢可落。

青 年 扁 平 疣

〔**方一**〕白藓皮 一两　　白矾 一两

　　用法：煮水，洗患处，每日两次。

〔**方二**〕地肤子 一两　　白矾 三钱

　　用法：加水300毫升，煎至150毫升，去渣，装瓶内备用。用时用棉花蘸药水，抹患处，每日两次。

〔**方三**〕地榆 一两

用法： 煎至100毫升，每日两次，每次50毫升，服七天。

〔**方四**〕鲜芝蔗花

用法： 频频涂搽患处。

白 癜 风

〔**方一**〕白果叶

用法： 微捣，搽患处，每次尽量擦，以皮肤轻微充血为好，每日一次。

〔**方二**〕补骨脂 一两　酒精 三两

用法： 浸泡后，涂搽患处，搽时略用力，每日一次。

1949

新 中 国
地 方 中 草 药
文 献 研 究
(1949—1979年)

1979

〔**方三**〕鲜兔丝子半斤

用法：捣粘，浸于一斤白酒内，两天后，搽患处，搽时略用力。

〔**方四**〕雄黄一钱 白矾一钱 冰片五钱 大枫子两个

用法：共捣烂，白酒浸泡1——3天，搽患处。

〔**方五**〕山栀子 补骨脂各五钱

用法：浸泡白酒中封存三天以上，涂患部。

〔**方六**〕川椒 紫荆皮各一两

用法：上药用65%高梁酒一斤，浸泡一周后，涂擦患部，每天三次，持续3至6个月，如同时内服百补丸效果更好。

〔**方七**〕雄黄　硫磺　黄丹　南星　枯矾

　　　　密陀僧各等分

　　用法：共研为细末，用生姜片蘸末搽患

　　　　处，每日三次，一个月 为 一 疗

　　　　程。

〔**方八**〕补骨脂30～40克　　氯仿100毫升

　　用法：将补骨脂研碎加入氯仿中，浸泡

　　　　一周左右，外用涂患部。

〔**方九**〕白疾痢四两　川姜黄半斤

　　用法：用酒浸泡或制成丸，每 次 服 二

　　　　钱，每天服三次。

〔**方十**〕黄瓜去瓤内塞白糖适量

　　用法：溶化后外涂不限次数。

1949

新　中　国
地 方 中 草 药
文 献 研 究
(1949—1979年)

1979

腰痛（闪腰岔气、郁气）

〔**方一**〕胡桃四个（烧熟去壳）　破故纸
　　三钱
　　用法：水煎服，每日一剂。

〔**方二**〕土别子一钱
　　用法：瓦焙研末，黄酒冲服，一日一
　　次，睡前服。

〔**方三**〕鲜松针四至五两
　　用法：浸在一斤米酒内浸14天，每次服
　　一小杯。
　　按：此方适用于腰背酸痛。

〔**方四**〕铺地锦（米脚草　铺地红　血见
　　愁）

· 300 ·

〔**方五**〕河蟹 一个

用法：捣烂，黄酒冲服，出汗。

〔**方六**〕藕节　苇根　桑枝　竹叶　鲜姜

各适量

用法：水煎服。

按：此方适用郁气腰痛。

〔**方七**〕雄黄　火硝 各等分

用法：共为细末，用玻璃棒蘸凉开水，
再粘药粉，点两目外角，令患者
活动腰部。

〔**方八**〕煅硼砂

用法：研细，用火柴棒挑少许，放于两
目内角，再放一点龈交穴，然后
让患者活动腰部。

• 301 •

1949
新中国
地方中草药
文献研究
(1949—1979年)
1979

按：〔方七〕〔方八〕均适用于急性
腰劳损及腰连腿痛。

〔方九〕漏芦 一两　紫草 一棵　茜草 五钱
木防己 五钱　白酒 一斤
用法：浸泡七天，每日三次，每次
5—8毫升。

〔方十〕生杜仲 三钱　桑寄生 三钱　夏枯草
三钱
用法：水煎服，每日一剂。

〔方十一〕桃树皮 三两（碎）　柴胡 三钱
生姜 三钱
用法：水煎服，酒引。

〔方十二〕大茴香 二钱
用法：水煎服并在痛处刺一针即愈。

· 302 ·

〔方十三〕羌活 一钱　独活 二钱　大茴
香 二钱　小茴香 二钱　杜仲 二钱
当归 二钱

用法： 黄酒一碗，露一宿，次晨去渣空
腹温服。

〔方十四〕老木香 一钱　射香 六厘

用法： 共为细末，用鼻闻，左痛用左鼻
闻，右痛则用右鼻闻。

〔方十五〕桃树莪子（又名桃平） 三钱

用法： 焙黄研末，黄酒冲服。

〔方十六〕食醋30毫升　绿豆粉 适量

用法： 将醋加热至沸点，再将豆粉徐徐
加入醋中，调匀至半透明胶状。
将此糊剂置于四层纱布上，趁热
贴于患部。每日一次，

按： 一般情况1—3次即愈，注意皮
肤损伤者禁用，防止烫伤。

· 303 ·

1949

新 中 国
地 方 中 草 药
文 献 研 究
(1949—1979年)

1979

关 节 炎

〔方一〕全蝎 一两

用法： 香油炸黄，每日三次，每次三个，
连服20天。

〔方二〕全蝎 七个　　蜈蚣 两条（焙）
麻黄 二钱

用法： 黄酒煎服，出汗（最好睡前服）。

〔方三〕骨节疼痛：　白术 一两

用法： 用酒三茶杯，煎成一杯，不拘时
间，徐徐饮之，一日喝完。

〔方四〕关节红肿疼痛：鲜公英　鸡子清
柏叶　白矾 各适量

用法： 共捣烂　敷于患处。

· 304 ·

〔**方五**〕痛风（俗话白虎厉节风）全身关

节痛，足痛不能着地。

木通 二两

用法： 水煎服出汗，服后两小时左右，

周身发痒或起红点，勿惧，汗出

即癒。

〔**方六**〕筋骨疼痛不能行走

威灵仙半斤　甘草四两　透骨草

四两　水十斤

用法： 熬数开，汤洗患处，烫时避风，

用火烤出汗。

〔**方七**〕四肢麻木

苍术四钱　麻黄二钱　葛根八钱

连翘八钱　淫羊藿四钱　陈皮

二钱

下肢肿：加牛夕三钱　上肢肿：

加升麻三钱

1949

新 中 国
地 方 中 草 药
文 献 研 究
(1949—1979年)

1979

用法：水煎服。

〔方八〕风湿性关节炎

海风腾 地风 穿山甲 归尾
各三钱 白酒一斤

用法：浸泡一周后服之，每日三次，每次一小盅。

〔方九〕关节炎红肿疼痛：

苍术 牛膝 乌骨头 木瓜
各一两 花椒 胡椒各五钱 大
葱 生姜各四两

用法：六味药均研成细末，和大葱，姜捣匀，用白酒半斤，调成糊状，外敷于膝关节，加油纸包上，再用布带固定，卧床两天，再换一次，连用三次。

· 306 ·

按： 此方对膝关节红肿痛及结核性关节炎均有效。

〔方十〕豨莶草　老鹳草　炙川乌　当归　灵仙　地枫　年见各 一钱

　用法： 共研为末，每日三次，每次二钱。

〔方十一〕桑寄生　鸡血藤　归身各 一两　独活　肉桂各 一钱　川牛夕　秦艽　茯苓　党参　白芍　熟地　杜仲各 五钱　川芎　防风　细辛　甘草各 钱半

　用法： 水煎服。如寒痛加肤子　干姜各 三钱；热痛加知母　黄柏各 三钱；主治风湿性腰腿痛，全身关节痛。

〔方十二〕黄芪 一两　当归　牛夕　鹿胶

· 307 ·

1949
新中国
地方中草药
文献研究
(1949—1979年)
1979

各五钱　熟地 一两 二钱　边桂
红花　乳香　沒药各 二钱　炮姜
麻黄各 一钱　白芥子　酒香附
元胡　桃仁各 三钱

用法： 水煎服

〔**方十三**〕全当归 四钱　川芎　防风　僵
蚕　木通　桂枝　沒药各 二钱
独活　地枫　年见　秦艽　灵仙
各 三钱　甘草 一钱　苍术　黄柏
（春夏加）松节 七寸

用法： 水四碗煎至一碗，空心热服出微
汗。两腿发凉者去苍术，黄柏加
肉桂、附子；腿痛甚 者 加 准 牛
夕；腰痛者加川断、杜仲；有热
者加苍术、黄柏。此方忌用人
参、白术、黄芪等。主治全身或
半身骨节痛难忍者宜。

〔**方十四**〕伸筋草 炒玉米各 六钱 熟附子 川羌 川断 秦艽 木瓜 补骨脂 川芎各 三钱 大活 制川乌 制草乌 虎骨各 二钱 川牛夕 生杜仲 清风藤各 四钱

用法：黄酒煎服，服后汗出即瘥。用于筋骨痛，腰腿不能屈伸，因寒湿而得，脉细迟者。

〔**方十五**〕寄生 桑枝各 五钱 当归 一两 陈皮 双勾 灵仙 千年见各 三钱 乳香 没药各 三钱

用法：水煎服

〔**方十六**〕杜仲炭 秦艽各 四钱 玉米 一两 黄柏 当归 草藓 川牛夕 胆草 乳香 川芎 防风 木瓜 川断 小茴香 川羌 独活 炙甘草 各 三钱

· 309 ·

1949

新 中 国
地 方 中 草 药
文 献 研 究
(1949—1979年)

1979

用法： 水煎服

〔**方十七**〕防风　炮附子　牛夕　炒白术
羌活　肉桂　党参　炒黄芪各 二钱
川芎　熟地　杜仲　炒白芍各 三钱
甘草 一钱

用法： 水煎服，发汗，忌生冷。

〔**方十八**〕马前子 三百克　冰片 两克半
樟脑 五克

用法： 将马前子去茸毛，烤干研成粉，
然后用开水将马前子粉、冰片、
樟脑混合成面团状，制成丸（每
丸含马前子0.005——0.08克）
每日二次，每次服 1 至 2 丸。

〔**方十九**〕雷公藤干根 五钱
用法： 取皮干根切片，加水４００毫升，

煎成１５０毫升，分二次饭前服，复渣一次。一周为一疗程，药效不足时，可增加到七至八钱，以不超过一两为限。

按：本方对类风湿、纤维组织炎、腰肌劳损有效。有剧毒，禁食酸、辣、油炸等刺激食物。妊妇，心脏、肝脏病人慎用。

坐 骨 神 經 痛

〔方一〕桂枝 四钱　白芍 一两　丹参 一两
　　　　川乌 二钱　甘草 三钱

用法：水煎服，连服 3 —— 5 剂可止痛。

按：此方用于风湿性疼痛，疗效也很好。

〔方二〕麻黄 二钱　蜂房 二钱　艾叶 二钱

1949
新中国
地方中草药
文献研究
(1949—1979年)
1979

茶叶 一钱　川椒　黄柏 各 二 钱
桑寄生 六钱
　　用法：水煎服。

〔方三〕足跟部痛，不红肿：
　　　　乌药 一两　加水７００毫升，煎
　　　　至２００毫升，洗足，一日一次。

防 脚 泡 粉

〔方一〕白芷　防风 草乌 细辛 各 取 等 量
　　用法：将以上四味药取等份磨成细末，
　　　　　行军前取适量撒在袜内。
　　按：也可用于治疗脚气。

· 312 ·

五 官 科

急性結膜炎（火眼）

〔**方一**〕鲜蒲公英四两
　用法：煎水两碗，一碗喝下，一碗洗患
　　　　眼，每日 1～2 次。

〔**方二**〕人乳
　用法：点眼，一日四次

〔**方三**〕鸡血
　用法：点眼，每日 1～2 次。

〔**方四**〕柳树叶量不拘
　用法：烧水熏洗，每日数次。

〔**方五**〕夏枯草五钱　　香附三钱
　用法：水煎服，每日一次。

中草药方剂选编

1949
新 中 国
地 方 中 草 药
文 献 研 究
(1949—1979年)
1979

〔**方六**〕细辛五分

用法：揉研后，塞入鼻孔，使 之 打 喷
嚏。

睑緣炎及眼边癣

〔**方一**〕树上死蝉

用法：瓦焙干，研细，香油调匀外涂患
处。

〔**方二**〕在眼癣高处用针刺一下，放出血
水或脓液，即可。

〔**方三**〕在背部胸椎上或胸椎旁侧，有小
红点，用三稜 针 刺 之 ，再拔火
罐。

〔**方四**〕生地　南星各等分

用法：共研细末，水调匀，贴太阳穴上。

· 314 ·

砂　　眼

〔**方一**〕鲫鱼胆

　用法：取其胆汁点眼。

〔**方二**〕鲤鱼胆

　用法：取其胆汁点眼。

赤　眼　生　翳

〔**方一**〕鹅不食草 二钱　　青黛 一钱

　用法：共为细末，病人先含一水，再以
　　　　药末吹鼻内，一日三次。

角膜云翳及白斑

〔**方一**〕硇砂　冰片 各等分

　用法：研极细，先将玻棒蘸清水，然后
　　　　蘸药面。涂于患处，每隔 5 ～10

1949

新 中 国
地 方 中 草 药
文 献 研 究
(1949—1979年)

1979

分钟涂一次，第三次涂后 5 ～10
分钟用小镊子活动斑翳，如活动
者，予以揭掉，不活动者，再涂
一次药粉。

〔方二〕煅炉甘石一两　飞辰砂一钱　冰
片一钱　丁香一钱半
用法：共研极细末，点眼。

〔方三〕野荸荠　猪胰子各等分
用法：共捣和，放在半个鸡蛋壳内，临
睡时取水滴眼。

〔方四〕菠菜子不限量
用法：煮水内服，越浓越好，长期服
用。

〔方五〕荆芥二钱　防风三钱　木贼三钱
柴胡二钱　黄芩三钱　赤芍三钱

· 316 ·

车前子三钱　　青箱子三钱　　生甘
草二钱　　生姜三片
　　用法：水煎服，每日一剂

〔**方六**〕白色好蜂蜜
　　用法：点眼，每日二次。

〔**方七**〕连壳　　元参　　酒芩　　菊花各三钱
　　　　炒枝子　　白芍　　荆芥　　甘草各二
　　　　钱　　夏枯草　　炙桑皮各四钱　　酒
　　　　连钱半
　　用法：水煎服。用于急性角膜炎及头
　　　　痛、眼痛。

青　光　眼

〔**方一**〕黄花一两　　台参一钱　　贡术二钱
　　　　寸多一钱　　芡实四钱　　枸杞子四
　　　　钱　　五味子三钱　　菊花二钱　　芋
　　　　肉三钱　　甘草二钱

· 317 ·

1949

新 中 国
地 方 中 草 药
文 献 研 究
(1949—1979年)

1979

用法：水煎服。

〔**方二**〕石决明一两　礞石五钱　杭菊三钱　薄荷三钱　川连一钱半　天麻二钱　茺蔚子五钱　青箱子五钱　胆草二钱　胆星二钱　白蒺力五钱　谷精草三钱　京紫雪一钱

用法：水煎一次服。

〔**方三**〕熟地　山药　云苓　芋肉　泽夕杞果各三钱　丹皮一钱　五味二钱　橘红一钱半　枣仁一钱远志一钱半　浮小麦八钱

用法：水煎服，一日一剂。

〔**方四**〕当归三钱　川芎一钱半　生地三钱　杭芍三钱　盐知母三钱　盐黄柏三钱　甘菊二钱　枸杞子三钱　花粉一钱半　黄芩三钱　羌

活一钱　前胡一钱半　柴胡一钱
半　青皮三钱　川连一钱半　荆
子三钱　甘草一钱

用法：水煎，分三次服，日服三次，连
　　　服四剂。

倒　　睫

〔**方一**〕木别子一个去壳
　用法：研粉塞鼻，左眼塞右鼻孔，右眼
　　　　塞左鼻孔，一两夜再交换，严禁
　　　　将眼毛拔去，否则毛生更难治。

夜　　盲

〔**方一**〕蜈蚣二条（去头足）
　用法：焙干研末，用豆腐皮包着吃。

〔**方二**〕羊肝四两　生石决明一两　夜明

1949
新 中 国
地 方 中 草 药
文 献 研 究
(1949—1979年)
1979

砂三钱

　　用法：将药研细末，羊肝剖开，置药末于肝中扎牢，蒸熟淡食。

〔**方三**〕夜明砂三～五钱

　　用法：水煎服，一日一剂。

〔**方四**〕木贼三钱　羊肝四两　熟地三两

　　用法：共煮熟淡吃羊肝，喝汤。

〔**方五**〕胡萝卜

　　用法：经常生吃或蒸熟吃。

扁 桃 腺 炎

〔**方一**〕生豆油三十～六十毫升

　　用法：一次服，不瘥第二日再喝一次。

〔**方二**〕槐花三钱

　　用法：烧水喝。

· 320 ·

〔**方四**〕槐莪 一钱

用法：烧水喝。

〔**方四**〕白菜根 一个　　白萝卜 三片　　侧柏
叶带枝如手掌大 一块

用法：水煎服，出汗。

〔**方五**〕蛤粉 三钱　　硼砂 二钱　　冰片 五分

用法：共研细末，吹于扁桃腺及咽部，
每日三次。

附：牛黄散处方

〔**方六**〕元寸 六厘　　冰片 一钱　　儿茶 一钱
乳香 二钱　　牛黄 一分　　滑石 一钱

〔**方七**〕牛黄 五厘　　珠子 四厘　　乳香 二钱
儿茶 一钱　　血蝎 三钱　　石羔 三钱
冰片 三钱（夏季用）

用法：以上两方取一即可，混合研细末，

1949

新 中 国
地 方 中 草 药
文 献 研 究
(1949—1979年)

1979

贮瓶备用。

方七前三味药，也可以用小儿牛黄散三片代替。

按：〔方六、七〕为慢性扁桃腺炎，慢性咽炎，慢性喉炎局部喷粉剂。用割治法，在扁桃腺中央做纵切口，长约 1～1.5公分（双侧）。深度划破粘膜见有微量出血，嘱病人将粘血咳出。用喷粉器将牛黄散喷于两侧切口及咽峡部，药粉勿吐出，可嚥下，术后半小时可自由饮食。按上法可连续割治12——14次即愈。5——7天割一次，在治疗2——3次后，切面上可见白色伪膜，可继续治疗。慢性扁桃腺炎，慢性咽炎，慢性喉炎治疗方法及切口的部位均同。

注意：喉头过敏的病人可喷少量的 1 %

· 322 ·

地卡因溶液。扁桃腺过大者，可以少部份切除或烙铁烧灼。治疗期勿吃刺激性食物。

〔**方八**〕生石羔　双花各一两　寸冬　黄芩各五钱　桔梗四钱　元参　川贝　连壳　牛子　枝子各二钱半乌梅六个

　　用法：水煎，分三次服。

喉　　炎

〔**方一**〕元参四钱　桔梗三钱　寸冬四钱甘草二钱

　　用法：水煎服

〔**方二**〕雄黄

　　用法：研细，每次0.2克（小儿方），用凉开水送服，每日一次。

1949

新　中　国
地 方 中 草 药
文 献 研 究
(1949—1979年)

1979

〔方三〕双花三钱　连壳三钱　黄芩三钱
元参三钱　生地三钱　大青叶
三钱

用法：水煎服。

按：此方对白喉疗效也很好。

〔方四〕长期咽喉失音方

葛根不拘多少

用法：煎水代茶常饮。

〔方五〕夏枯草二钱

用法：烧水代茶饮之。

〔方六〕生地六钱　白芍　川贝　连壳
丹皮　知母　双花各三钱　寸冬
五钱　元参八钱　白菊　甘草各
二钱　薄荷一钱

用法：水煎服，一日一剂。用于咽喉肿
痛。

• 324 •

〔**方七**〕生地八钱　双花四钱　訶子钱半

木通二钱　甘草　桔梗　元参

丹皮　连壳　赤苓　杏仁　川贝

各三钱　犀角五分（冲服）

用法：水煎服，一日一剂，分三次服。

用于喉痛遗烂者。

〔**方八**〕王不留行　蒲公英各一两

用法：水煎服，一日一剂。

〔**方九**〕寸冬　黃柏　葛根　薄荷　甘草

各三钱　生地　桔梗　山查各四

钱　川连　川贝　川军各二钱

竹叶引

用法：水煎分三次服。稍冷服为宜。轻

者一剂，重者两剂即癒。用于咽

喉肿痛。

〔**方十**〕猪苦胆一个　明矾适量

用法：将明矾捣碎装入胆囊与胆汁混

1949

新 中 国
地 方 中 草 药
文 献 研 究
(1949—1979年)

1979

合，放阴凉处凉干，研成细粉。吹入咽喉患部。

化 脓 性 中 耳 炎

〔方一〕先用双氧洗净后，吹入冰硼散，每日一次。

〔方二〕蚕茧 一个　内放白矾少许

用法：焙焦研末，每次取少量吹入耳内。

〔方三〕明矾 五十克　香菜种 五十克

用法：烘干，研细，加入呋喃西林 一克，将患耳洗净后，吹入少许。

　按：此方又称"特耳吹"。

〔方四〕枯矾 一两　冰片 一钱

用法：共研细末，洗净患耳，再吹入此药，每日一次。

〔方五〕鸡苦胆

用法：取汁点耳，一日一——二次。

· 326 ·

〔**方六**〕人中白

    用法：用香油调匀，滴耳，一日二次。

〔**方七**〕新鲜鳝鱼血滴耳

〔**方八**〕木别子 一个 去皮

    用法：香油炸仁，待木别子焦后弃之，
    将油装入眼药水小瓶内，滴耳，
    每次二——三滴。

〔**方九**〕臭大姐 七～八个 冰片少许

    用法：研末吹入耳内，每日两次。

〔**方十**〕用木别子在磨刀石上磨，用磨下
    的水滴耳。

〔**方十一**〕头发 明矾各一份 冰片二份

    用法：将头发、冰片焙焦，共研为细
    末，将耳洗净撒粉，每日一次。

1949

新 中 国
地方中草药
文 献 研 究
(1949—1979年)

1979

慢性鼻炎及鼻窦炎

〔**方一**〕鹅不食草 四钱　细辛 二钱　白芷 二钱　辛荑 二钱　寸香 一分　樟脑 三钱

　　用法：前四味药研细，后加入寸香、樟脑，研匀，每日三～五次吹鼻。

〔**方二**〕鱼脑石 九钱　冰片 一钱

　　用法：为末，吹鼻内，每日一次。

〔**方三**〕鹅不食草

　　用法：研粉过筛，用凡士林做成10％软膏，可加适量液体石腊涂鼻，一日二次。

〔**方四**〕麻黄 二钱　生石羔 一两　桔皮 三钱　赤芍 三钱　葛根 三钱　苡米

六钱　辛荑 二钱　桂皮 四钱　甘
草 二钱　生姜 四片　大枣 四个
用法：水煎服，一日一剂，一般三剂即
愈。

〔**方五**〕鱼脑石　辛荑花（去外皮壳）
用法：研末，用棉花做小球，蘸药末塞
入鼻孔内。

〔**方六**〕鹅不食草
用法：捣烂，塞鼻孔。

〔**方七**〕丝瓜藤（或蒂）一两　冰片五分
用法：将丝瓜藤（蒂）烧炭存性，研细
末，加入冰片调匀，吹鼻孔内，
每日 3～4 次。

萎缩性鼻炎

〔**方一**〕芦荟少许

1949

新 中 国
地方中草药
文 献 研 究
(1949—1979年)

1979

用法：研粉，用药棉蘸药，塞一侧鼻孔，经半小时后拔出，再如此法塞另一侧鼻孔，如此交替。

〔方二〕蜂蜜 若干

用法：用棉签蘸蜜涂鼻孔，早晚各一次。

鼻 瘜 肉

〔方一〕滷水

用法：用棉棒蘸少许，涂瘜肉上，每日一次。

〔方二〕藕节烘干

用法：研细，每次吹鼻内少许。

〔方三〕硇砂 硼砂各等分

用法：共研细末，先用小针刺瘜肉顶部，使微出血，药末用水调浓

· 330 ·

膏，点瘜肉上，勿抹他处，瘜肉
逐渐缩小。

鼻 瘜

〔方一〕杏仁炒 研细

  用法：与人乳调匀，塞鼻孔内，数次可
    愈。

〔方二〕霜槐角

  用法：烧炭研细，香油调搽。

酒 渣 鼻

〔方一〕雄黄　硫黄各五钱　轻粉二钱

  用法：乳汁调涂，一日一次。

〔方二〕大枫子七个　生杏仁七个　生桃
    仁七个　红粉一钱　轻粉一钱
    潮脑一钱　猪油二两

1949

新 中 国
地 方 中 草 药
文 献 研 究
(1949—1979年)

1979

用法： 药为粉末过筛，用猪板油調成膏，每早晚洗脸后涂患处，一日二次，约二十——三十次可癒。

鼻　衄

〔**方一**〕藕节　白茅根 适量

　　用法： 煮水代茶饮之。或用鲜藕片蘸白糖吃。

〔**方二**〕用线纒扎食指第一节处，左鼻出血纒右手，右鼻则反之。

〔**方三**〕茅根炭 量不定

　　用法： 白开水冲服。

〔**方四**〕韭菜汁一小盅

　　用法： 温热內服。

〔**方五**〕荠荠菜挤出汁

用法：点鼻可止血。

〔**方六**〕血余炭（头发灰）
用法：煎水喝，或吹入鼻孔内。

〔**方七**〕葱白十根
用法：捣烂，敷对侧脚心，流血止，可
　　　　取下。

〔**方八**〕寸冬五钱　生地五钱
用法：水煎服，服后血立止。

〔**方九**〕茅草根一两　小蓟一把
用法：水煎服。

〔**方十**〕百草霜三～五钱
用法：凉开水冲服。

〔**方十一**〕韭荣根一把
用法：烧水盥洗两足。

· 333 ·

1949

新 中 国
地 方 中 草 药
文 献 研 究
(1949—1979年)

1979

〔**方十二**〕茅根 四两

用法：水煎当茶饮。

〔**方十三**〕硼砂 一钱

用法：合水服立止。

〔**方十四**〕鲜生地 二两

用法：捣烂取汁，开水冲服。

〔**方十五**〕白芨 若干

用法：研末，吹入鼻内，外用棉花塞鼻。

牙　痛

〔**方一**〕生石膏 五钱　细辛 五分

用法：水煎，分三次服。

〔**方二**〕白芷 一两　冰片 二分

用法：共为细末，每次吸鼻内二分许，
可立即止痛。

· 334 ·

〔**方三**〕生石羔 一两　川椒 三钱　细辛 一钱

　用法：水煎服或漱口均有效。每日一剂，
　　　　可连服三剂。

〔**方四**〕用小干辣椒 一个

　用法：火烤胀，折送起来，咬 在 痛 牙
　　　　处，即可止痛。

〔**方五**〕山豆根 一两

　用法：水五百毫升，煎后漱口，可立即
　　　　止痛。（经反复使用本方疗效很
　　　　好。——编者）

〔**方六**〕刺蒺藜秧

　用法：煎水漱口。

〔**方七**〕辛夷　花椒　露蜂房　防风　毕

　　　　拨各 二～三钱

　用法：煎水频频漱口。

1949
新中国
地方中草药
文献研究
(1949—1979年)
1979

〔方八〕乌梅 一钱　细辛 五分　白芍 二钱
　　　　石羔 五钱　元参 三钱
　　用法：水煎服。

〔方九〕杭芍 三钱　干姜 二钱　良姜 三钱
　　　　铜绿 三钱　雄黄 二钱半　冰片
　　　　二钱　细辛 钱半
　　用法：共为细末，装瓶备用。左牙痛吸
　　　　右鼻，右牙痛吸左鼻，痛剧则两
　　　　鼻同时吸，眼泪出则痛止。一次
　　　　量如豆粒大。

〔方十〕木通 三钱　栀子 三钱　桔梗 三钱
　　用法：水煎服。

牙龈溃烂出血

〔方一〕血蝎 二钱　枯矾 三钱　冰片 五钱
　　用法：研成细末，涂患处。

〔方二〕竹茹 二两

· 336 ·

用法：以醋浸一夜，口內含漱。

〔**方三**〕五倍子 二钱
　　用法：烧成炭研细，涂擦患处。

〔**方四**〕骨碎补
　　用法：研末，每日两次，每次一钱。主
　　　　治慢性齿龈炎及齿龈萎缩

溃疡性口腔炎

〔**方一**〕象贝母 一钱　　乌贼骨 八钱
　　用法：共为细末，日服三次，每次二钱。

〔**方二**〕柿霜
　　用法：撒于溃疡面上。

〔**方三**〕熟地 八钱　　生地 三钱　　元参　龟
　　　　板 各四钱　　川柏 二钱　　甘草 一钱
　　用法：水煎服。

1949

新 中 国
地 方 中 草 药
文 献 研 究
(1949—1979年)

1979

妇　科

痛　經

〔**方一**〕经前小腹阵痛

当归 四钱　　川芎 三钱　　白芍 三钱

川栋子 三钱　小茴 二钱　元胡 三钱

槟榔 三钱

用法：水煎服。此方需在经来前几天服。

〔**方二**〕经前小腹痛

红花 二钱　　元胡 三钱　　红糖 二两

用法：用瓷茶缸装上药和糖，用白开水
泡开，分三次服。

〔**方三**〕花椒 三钱　　生姜 八钱　　大枣 十个

用法：水煎服，每日一剂。

〔**方四**〕经后腹痛

当归四钱　熟地五钱　炒白芍
四钱　槟榔三钱　木香三钱

用法：水煎服，每日一剂。

〔**方五**〕当归四钱　川芎二钱　三棱三钱
文术三钱　桃仁三钱　红花二钱

用法：水煎服，每日一剂。

〔**方六**〕云南白药（市售成药）

用法：按说明服用。

〔**方七**〕毕芨五两　吴朱萸五两

用法：研末水泛为丸，如梧桐子大，早
晚各服三钱，经前五天开始服用。

〔**方七**〕丹参半斤

用法：研末用酒制丸，每日一次，临睡
时服三钱。

1949

新 中 国
地 方 中 草 药
文 献 研 究
(1949—1979年)

1979

〔**方九**〕柴胡 钱半　当归 三钱　白芍 二钱

茯苓 三钱　白术 三钱　薄荷 一钱

甘草 一钱　生姜 三片

用法：水煎服，每日一剂。

按：用于治疗经前乳胀、头痛、目眩。

〔**方十**〕木香 一钱　白芍 钱半　赤芍 钱半

桔络 一钱　川栋子 三钱　元胡 三钱

乌药 二钱　艾叶 一钱　柴胡 钱半

薄荷 一钱　当归 三钱

用法水煎服，每日一剂。

按：用于治疗经前乳胀、小腹痛。

〔**方十一**〕艾叶 二钱　红糖 五钱

用法：水煎艾叶，加红糖引服。

按：治疗行经脐腹冷疼。

經　　閉

〔**方一**〕鸡血藤 不限量

　　用法： 用鸡血藤熬成汤，少加红糖，每
　　　　日服二至四两，分三次服，喝一
　　　　星期即可病癒通经。

〔**方二**〕山甲片 （大的三片）

　　用法： 瓦焙醋淬数次，至黄色为度，研
　　　　粉，黄酒冲服发汗。

〔**方三**〕当归 五钱　党参 五钱　炒白术 二钱
　　　　炒肉桂 三钱　　西红花 一钱　　赤芍
　　　　二钱　炒桃仁 三钱　　小茴 三钱
　　　　炙草 二钱

　　用法： 水煎黄酒冲服出汗，每服加红糖
　　　　一两引。病轻者三至四付，病重
　　　　者七——八付至十余付。

1949
新 中 国
地 方 中 草 药
文 献 研 究
(1949—1979年)
1979

〔**方四**〕桂枝　茯苓　白芍　丹皮　桃仁
红花各等分

　　用法：共研为细末，每日一次，每次钱
半至二钱，白水送下。

〔**方五**〕当归六钱　川芎四钱　土炒枳壳
远志各二钱　酒白芍　酒香附
土炒白术　元参　茯神各三钱
寸冬五钱　甘草一钱

　　用法：水煎服，每日一剂，分两次服。

〔**方六**〕当归　生川军　生桃仁　红花各
一两　血蝎三钱　好醋一斤　红
糖一斤

　　用法：先熬醋，后入糖，以后把药研为
细末，入锅内熬成粥状，每日三
次，每次一匙。

〔**方七**〕归尾　红花　桃仁　牛夕　香附

· 342 ·

356

玉金　元胡　灵脂　白芷各三钱

川芎　三稜 各钱半　乌药 二钱

艾叶 一钱

用法：水煎服，一日一剂。用于经闭腹

痛。

血　　崩

〔**方一**〕旧蒲草包半斤

　用法：烧成炭研细，黄酒冲服，每服三

　　　钱，一般 2 —— 3 次即癒。

〔**方二**〕蚕砂

　用法：一味炒成炭研细，每服二钱，黄

　　　酒送下。每日一次，屡收止血固

　　　崩之效。

〔**方三**〕艾叶六钱（烧成焦炭）

　用法：加入小米稀饭内服下，一日一次。

1949

新 中 国
地 方 中 草 药
文 献 研 究
(1949—1979年)

1979

〔**方四**〕 乌梅 二个

用法：水煎浓汁服。一日一次。

〔**方五**〕 地榆 一两 （炒黑）醋三两

用法：水煎服。

〔**方六**〕 地锦草 一钱 地锦炭 一钱 海螵蛸 一钱

用法：共为细末，每日三次，每次七分，白开水送。

〔**方七**〕 藕节炭 小蓟炭 槐花炭 柏叶炭 莲房炭 各三钱

用法：共为细末，白面糊为丸，每日三次，每次三至五钱。

〔**方八**〕 獾血粉 七分

用法：黄酒四两冲服，病轻者一剂，病重者再服一剂。

· 344 ·

〔**方九**〕鲜地锦草 一斤 （干者半斤）

　用法：水煎2000毫升，先喝100——200
　　　　毫升，剩余的药水洗脚。每日一次

　　注：地锦草又名血见愁、铺地锦、铺
　　　　地红、拌脚草。

〔**方十**〕槐米（炒）三两　　黄芩　（炒）

　　　　二两

　用法：共研细末，每服五钱，元酒冲服。

〔**方十一**〕槐花（炒）　百草霜（锅底
　　　灰）各等分

　用法：共为细末，空心服，每服二钱，
　　　　黄酒送下。

〔**方十二**〕丝瓜络 一～三钱

　用法：火焙存性，研成细末，白开水一
　　　　次冲服。

· 345 ·

1949
新 中 国
地 方 中 草 药
文 献 研 究
(1949—1979年)
1979

〔**方十三**〕地榆（炒）一两

用法：黄酒煎服，日服一次。

〔**方十四**〕棉花籽 陈棕榈各等分

用法：火焙存性，共为细末，每服二～三钱黄酒送下。

〔**方十五**〕白芨（炒）

用法：研细末，每日服二次，每次三钱，温开水送下。

〔**方十六**〕阿胶 赤石脂各五钱 川断四钱

升麻 干姜各五分 汉三七 乌梅

党参 当归各三钱 炙甘草二钱

用法：水煎服

〔**方十七**〕椿根白皮 檞根白皮 小蓟 穷山网（又名赖汉毡雀网）数量不限

· 346 ·

用法： 加水三碗，煎成一碗，当茶频饮之。

〔**方十八**〕生黄芪 一至四两　当归身 八钱至一两　焦白术　炒白芍　鹿角胶 各四钱　川断　炒杜仲 各五钱龟板 一两　贯众炭　炙甘草 各二钱

用法： 水煎服，可连服五至十剂。

〔**方十九**〕党参 六钱　生龙骨　生牡蛎贯众　马鞭草　阿胶　花蕊石 各五钱　黄芪　血竭　川断　旱莲草　赤石脂　蒲黄炭　艾叶　棕榈炭 各三钱

用法： 水煎，一日一剂，分三次服。用于功能性子宫出血。

• 347 •

1949

新 中 国
地 方 中 草 药
文 献 研 究
(1949—1979年)

1979

〔方二十〕黄芪　当归　党参　阿胶各四钱　白术　茯神　炒枣仁　元肉　地榆炭　棕榈炭各五钱　远志　柏子仁各三钱　木香　甘草各二钱　生姜三片　大枣四枚

用法：水煎服，一日剂，用于功能性子宫出血而身体较弱者。

白　带

〔方一〕棉花种子

用法：放在锅内炒焦，去掉表面棉绒，研成细末，每饭后服二克。

方二〕拉狗蛋

用法：烧水加白糖喝。

〔方三〕白果花三钱

用法：黄酒煎服，加红糖引。

〔**方四**〕白葵花子 一两 （炒黄） 白鸡冠
花 三钱 绿豆 二十粒
　用法： 水煎服，黄酒引，一日一剂，空
　　　　腹服。

〔**方五**〕刺猬皮 三钱
　用法： 炒黄研细末，装入一个红皮鸡蛋
　　　　内，用湿纸包好，置火炭内烧
　　　　熟，每日空心服一个。

〔**方六**〕炮姜 一两 百草霜 二两
　用法： 共为细末，黄酒冲服，每次一
　　　　钱。

〔**方七**〕白果 一斤 （去壳）
　用法： 元酒半斤，加水混合，白果放酒内
　　　　煮熟，取出晒干，研为细末，空
　　　　心服，每服二钱，白开水送下。

· 349 ·

1949

新 中 国
地方中草药
文 献 研 究
(1949—1979年)

1979

〔**方八**〕石榴树根 二两

用法：水煎服，每日一剂。

〔**方九**〕炒槐花　煅牡蛎 各等分

用法：研细末，每日二次，每次一钱五
分，黄酒送下。

〔**方十**〕玉米须

用法：烧灰，每日三次，每次一钱，用
温开水送服。

〔**方十一**〕莲房 三两

用法：放瓦上焙灰，研末，每日二次，
每次一钱五分，黄酒送下。

〔**方十二**〕鲜核桃叶 七个　红枣 九个

用法：水煎服，每日一剂。

〔**方十三**〕白果仁　焦白术　萆薢　炒白
芍　炒黑豆　苦桔梗 各等分

· 350 ·

用法： 共研为细末，每日二次，每次三
钱，白开水调服，白糖为引。

〔**方十四**〕当归　茯苓　丹皮　黑枝子
　　　阿胶　地榆　苡米　生牡蛎各三
　　　钱　酒白芍　山药各五钱　党参
　　　杜仲各四钱　桑螵蛸三个
用法： 水煎服，一日一剂。

〔**方十五**〕明矾　白芨各等分
用法： 共研为细末，炼蜜为丸，如黄豆
　　　大，每日三次，每次二丸，饭前
　　　服。

子 宫 脱 垂

〔**方一**〕枳壳二两
用法： 水煎代茶饮，每日一剂，二十天
　　　为一疗程，连服三至四疗程。

• 351 •

1949

新 中 国
地 方 中 草 药
文 献 研 究
(1949—1979年)

1979

〔方二〕 黄芪五钱 党参五钱 升麻一钱
柴胡一钱 白术三钱 陈皮二钱
甘草钱半 当归身五钱
用法：水煎服，每日一剂。

〔方三〕 藿香叶钱半 苏叶钱半 石榴皮
三钱 荆芥钱半
用法：水煎，频频熏洗阴部。

〔方四〕 黄芪一两 升麻一钱 炒白术四
钱
用法：共为极细末，分二次服下，黄
酒、水各半冲服，一日一剂。

〔方五〕 人参三钱 炒白术五钱 炙黄芪
五钱 甘草二钱 川芎三钱 升
麻五钱
用法：水煎分二次服，每日一剂。

· 352 ·

阴道滴虫

〔方一〕白矾一钱　黄丹八分
　用法：共研细末，将此药分三份，用纱
　　　　布包裹留长线纳入阴道半天，每
　　　　日一次，若此药用后有烧灼感，
　　　　可加冰片三分，用法同上。

〔方二〕五倍子三～五钱
　用法：煎水冲洗阴道1～2次即癒

〔方三〕生猪肝一小块　桃仁泥二钱　雄
　　　　黄末一钱
　用法：将上药涂在肝上，睡前纳入阴
　　　　道，次晨取出。

〔方四〕木通二钱半　龙胆草三钱　山栀
　　　　三钱　黄芩三钱　柴胡二钱　生
　　　　地三钱　当归三钱　车前子三钱

1949

新 中 国
地 方 中 草 药
文 献 研 究
(1949—1979年)

1979

泽泻三钱　甘草二钱　黄柏四钱
苦参四钱　百部五钱

用法： 煎汤，头汁内服，二汁、三汁熏
洗，每日一剂。

〔方五〕花椒三钱　桔矾三钱　蛇床子四
钱　百部四钱

用法： 水煎，频频熏洗，每日一剂。

〔方六〕苦参　蛇床子　当归尾　灵仙各
五钱

用法： 水煎后加入猪胆一个，趁热熏洗
患处。每天洗一次，一般三至五
次即可痊愈。

姙 娠 呕 吐

〔方一〕竹茹　苏梗　砂仁　白术各三钱
用法： 水煎服。

〔**方二**〕伏龙肝（灶心土）一两

    用法：煎汤一碗，澄清服水。

〔**方三**〕川连 四分　紫苏叶 三分

    用法：究细末，每日早晚各服一次，白
          开水送。

〔**方四**〕陈皮 三钱　竹茹 三钱　半夏 三钱

          茯苓 三钱　生姜 三钱　枳壳 三钱

          双花 一钱　甘草 一钱

    用法：水煎服，每日一剂。

〔**方五**〕韭菜汁　生姜汁　白糖 各适量

    用法：混匀，开水冲服。

〔**方六**〕炒白扁豆

    用法：随意放嘴内嚼细后，开水送服。

〔**方七**〕党参　茯苓 各四钱　半夏 五钱

          陈皮　竹茹　甘草 各二钱　白术

1949

新 中 国
地 方 中 草 药
文 献 研 究
(1949—1979年)

1979

砂仁　旋复花　当归　焦芍各三
钱　生姜三片　大枣五个　甜梨
一个

用法：水煎服。

子　痫

〔**方一**〕茯苓皮一两　葵花子三钱

用法：水煎服，一日一剂，兼用玉米须
水，随时服之。

〔**方二**〕茯苓三钱　半夏三钱　陈皮三钱
砂仁二钱　甘草二钱

用法：水煎服。

〔**方三**〕羚羊角二钱半　砂仁　防风　木
香　甘草各二钱　炒枣仁　茯苓
白芍　当归各五钱　双勾六钱

用法：先煎羚羊角半小时后，入他药同

· 356 ·

煎，取汁250毫升，顿服。

〔方四〕当归　熟地　酒白芍　荆芥　防
风　川羌　独活各三钱　川芎二
钱　红花　甘草各一钱

用法: 水煎服，如不能服，可用鼻饲
法。如气虚加党参　黄芪各三钱；
气喘加川贝三钱　汗多加四君子
汤（即党参　茯苓　白术　甘
草）；三四天内无恶露，出现腹
痛者加醋香附　小茴香　元胡各
三钱；腹板硬者加三棱　文术
桃仁各二钱；强度痉挛者加蜈蚣
全蝎　石决明　双勾各一钱。

习惯性流产

〔方一〕杜仲　山药　川断各二两

1949

新 中 国
地 方 中 草 药
文 献 研 究
(1949—1979年)

1979

用法： 共为细末，作成蜜丸，每丸二钱，早晚各服一丸，小米汤送服，连服2—3个月。

〔方二〕老南瓜巴七个
　　用法： 烧存性，温水一次冲服。

〔方三〕当归五钱　菟丝饼二两　甘草二钱
　　用法： 水煎服，妊娠后，每月服五剂，连服三个月。

〔方四〕砂仁　益智仁各二两
　　用法： 共为细末，每服二钱，每日三次，白开水送。

〔方五〕爬山虎七个头
　　用法： 水煎，加红糖服下，一日三次。

〔方六〕白术三钱　川芎钱半　当归三钱
　　　　　黄芩钱半　白芍二钱

用法：水煎服，每日一剂。

〔**方七**〕菟丝子四钱　川断四钱　阿胶四钱
　　　　桑寄生四钱
　用法：水煎服，每日一剂。

〔**方八**〕大葱白二十根
　用法：煮熟取汁饮下，不见效再服一次。

〔**方九**〕炒白术　茯苓　甘草各钱半　全
　　　　当归一钱　炒白芍三钱　阿胶珠
　　　　川断　桑寄生　仙鹤草各四钱
　　　　炒杜仲五钱　炒艾叶二钱
　用法：水煎服。

〔**方十**〕力参　炒白术　山芋肉各五钱
　　　　当归　白芍　茯苓　寸冬　元参
　　　　杜仲炭各三钱　川断　五味子
　　　　甘草各二钱

1949

新 中 国
地 方 中 草 药
文 献 研 究
(1949—1979年)

1979

用法：水煎服。

先 兆 流 产

〔**方一**〕葱白带根
　　用法：捣烂加蜂蜜调成糊状，敷足心。

〔**方二**〕用向日葵头烧水喝或把向日葵头
　　　　烧炭研末冲服（这种方法用于腹
　　　　阵痛未见血）。

〔**方三**〕五倍子二钱　丝瓜络二钱（烧
　　　　炭）
　　用法：共为细末，黄酒冲服。

宫 外 孕

〔**方一**〕丹参四钱　元胡四钱　乳香三钱
　　　　没药三钱　川芎三钱　桃仁五钱
　　用法：水煎服，每日一剂。

产后乳少

〔方一〕蒿苣子 四钱

用法：煎汤内服，乳汁立下。

〔方二〕猪膀胱 一个　鸡子 三个

用法：水煎服。

〔方三〕芝麻炒研细　盐少许

用法：调匀服之。

〔方四〕猪蹄加通草（量不拘）燉之，吃
蹄喝汤。

〔方五〕公鸡血 一毫升

用法：肌肉注射一次，不瘥者隔日再注
射一次。

〔方六〕当归　王不留 各三钱　炒山甲

1949
新 中 国
地 方 中 草 药
文 献 研 究
(1949—1979年)
1979

通草各钱半　路路通　漏芦各二钱　熟地　生黄芪各五钱

用法：水煎，分三次服。

避 孕 节 育

〔**方一**〕野生零陵香（中药）二钱

用法：水煎服，每月经后煎服一次，每次管一个月。

〔**方二**〕雄黄二钱　寒水石三钱

用法：共研细末，面糊为丸，月经后分三次服，可管一个月。

〔**方三**〕蚕卵子壳纸三钱微炒

用法：在产后五——七天内，用陈酒调服，终身不孕。

〔**方四**〕苦丁茶四两　黄柏二两

· 362 ·

用法：共为细末，水泛为丸（共30丸）。连服三次，温水送下。

第一次：经后连服五天，每早空腹服一丸。

第二次：经后连服四天，同上。

第三次：经后连服三天，同上。

注意事项：

1.服药期间，忌食辛辣刺激性食物。

2.每月经后，避免房事10天。

按：连服三次后，可避孕五年，效果良好，无后遗症，五年以后不想生者，可在未孕前，再按上法服之。按以上服法能余6丸弃之。

〔**方五**〕松罗茶四钱　寸香一分

用法：为细末，炼蜜为丸，白开水送下，可保二年不孕。

1949
新 中 国
地 方 中 草 药
文 献 研 究
(1949—1979年)
1979

〔**方六**〕车前子 二两　莲须 二两　花椒
（有子的）五分　寒水石两半
零陵香两半

用法： 共研为細末，月经淨后，每日三
次，每次一两，服完为止，可避
孕一年。

〔**方七**〕男方绝育
大蜘蛛 二个

用法： 先将蜘蛛放在盐水內煮死，晾
干，瓦焙焦，研末黃酒冲服。

中 毒 类

杏 仁 中 毒

〔**方一**〕用杏树白皮 一两 或用杏树根切碎

用法：水煎服。

白 果 中 毒

〔**方一**〕用白果树皮 一两

用法：水煎服。

各种食物中毒

〔**方一**〕黑豆 一两　　甘草 三钱

用法：水煎服。

〔**方二**〕绿豆 二两　　甘草 五钱

1949

新 中 国
地 方 中 草 药
文 献 研 究
(1949—1979年)

1979

用法： 水煎服（解百毒）。

〔**方三**〕紫苏 四钱　生姜 四钱（或干姜）
　　用法： 以二碗水文火煎成一碗汤，分三
　　　　次服完。
　　按： 此方对食物中毒而引起的急性胃肠
　　　　炎有特效。

半 夏 中 毒

〔**方**〕生姜汁 一盅　白矾 三钱
　　用法： 调匀内服。

蓖 菜 中 毒

〔**方一**〕白矾 二两　香油 一盅
　　用法： 调匀白开水冲服。

〔**方二**〕防风 二两

用法： 水煎服，每二小时服一茶碗，每服一次后，再加水一碗再煎，共喝六次。

〔**方三**〕 甘草五钱　雄黄五钱
用法： 共为细末。凉开水冲服。

〔**方四**〕 泽泻三钱　甘草三钱　雄黄二钱
用法： 水煎顿服，再取绿豆四两水泡碾成浆水漱口，则疗效更佳。

漆 中 毒

〔**方一**〕 河蟹
用法： 捣烂敷患处。

〔**方二**〕 杀鸡�’橹鸡毛后的热水，洗患处。

〔**方三**〕 白果叶
用法： 水煎频洗患处。

1949

新 中 国
地方中草药
文 献 研 究
(1949—1979年)

1979

〔方四〕生蟹数个　生石膏一两　鲜韭菜
（取汁）二酒盅

　　用法：将蟹捣烂，石膏研细面，共与韭
汁调匀外敷。

〔方五〕制炉甘石三两　熟石膏三两　赤
石脂三两

　　用法：共研细末，香油调涂患处。

野 菜 中 毒

〔方〕蒲公英四两　双花二两

　　用法：水煎服。

蟹 中 毒

〔方一〕鲜芦根（或干芦根）一两

　　用法：烧水饮之。

· 368 ·

〔**方二**〕生姜捣汁

　　用法：水冲服，（吃蟹时，蘸酱 油 姜
　　末，可予防中毒）。

〔**方三**〕大蒜 二头

　　用法：捣烂合水服。

〔**方四**〕紫苏梗 三钱　　生姜 三钱

　　用法：水煎服。

河豚（艇鲅）魚中毒

〔**方一**〕绿豆捣碎

　　用法：合水饮之。

〔**方二**〕绿豆　泽蒜（野蒜）

　　用法：捣烂，水调服。

〔**方三**〕酸杏生食之

· 369 ·

1949

新 中 国
地 方 中 草 药
文 献 研 究
(1949—1979年)

1979

〔方四〕 鲜鸭血或鲜羊血，趁热饮之

〔方五〕 光光花（即菊葵）的花及梗
用法：煎水喂。

〔方六〕 白矾适量为末水调灌之

盐 卤 中 毒

〔方一〕 生豆腐浆
用法：灌之。

〔方二〕 豆面适量
用法：凉开水，搅合急饮之。

〔方三〕 醋二两灌之

〔方四〕 白糖半斤，冷水两大碗，溶化后
灌之

• 370 •

〔**方五**〕梧桐树皮，捣碎加水，煎其汁内

服

死牲畜肉中毒

〔**方一**〕樱桃枝　茄子稭　辣椒稭各一把

用法：水煎，洗肿处。

〔**方二**〕黄柏三钱

用法：研细，水冲服。

砒霜中毒

〔**方一**〕先用1/1000的过锰酸钾液灌之，

使其呕吐，然后内服大量的鸡蛋

清或木炭末，中毒时间长者可服

泻药。

〔**方二**〕防风 一两

1949

新 中 国
地 方 中 草 药
文 献 研 究
(1949—1979年)

1979

用法： 研成细末，冷水送服或煎水冷服
可以解毒。

〔方三〕白矾研细末，水合灌下

〔方四〕新鲜鸭血，乘热灌之

酒　中　毒

〔方一〕水醋各 一碗 混匀灌之

〔方二〕浓茶水频频灌之

〔方三〕葛花 三钱
　用法： 水煎服。

腐　烂　水　菓　中　毒

〔方〕　何种水菓中毒，即用何种树叶子
　二两　水煎服之

・ 372 ・

疥蛤蟆肉中毒

〔方一〕淡豆豉 五钱　水煎服

〔方二〕紫苏叶 一两　水煎服

桐 油 中 毒

〔方〕　干柿饼不限量，尽力吃之

巴 豆 中 毒

〔方〕　甘草 一两　黑豆 二两
用法：水煎后，冷服。

煤 气 中 毒

〔方一〕头痛呕吐
　　　　浓茶连服二、三杯。

〔方二〕中毒轻者

・ 373 ・

1949

新 中 国
地 方 中 草 药
文 献 研 究
(1949—1979年)

1979

醋 二两　　白开水 二两

用法： 调匀徐徐饮之。

〔**方三**〕中毒重者不省人事

鲜白萝卜汁 二两

用法： 一次服下，一小时后癒。

毒虫咬（蜇）伤

1.剝刺毛蜇：

〔**方一**〕用鲜丝爪叶汁涂擦患处，日数
次，有明显效果

〔**方二**〕用大蒜切片擦之

2.蝎蜇：

〔**方一**〕在患处涂烟斗油

〔**方二**〕马齿苋捣烂外敷

〔**方三**〕碱面水调敷患处

· 374 ·

3.毒虫咬伤：

〔方〕 雄黄二钱 白矾二钱 鲜公英

一两

　用法：前两味研末，同公英捣烂，贴患

处，每日二次。

4.毒虫蜇伤：

〔方〕 把鲜烟叶搓碎，揉擦患处

5.蜂刺伤中毒重：

蜂蜜三两 白开水冲服。

6.蛇咬伤：

〔方一〕鹅不食草一两 雄黄三钱 红糖

三钱 人乳三毫升 白酒三毫升

　用法：捣拦拌匀．外敷伤口四周。如伤

口溃破应从附近用针刺两点 （见

血）．然后敷药。如牙关紧闭亦应刺

破后外敷．严重者．可配合内服药。

1949
新 中 国
地方中草药
文 献 研 究
(1949—1979年)
1979

〔方二〕 半边 莲半斤　雄 黄三钱　白 芷
三钱
用法：共捣外敷，另取半边莲捣烂绞汁
内服。

〔方三〕 旱烟油
用法：外涂伤口。

〔方四〕 白凤仙花（连根、茎、叶）
用法：捣烂取汁内服，其渣外敷伤口。

〔方五〕 冬米草（又名：来浆草、地锦草）
用法：捣烂后加桐油，口涎调匀外敷。

〔方六〕 鲜臭椿叶 一斤
用法：加米醋捣汁，连叶敷患处。每日
换·2～3次。

〔**方七**〕蜈蚣 一条　生鸡蛋 一个
　方法： 将鸡蛋打一小孔，蜈蚣研末后放
　　　　入鸡蛋内，封口，火煨 熟 后 食
　　　　之。

〔**方八**〕针灸引流疗法
　方法： 毒蛇咬伤后，上肢用针 刺 八 邪
　　　　穴，引流黄水，下肢用针刺八风
　　　　穴，引流黄水。

〔**方九**〕鸡冠血　蚯蚓泥 各 适量
　用法： 共捣烂调匀，敷患处。

〔**方十**〕鲜马齿苋
　用法： 揉碎外敷伤口。

〔**方十一**〕明矾　甘草各 等分
　用法： 共为细末，每服二钱，不拘时间
　　　　用凉水调服，并敷患处。

1949
新 中 国
地 方 中 草 药
文 献 研 究
(1949—1979年)
1979

恶 性 肿 瘤

治 癌 方

〔方一〕 黄药子十两　白干酒三斤

用法： 装于鸡腿罈子内，用石羔封口，浸泡二小时，谷糠烧至70°C二小时后，放在冷水内浸七天七夜。每日不定时的尽量饮之，以口腔保持酒味即可。

　　按： 本方适用于：食道癌、胃癌、直肠癌、乳腺癌。

胃 癌

〔方一〕 牛乳　韭汁　姜汁　藕汁　梨汁

各 一钱

用法： 温后顿服，每日 3 — 4 次，忌盐。

〔**方二**〕白花蛇草四两　　茅草根四两
　　冰糖四两

　用法：把前二昧药放在一起熬好，第一
　　　　次熬成二小碗，第二次熬成三小
　　　　碗，然后合在一起，将冰糖放入
　　　　药液内溶化后，分次喝下，一次
　　　　一茶杯，每隔四小时喝一次。

乳　腺　癌

〔**方一**〕芦巴　白芷　三棱　川芎　没药
　　皂刺　桔梗　生龟甲各三钱　全
　　蒌一个　当归四钱　全蝎二钱
　蜈蚣一条（炙黄）

　用法：水煎服，一日一剂。

〔**方二**〕马钱子　牙皂　生山甲各三钱
　　甘遂　生半夏各二钱　樟丹半斤

1949
新 中 国
地 方 中 草 药
文 献 研 究
(1949—1979年)
1979

血竭（研）二钱　　香油一斤

用法： 将前五味药用香油炸枯去渣，然后加入樟丹为膏，再入血竭拌匀，先将患部洗净，摊敷患处，8～9日可愈。

〔方三〕姜竹如　生桑叶　冰糖各四两

用法： 加水八斤，煎至八两，每日一剂，分二次服。

宫 颈 癌

〔方一〕黄芪七钱　党参三钱　生白芍三钱　茜草根三钱　石燕一两　生瓦楞一两（打碎先煎）半枝莲四钱　漏芦四钱　淮山药三钱　生甘草一钱

用法： 水煎服。一日一剂，分二次服。

〔**方二**〕壁虎六只　百草霜三钱　青黛
二钱　月石三钱　白芷三钱　蝎尾
十条　蜈蚣四条　血竭三钱　硇砂
三钱　金银花一两

用法：上药研细末，水泛为丸，加雌黄
三分之一，雄黄三分之二，为衣。
每天服5分～1钱。

〔**方三**〕全蝎　蜂房　蛇蜕各等分

用法：全蝎先用冷水浸泡24小时（换水
2～3次）取出晒干后，微火焙
黄，蜂房、蛇蜕分别微炒。将上药
研末水泛为丸。每日二次，每次七
分五厘。

按：本方适用早期宫颈癌。

子　宫　癌

〔**方一**〕狼毒三斤　红枣二斤

1949
新 中 国
地 方 中 草 药
文 献 研 究
(1949—1979年)
1979

用法：用大锅将五十斤左右水 放 入 锅内，将狼毒浸泡， 离 水 面2～3寸放蒸毕一个，将枣放在毕子上，然后将锅盖好，尽量密封，急火一个半小时，再慢火一个半小 时， 然后闷半个小时，取出大枣 放 入 密闭处备用。每日三次，饭后服，第一次服3～4个大枣，如无 不 良 反应逐渐增加20～30个大枣。

〔方二〕狼毒 二斤　　红枣 三斤
　用法：制法和服法同〔**方一**〕。

筛 窦 癌

〔方一〕紫参 一两　　（江苏省产）
　用法：加水500毫升，文火煎二小时，每日二次分服。

· 382 ·

按：1.紫参又名乳尖草，石见穿。

2.治疗过程，鼻孔流出黄水，则鼻
孔逐渐通畅。

绒毛膜上皮癌肺轉移

〔**方一**〕全蝎五只　蜂房二钱　姜蚕三钱
用法：水煎服，每日一剂，分二次服。

〔**方二**〕全蝎　蜂房　姜蚕　龙衣（蛇
蜕）各等分
用法：研末，水泛为丸，每日二次，每
次服一钱。

肝　　癌

〔**方一**〕白参一钱（另煎）　黄芪　丹参
郁金　凌霄花　桃仁　八月扎
（预须子）香附子各三钱　炙別
甲四钱　全虫散一钱半（另服）

1949
新 中 国
地 方 中 草 药
文 献 研 究
(1949—1979年)
1979

用法： 每日一剂，水煎服。

　　按： 全虫散成分：全蝎　蜈蚣　水蛭
僵蚕　蜣螂　守宫（壁虎）五灵
脂各等分　共为末，每日二次，
每次一钱。

治癌腫經驗方

〔**方一**〕川楝子五两　海螵蛸十两　甘草
二两　粘米粉十两

　　用法： 先将海螵蛸研粉，另将川楝子、
甘草用水五碗煎至一碗，去粗渣，
将粘米粉加入，煮成糊状，再将海
螵蛸粉加入制丸。每日三次，每
次三钱。

〔**方二**〕山豆根十两　槟榔一两　陈皮
五钱　海螵蛸十两　甘草二两

粘米粉十两

用法：按〔**方一**〕加入山豆根煮水，将
槟榔、陈皮、海螵蛸为末，按
〔**方一**〕制丸。每日2—3次，
每次三钱。

〔**方三**〕半枝莲一两 白花蛇舌草一两

用法：水煎服，每日一剂。

〔**方四**〕断肠草根

用法：焙炭存性，每次五钱，炖猪肋骨
吃，至食道通畅为止。主治胃及
食道癌，淋巴癌。

〔**方五**〕断肠草灰 鸽沙 血余炭各 二钱
夹竹桃（红花）三钱

用法：将该草烧成白色粉末后混合，每

• 385 •

1949

新 中 国
地 方 中 草 药
文 献 研 究
(1949—1979年)

1979

日一次，每次一钱，开水冲服，治疗各种癌。

食 道 癌

〔**方一**〕三胆散

地龙_{五条}　壁虎_{二只}　猪胆_{一个}
羊胆_{一个}　狗胆_{一个}

用法：将上诸药分别焙干，剪碎混合，再焙干，成赭黄色，研细为末，量为三钱左右，分为二包。第一天晨空腹时先服川军一钱白开水送下。第二天晨空腹时服龙虎三胆散一包，黄酒二两为引。第三天同第二天。以上为一个疗程，称为一剂，每一个疗程中，间隔三天。

〔**方二**〕核桃枝_{半斤}　鸡蛋_{三个}

用法： 共煮之，将鸡蛋皮煮成褐色，吃鸡蛋，每日三次，每次一个。

〔**方三**〕蜂蜜 一斤　玄明粉 四两
　用法： 放在锅内熬成金黄色，装瓶，每日三次，每次服二匙。

〔**方四**〕朴硝 五钱　硇砂 五钱　珠砂 二钱
　　　　薄荷冰 二分
　用法： 共为细末，每饭前五分，以唾液溶化嚥下。

〔**方五**〕白胡椒 一两　生姜 四两
　用法： 放入鸡腹内燉二小时，服汤。服后患者皮肤发红，但过三天后可自然消失。（病人照样服1——2次）

〔**方六**〕守宫（壁虎）七条　白酒 一斤

· 387 ·

1949

新 中 国
地 方 中 草 药
文 献 研 究
(1949—1979年)

1979

用法: 浸泡三天后（最好用锡壶泡），每日早徐徐服饮（根据酒量，最多不超过一两）。

中草药处方选编

提　要

济南军区总医院编印。

1975 年 3 月出版。64 开本。共 166 页，其中目录 6 页，正文 156 页，插页 2 页，后记 2 页。精装本，蓝色塑料套封。

　　本书内容共分两部分。第一部分选辑中医古方中的常用药方若干个，根据方剂功效分类，包括解表剂 4 个、和解剂 4 个、祛痰剂 1 个、补益剂 7 个和祛湿剂 3 个，总计收方 19 个；分别从方名、组成、主治、加减、用法等方面对每方进行介绍，重在介绍方剂的加减变化。

　　第二部分选辑济南军区总医院及兄弟单位在临床实践中认为有一定疗效的方剂，供本院医生参考。此部分按照疾病科别分为内科、妇科、五官科、外科、皮肤科处方 5 类，其中内科部分收录疾病 38 种，处方 146 个；妇科部分收录疾病 16 种，处方 64 个；五官科部分收录疾病 10 种，处方 32 个；外科部分收录疾病 8 种，处方 22 个；皮肤科部分收录疾病 10 种，处方 20 个，共计收录疾病 82 种，处方 284 个。此部分分别从病名、主治（详细描述疾病症状）、处方、加减（加减应用变化介绍详尽）、用法等方面对每病进行介绍。

　　本书对方剂的介绍着重在加减变化，灵活应用。方剂中的药物用量以数字为标记，均以"钱"为单位，如"3.0"等于三钱、"0.5"等于五分、"1.5"等于一钱半、"10.0"等于一两。

中草药处方选编

济南军区总医院

一九七五年三月

目　　录

一、**常用要方**……………………（ 1 ）

　1.解表剂…………………………（ 1 ）

　2.和解剂…………………………（ 5 ）

　3.祛痰剂…………………………（ 9 ）

　4.补益剂…………………………（10）

　5.祛湿剂…………………………（17）

二、**内科**…………………………（20）

　1.上呼吸道感染…………………（20）

　2.肺炎……………………………（23）

　3.百日咳…………………………（28）

　4.急性胃肠炎……………………（29）

　5.慢性胃炎………………………（30）

　6.慢性肠炎………………………（32）

　7.胃溃疡…………………………（33）

・ *1* ・

1949
新中国
地方中草药
文献研究
(1949—1979年)
1979

8.胃下垂……………………（35）

9.急性黄疸型传染性肝炎…（36）

10.急性无黄疸型传染性
肝炎……………………（38）

11.慢性肝炎………………（39）

12.肝硬化腹水……………（43）

13.肝硬化并发症…………（46）

（1）食道静脉曲张破裂
出血……………（46）

（2）肝昏迷…………（47）

14.胆囊炎…………………（49）

15.胆石症…………………（51）

16.急性肾炎………………（53）

17.慢性肾炎………………（57）

18.急性肾盂炎及膀胱炎……（60）

19.泌尿系结石……………（62）

20.急性细菌性痢疾………（63）

21.慢性菌痢………………（65）

22. 心肌梗塞与心绞痛………（66）

23. 阵发性心动过速…………（70）

24. 期前收缩…………………（70）

25. 心律不齐…………………（71）

26. 心力衰竭…………………（71）

27. 风湿性心脏病……………（72）

28. 肺原性心脏病……………（74）

29. 高血压病…………………（75）

30. 风湿性关节炎……………（79）

31. 贫血………………………（85）

32. 过敏性紫癜………………（87）

33. 蛔虫症……………………（88）

34. 小脑共济失调……………（89）

35. 神经官能症（神经衰弱）（89）

36. 肋间神经痛………………（93）

37. 三叉神经痛………………（93）

38. 头痛………………………（93）

三、妇科………………………（95）

1949
新　中　国
地方中草药
文　献　研　究
(1949—1979年)
1979

1.功能性子宫出血…………（95）

2.痛经…………………………（101）

3.代偿月经……………………（103）

4.带下…………………………（105）

5.外阴炎………………………（106）

6.阴道炎………………………（106）

7.宫颈糜烂……………………（108）

8.急性盆腔炎…………………（109）

9.慢性盆腔炎…………………（110）

10.子宫肌瘤…………………（114）

11.妊娠呕吐…………………（115）

12.先兆流产…………………（117）

13.产后恶露不绝……………（120）

14.产后乳汁少………………（122）

15.回乳方……………………（123）

16.产后感染…………………（124）

四、五官科………………………（125）

1.急性结膜炎………………（125）

2.砂眼 ………………………… （126）

3.化脓性角膜炎 ………… （127）

4.青光眼 ………………… （130）

5.视神经萎缩 …………… （132）

6.耳原性眩晕 …………… （133）

7.急性鼻窦炎 …………… （134）

8.慢性鼻窦炎 …………… （134）

9.急性扁桃体炎 ………… （136）

10.急性牙周围炎 ………… （137）

五、外科 ………………………… （138）

1.急性化脓性感染 ………… （138）

2.慢性化脓性感染及特异性

感染 ………………… （141）

3.急性阑尾炎 …………… （142）

4.血栓闭塞性脉管炎 ……… （143）

5.丹毒 …………………… （145）

6.乳腺炎 ………………… （146）

7.痔疮 …………………… （146）

1949
新 中 国
地 方 中 草 药
文 献 研 究
(1949—1979年)
1979

8. 跌 打 损 伤 …………………… (146)

六、皮 肤 科 ……………………… (148)

1. 各种 瘙痒皮 肤病 ……………… (148)

2. 白 癜 风 …………………… (149)

3. 急性皮炎、急性及亚急性
  湿疹 …………………… (150)

4. 发 癣、黄 癣 ……………… (151)

5. 婴儿 湿疹、化脓性 溃疡… (151)

6. 腋 臭 ……………………… (153)

7. 鸡眼、寻 常疣、掌 跖疣… (153)

8. 各种 疣、皮 角 …………… (154)

9. 进展 期牛 皮癣 …………… (155)

10. 寻麻疹 …………………… (155)

一、常用要方

（一）解表剂（发汗剂）

辛温解表剂

1.麻黄汤

组成：麻黄$_{1.5-3.0}$　桂枝$_{2.0-3.0}$　杏仁$_{2.0-4.0}$　炙甘草$_{1.0-2.0}$

主治：恶寒重、发热轻、头痛、身痛、无汗、口不渴、舌苔薄白，脉浮。

加减：

①本方去桂枝，名"三拗汤"，用于感冒风寒，头身痛，咳喘胸满，痰稀白，可用于冬季感冒、鼻流清涕、发冷、咳喘者。

1949

新 中 国
地 方 中 草 药
文 献 研 究
(1949—1979年)

1979

②本方去桂枝，加桑皮、苏子、茯苓、桔红各3.0。治肺感风寒，咳嗽，气急，项背拘急，鼻塞、声重。用于冬季感冒，咳嗽痰多，以及慢性枝气管炎。

③本方去桂枝，加生石羔$5.0-10.0$知母3.0。名"麻杏石甘汤"。适用于外感风热，发热口渴，鼻翼煽动，汗出而喘者，可用于枝气管肺炎或麻疹并发肺炎有上述症状者。

④本方去桂，加生石羔$5.0-10.0$ 知母 桔梗3.0 陈皮2.0 用于麻疹已出，疹色紫红，高热，咳嗽，气喘，憋气者。

用法：水煎服。

2.桂枝汤：

组成：桂枝 白芍各3.0 炙甘草1.5生姜三片 大枣三枚。

主治：发热，恶风寒，自汗，鼻流清涕，干呕，口不渴，舌苔薄白，脉浮缓。

加减：

①本方加葛根$_{3.0-5.0}$ 麻黄$_{2.0-3.0}$叫"葛根汤"。适用于感冒风寒，项强背困为主者。

②本方加黄芪$_{3.0-5.0}$ 当归 秦艽威灵仙 防己 防风各$_{3.0}$ 可用于风湿肌肉，关节疼痛，臂部麻术，肩背酸痛及产后腰腿痛。

③本方加龙骨 牡蛎各$_{5.0-10.0}$ 炒枣仁$_{6.0}$。可用于神经衰弱的失眠，多梦，遗尿，遗精者。

用法：水煎服。

辛凉解表剂

1.银翘散：

组成：双花$_{3.0-10.0}$ 连翘$_{3.0-5.0}$竹叶 荆芥 牛子 豆豉 桔梗各$_{3.0}$ 薄荷$_{2.0}$ 甘草$_{1.0}$ 芦根$_{5.0-10.0}$

1949
新 中 国
地 方 中 草 药
文 献 研 究
(1949—1979年)
1979

主治：发冷轻、发热重、无汗或汗出不畅、头痛、鼻塞、咽喉部痛、口渴、舌尖红、苔薄、脉浮数。可用于热性病初期，属卫分者。

加减：

①本方去豆豉、荆芥，加枝子$_{3.0}$ 葛根$_{3.0}$ 板兰根$_{5.0-10.0}$ 可适用于流行性脑脊髓膜炎初期。

②本方加山豆根、挂金灯、射干各$_{3.0}$ 可治急性扁桃体炎。

用法：水煎服。

2.桑菊饮

组成：桑叶 菊花 桔梗 连翘 杏仁各$_{3.0}$ 薄荷$_{2.0}$ 甘草$_{1.5}$ 芦根$_{5.0-10.0}$

主治：伤风感冒、鼻塞、咳嗽、微有恶风寒，可用于急性枝气管炎、咳嗽、痰少或粘结者。

· 4 ·

加减：

①咳嗽重，痰黄而粘者，加黄芩 大贝各3.0

②发热重，加生石羔5.0—10.0 知母3.0

③本方临床上，常与银翘散合方运用。

用法：水煎服。

（二）和 解 剂

1.小柴胡汤：

组成：柴胡 黄芩 半夏 党参各3.0 炙甘草1.0 生姜三片 大枣三枚

主治：寒热往来、胸胁苦满、心烦喜呕、口苦咽干，默默不欲饮食。可用于少阳证妇女月经不调、肝炎等。

加减：

①渴去半夏，加天花粉4.0

1949

新　中　国
地方中草药
文　献　研　究
(1949—1979年)

1979

②腹中痛去黄芩，加白芍$_{3.0-5.0}$

③胁下痞满去大枣，加牡蛎$_{5.0}$

④若心下悸、小便不利者去黄芩，加茯苓$_{4.0}$

⑤若不渴，外有微热 去 党 参，加桂枝$_{3.0}$

⑥若欬者去党参　大枣，生姜，加五味子$_{2.0}$　干姜$_{2.0}$

⑦转氨酶 高 者，加 龙 胆 草$_{3.0}$　茵陈$_{10.0}$　夏枯草$_{3.0}$

⑧神经衰弱、失眠多梦者，加生龙牡各$_{5.0-10.0}$

用法：水煎服。

2.逍遥散：

组成：柴胡　当归　白芍　白术　茯苓各$_{3.0}$　甘草　薄荷各$_{2.0}$

主治：解郁和中，理血调经，血虚肝郁，肝脾不调，胸胁满痛，神疲食少，月经不调，慢性肝炎，神经衰弱，胸膜炎等。

加减：

①本方加 丹皮 焦山栀 各3.0 叫"丹栀逍遥散"可用于肝脾血虚有热而小便淋涩等。

②本方去生姜、薄荷、甘草，加王不留行，鸡血藤 丹参各5.0 香附3.0 可治乳腺管囊性扩张的乳房胀痛。

③肝区作痛可加元胡 川栋子各3.0

④本方加生熟地各3.0 治肝脾血虚、临经腹痛、 脉弦者。

⑤本方加炒枣仁6.0-10.0 柏子仁3.0 可治神经衰弱 睡眠不安者。

用法：水煎服。

3.四逆散：

组成：柴胡 枳实各1.5 白芍3.0 炙甘草1.0

1949

新 中 国
地 方 中 草 药
文 献 研 究
(1949—1979年)

1979

主治：肝脾不调、气滞不和、四肢不温、胸脘满痛等

加减：

①本方加川芎$_{2.0}$ 香附$_{3.0}$ 枳实改为枳壳，叫"柴胡疏肝散"。治寒热往来，胁肋胀痛，可用于慢性肝炎、神经官能症等。

②本方加附子$_{3.0}$ 可治慢性血栓性闭塞性脉管炎。

4.痛泻要方：

组成：白术$_{3.0}$ 白芍$_{2.0}$ 陈皮$_{1.5}$ 防风$_{1.0}$

主治：肠鸣腹痛腹泻，尤其泻后仍腹痛者宜，可用于急慢性肠炎的腹痛泄泻。

加减：

①久病泻多，加升麻$_{2.0}$。

②大便中泡沫多者,加双花炒成灰$_{3.0}$

用法：水煎服。

（三）祛 痰 剂

二陈汤：

组成：陈皮 半夏 各3.0 茯苓2.0 炙甘草1.0 生姜三片

主治：咳嗽多痰、痰饮、胸膈胀满、恶心、呕吐、头晕心悸。本方是祛痰的要方。治脾湿痰饮为病，脘痞纳呆、咳嗽吐白痰且伴有胃肠症状者，又可用于慢性胃炎而兼有咳嗽吐痰者。

加减：

①本方加竹茹 枳实 各3.0 叫"温胆汤"。治胆虚痰热上扰，虚烦而睡眠不好者。

②本方加南星、枳实 各3.0 叫"导痰汤"。治一切顽痰胶固、痰厥、头晕、目眩或痰饮留聚，胸膈痞满、食欲不振、咳喘痰多或头痛，言语不利者。

1949

新 中 国
地 方 中 草 药
文 献 研 究
(1949—1979年)

1979

用法：水煎服。

（四）补 益 剂

1.四君子汤：

组成：党参　白术　茯苓 各3.0　炙甘草1.0

主治：脾胃气虚、消化力弱、腹胀食少，面色萎黄，四肢倦怠无力　脉细弱。本方是补气的要方。属强壮性健胃剂。可用于胃肠功能减低，消化不良，食欲不振等症。

加减：

①本方加陈皮1.5-3.0　叫"异功散"。

②本方加陈皮1.5-3.0　半夏2.0-3.0 叫"六君子汤"。可用于消化不良　恶心欲吐　食欲不振等。

③本方加陈皮1.5-3.0　半夏2.0-3.0

木香$_{1.5-3.0}$　砂仁$_{1.5-3.0}$叫"香砂六君子汤"。可用于慢性胃炎、吞酸嘈杂、恶心　呕吐以及孕吐等。

④本方合四物汤。叫"八珍汤"。既补气又补血。可用于各种贫血、属气血两亏者。

用法：水煎服。

2.四物汤：

组成：地黄　当归$_{各3.0-5.0}$　白芍$_{3.0}$　川芎$_{1.5-2.0}$

主治：血虚、妇人月经不调。本方是补血调经的要方。

加减：

①本方合"四君子汤"　叫"八珍汤"。

②八珍汤加黄芪$_{3.0-10.0}$　肉桂$_{1.5-3.0}$　叫"十全大补汤"。治诸虚不足，神疲少食、恶寒自汗，面色无华，妇

1949
新中国
地方中草药
文献研究
(1949—1979年)
1979

女月经不调、崩漏，带下以及外科痈疽久不溃脓或溃后脓液稀少，不易收口等。可用于各种贫血、慢性消耗性疾病的虚弱者。

③本方加黄芩 黄连 各$2.0-3.0$ 叫"芩连四物汤"。可用于血虚有热的月经不调等症。

④本方加阿胶$3.0-5.0$ 艾叶$1.5-3.0$ 炙甘草$1.5-3.0$ 叫"胶艾四物汤"。治子宫虚寒腹痛、月经过多或功能性子宫出血等症。

⑤本方加桃仁 红花 各3.0 叫"桃红四物汤"。治血虚有瘀，月经不调、痛经 瘀涩有块等症。

用法：水煎服。

3.参苓白术散：

组成：党参 茯苓 半夏 白扁豆 莲子肉 各3.0 陈皮 砂仁 各2.0 炙甘草

炒桔梗 各1.5 山药5.0 苡米6.0

主治：脾胃虚弱、饮食不消化、大便溏泻、四肢无力。可用于慢性肠炎、贫血及其他慢性病，而表现胃肠功能衰弱、食欲不振、腹泻或兼有咳嗽、吐痰者。

用法：水煎服。

4.补中益气汤：

组成：黄芪3.0—10.0 党参 当归 柴胡 白术 各3.0 陈皮 炙甘草 各2.0 升麻1.5—3.0

主治：劳倦内伤、身热心烦、四肢倦怠无力、自汗而喘、感冒风寒、饮食衰少、或中气下陷而出现脱肛、胃下垂、子宫下垂 或气虚不能摄血而便血，子宫出血等。

用法：水煎服。

5.归脾汤：

组成：白术 当归 茯神 各3.0 黄

• 13 •

1949
新 中 国
地 方 中 草 药
文 献 研 究
(1949—1979年)
1979

芪　党参　炒枣仁各3.0～10.0　元肉5.0
木香1.5　远志　炙甘草各2.0　生姜三片
大枣三枚。

主治：思虑过度　劳伤心脾　怔忡健忘失眠　饮食无味　或月经过多。本方是一个强壮性健胃镇静剂，可用于神经官能症而伴有胃肠功能障碍及慢性出血或月经不调，月经过多及淋漓不断而属于脾虚不能统摄者。

加减：

①失眠重者，加柏子仁3.0　丹参5.0首乌藤5.0～10.0　珍珍母10.0

②出血者可酌加止血剂。

用法：水煎服。

6.人参养荣丸：

组成：党参　白术　黄芪　肉桂　茯苓熟地各3.0　陈皮　五味子各2.0　远志炙甘草各1.5。

主治：积劳虚损，气血亏虚、惊悸失眠食少消瘦，发热自汗，皮肤干燥，溃疡久不收口。可用于慢性消耗性疾病的消瘦，食欲不振面色苍白、及神经官能症有气血双亏者。

用法：水煎服

7.六味地黄丸：

组成：熟地8.0　山萸肉　山药各4.0 泽泻茯苓　丹皮各3.0

主治：肾阴不足、精血亏，形体消瘦，骨热酸痛，遗精盗汗，口干舌燥，头晕目眩，耳鸣耳聋，咳嗽痰血，足跟痛。本方是一个平补肝肾、滋补强壮剂。治肾阴虚亏各症，但胃肠功能尚好者。

加减：

①本方加肉桂　附子各2.0-3.0　叫"桂附地黄丸"又名"肾气丸、八味地黄丸，金匮肾气丸、崔氏八味丸"等。治：

1949

新 中 国
地 方 中 草 药
文 献 研 究
(1949—1979年)

1979

肾阳不足，腰酸脚软，下半身冷感，小便不利或频数，失禁，可用于慢性肾炎，神经官能症，性神经衰弱，糖尿病等。

②本方加肉桂，附子 各2.0-3.0 牛夕 车前子 各3.0 叫"济生肾气丸"。主治：肾虚腰痛脚肿，小便不利，可用于慢性肾炎的腰痛，浮肿等。

③本方加枸杞子 菊花 各3.0 叫"杞菊地黄丸"。主治：肝肾不足，头目眩晕，迎风流泪目涩痛，或视一为二，又可用于神经官能症的头痛头晕，虚性高血压的头晕头胀等。

④本方加知母 黄柏 各3.0 叫"知柏地黄丸"。主治：阴虚火旺，劳热骨蒸，盗汗，口渴，尿黄。可用于慢性肾炎，神经官能症，阳强、及泌尿系感染的慢性经过中。

⑤本方去泽泻 茯苓 丹皮，加枸杞

子 牛夕 菟丝子，鹿角胶、龟板胶各₃.₆

炙甘草₁.₀叫"左归丸"。主治：肾阴不

足，腰膝酸软、头晕眼花、遗精、口干舌

燥、盗汗，口渴等。

⑥本方去泽泻，茯苓、丹皮，加构杞子

菟丝子 鹿角胶 杜仲各₄.₀ 肉桂 附

子 当归各₃.₀ 叫"右归丸"。主治：

肾阳不足或过劳伤肾、神疲乏力、脐腹冷

痛、便溏、腰酸腿软遗精，早泄，阳衰无

子等。

用法：水煎服

（五）祛 湿 剂

1.平胃散：

组成：苍术 厚朴各₃.₀ 陈皮₂.₀

炙甘草₁.₀ 生姜三片 大枣三枚

主治：胸腹胀满 口淡不渴 不思饮

食或有恶心呕吐 困倦 大便稀 舌苔厚

1949

新　中　国
地　方　中　草　药
文　献　研　究
(1949—1979年)

1979

腻　脉滑。　　加减：

①本方和五苓散，叫"胃苓汤"。适用于脾胃不和、腹痛泻泄、小便不利、浮肿、腹水等症。

②本方和小柴胡汤　叫"柴平汤"。适用于寒热往来及脾胃湿盛而脘膈胀闷者。

③本方加麦芽　陈曲 各 3.0。适用治疗脾胃湿滞　宿食不消　吞酸嗳腐　不思饮食　消化不良等。

用法：水煎服。

2.五苓散：

组成：茯苓 $3.0-10.0$　猪苓　泽泻 各 $3.0-4.0$　白术 3.0　桂枝 $1.5-3.0$

主治：小便不利、水泻、头痛、发热、口渴、饮水则吐或水肿，可用于心脏病及肝硬化腹水等的小便不利者。

加减：

①本方加党参$_{5.0-10.0}$ 治中气虚弱的小便不利和水肿 亦适用于腹部手术后尿闭等。

②本方去桂枝，白术 加滑石$_{6.0}$阿胶$_{3.0}$ 叫"猪苓汤"治尿血 小便涩痛 点滴难出、小腹胀满 如尿路感染及结石症而引起的尿痛 尿急 尿血等。

用法：水煎服

③五皮饮

组成：茯苓皮 陈皮 大腹皮 桑白皮 生姜皮各$_{3.0-5.0}$ （一方无桑白皮而有五加皮）

主治：水肿 心腹胀满 小便不利可用于多种原因的水肿 如肾炎 心脏病肝硬化的水肿或腹水及妊娠浮肿等症。

用法：水煎服。

1949
新　中　国
地 方 中 草 药
文 献 研 究
(1949—1979年)
1979

二、内　科

（一）上呼吸道感染

1.主治：风热感冒、急性支气管炎，流感、发热重、怕冷轻，口干、口渴、咽喉部肿，红、痛或咳嗽，痰黄、舌苔薄黄、脉浮数、春季发病者宜。

处方：连翘$_{3.9}$　板兰根$_{5.0—10.0}$　花粉$_{3.0}$　牛子$_{3.0}$　生石羔$_{5.0—10.0}$　双花$_{5.0—10.0}$　芦根$_{5.0—10.0}$　苏叶　苏梗各$_{1.5}$　生甘草$_{1.0}$　桔梗$_{3.0}$

加减：

①头痛加菊花　蔓荆子各$_{3.0}$

②咽部红肿较重者加元参$_{3.0—5.0}$　山豆根　赤芍各$_{3.0}$　马勃$_{1.0}$

③咳嗽，加杏仁、前胡 各3。

④痰黄，加瓜蒌皮4。 大贝3。

⑤心烦，加知母3。

用法：水煎服。

2.主治：风寒感冒、急性气管炎风寒型。证如，发热轻、怕冷重、鼻塞，流清涕、喷嚏，头身痛、咳嗽、痰稀白，无汗、舌苔薄白、脉象浮紧。冬季发病者宜。

处方：麻黄 杏仁 大贝 各3。 甘草2。

加减：

①头痛，加白芷3。 川芎2。

②痰多，加半夏3。 桔红2。

③咳嗽重，加桔梗3。 紫苑3。

用法：水煎服。

3.主治：夏季感受暑湿而发病者。证如：发热恶寒，头闷痛、四肢困重，胸

1949
新中国
地方中草药
文献研究
(1949—1979年)
1979

闷，恶心呕吐，或腹泻，舌苔白腻 或 微黄，脉濡或濡数。

方药：双花$_{4.0}$ 连翘 白扁豆 厚朴香薷各$_{3.0}$ 滑石$_{6.0}$ 生石羔$_{5.0-10.0}$ 甘草$_{1.0}$

加减：

①热盛，加黄连$_{2.0-3.0}$

②湿盛，加木瓜$_{3.0}$ 苍术$_{3.0}$

用法：水煎服。

4.主治：秋季感冒，慢性支气管炎，急性支气管炎燥热型。证如：干欬无痰或痰少而粘，不易咳出、咳 甚 则胸 痛、鼻燥咽干或恶寒发热，舌 尖 红，苔少、脉数。

处方：沙参 元参 炙杷叶 麦冬杏仁 桑叶 阿胶各$_{3.0}$ 生石羔$_{5.0}$ 炙甘草$_{1.5}$ 胡麻仁$_{3.0}$

用法：水煎服。

5.主治：体虚或老年人感冒。

处方：党参 白术 茯苓 桑叶 连翘 菊花 桔红 半夏 紫苏各3.0 双花4.0 甘草1.0

用法：水煎服。

6.主治：外感后期咳嗽，或肺炎后期咳嗽。

处方：前胡 莱菔子 桔红各6.0 杏仁12.0 炙桑白皮 象贝各8.0 桔梗4.0 枳实3.2 甘草2.0

用法：水煎去渣，浓缩，加糖浆200毫升，每次10—20毫升，一日三次。

（二）肺 炎

1.主治：肺炎早期：高热、不恶寒或微恶寒、口渴、头痛、有汗或汗不彻、咳嗽、胸闷、舌苔薄白、脉浮数、系邪在表、属热证、宜辛凉解表

1949

新 中 国
地 方 中 草 药
文 献 研 究
(1949—1979年)

1979

处方：双花$_{5.0-10.0}$　连翘$_{3.0-8.0}$
荆芥　牛子各$_{2.0}$　菊花　桑叶　竹叶　桔
梗各$_{3.0}$　薄荷　甘草各$_{1.5}$　芦根$_{10.0}$
黄精$_{5.0}$

加减：

1. 热重　加生石羔$_{5.0-10.0}$　知母$_{3.0}$
2. 口干　加沙参　麦冬各$_{3.0-4.0}$
3. 目赤烦躁　加焦山栀$_{3.0}$
4. 痰多　加大贝$_{3.0}$
5. 苔白腻　加淡豆豉$_{3.0}$

用法：水煎服。

2. 主治　肺炎早期：恶寒发热，头身痛、咳嗽、无汗、口不渴、舌苔白、脉浮紧，多发病在于初春，深秋、冬季，邪在表，属寒证，宜辛温解表。

处方：麻黄$_{1.5-3.0}$　杏仁　竹叶　前胡　桔梗各$_{3.0}$　甘草$_{1.5-2.0}$　芦根$_{10.0}$
双花$_{5.0}$　连翘$_{8.0}$

加减：

①热重，加黄芩$_{4.0}$　板兰根$_{10.0}$

②痰多，加瓜蒌$_{5.0}$　大贝$_{3.0}$　紫苑$_{3.0}$

③口渴　加花粉$_{5.0}$　沙参$_{5.0}$　麦冬$_{4.0}$

用法：水煎服。

3.主治：肺炎极期或中毒期：高热喘急心烦面赤、无汗、咳嗽吐痰或带铁锈色痰，胸痛、胸闷、渴、不思饮食、大便干，小便短赤、舌红苔黄、脉洪大或滑数

处方：麻黄　大贝　竹叶　桔梗　黄芩　杏仁各$_{3.0}$　生石羔$_{10.0-20.0}$　元参$_{4.0}$　甘草$_{2.0}$　双花$_{10.0}$

加减：

①咽红　加僵蚕$_{3.0}$

②气急　加桑白皮　地龙各$_{3.0-4.0}$

③喘满胸高，痰热壅盛　加葶苈

1949

新　中　国
地方中草药
文　献　研　究
(1949—1979年)

1979

子 $3.0-5.0$

④便秘　加瓜蒌仁 $3.0-4.0$

⑤抽风　加双勾 $3.0-5.0$，至宝丹

⑥咯血　加丹皮 $3.0-4.0$ 藕节 5.0 黛蛤散 2.0

用法：水煎服。

4.主治：肺炎极期：高热、嗜睡、咳喘、舌苔黄燥、脉细数

处方：生石羔　芦根 各 10.0　大贝竹叶　枇杷叶 各 3.0　麦冬　桑皮 各 5.0 丹皮 4.0　甘草 2.0

加减：

①喘急　加前胡　桑皮 各 3.0

②痰多　加瓜蒌皮 4.0

③苔腻下利　加茯苓 6.0　滑石 5.0 通草 2.0

用法：水煎服。

5.主治：肺炎后期，热退、舌无苔而

燥汗出、脉虚者。

处方：沙参　石斛　花粉各$3.0-5.0$
玉竹3.0　麦冬$4.0-8.0$　桑白皮　地骨
皮各3.0　甘草2.0　粳米一撮。

用法：水煎服

6.主治：肺炎后期，热退、唯稍咳
嗽，有痰者。

处方：生地5.0　元参3.0　麦冬4.0
甘草1.5　白芍3.0　川贝3.0　薄荷1.0
桑皮3.0　地骨皮3.0

用法：水煎服。

7.主治：同上（6）

处方：白梨2个　川贝母2.0

用法：将白梨核挖去，每梨里边放川
贝母粉一线，加蜂蜜或冰糖适量，再加水
300毫升烹熟，吃梨喝汁，每次一个，一
日二至三次。

8.主治：肺炎后并中毒性脑炎，昏迷

1949

新 中 国
地 方 中 草 药
文 献 研 究
(1949—1979年)

1979

抽风舌绛少津，脉数无力。

处方：生地$_{5.0}$　地骨皮$_{4.0}$　白芍$_{4.0}$
炙甘草$_{1.5}$　珍珠母$_{10.0}$　龙骨$_{10.0}$　远
志$_{3.0}$　天竺黄$_{3.0}$　胆南星$_{3.0}$　板兰
根$_{10.0}$

用法：水煎服。

（三）百 日 咳

1.主治：百日咳、咳喘

处方：麻黄　川贝母　桔梗$_{各3.0}$
五味子　半夏　桔红$_{各2.0}$　夏枯草$_{10.0}$
黄精$_{5.0}$

用法：共研为细末，一至二岁（0.2
—0.3克），三至四岁（0.4—0.5克），
五至六岁（0.6克）。一日二至三次。

2.主治：阵发性咳嗽　咳即作吐　有
时痰中带血　眼睑浮肿。

处方：天冬　麦冬$_{各5.0}$　瓜蒌仁

百部各3.0　桔红　清半夏　竹茹各2.0
百合3.0

加减：

①鼻衄，加白茅根10.0　藕节3.0-5.0

②呕吐，加伏龙肝5.0

③痰多，加莱菔子3.0

④面目浮肿，加葶苈子1.0-3.0

用法：水煎服。

（四）急性胃肠炎

1.主治：突然发生呕吐、腹泻、发热、口渴、腹部绞痛、肛门灼热感、尿黄、舌苔腻、脉弦滑数。属湿热为主者。

处方：黄连　葛根　黄芩　白术　党参　半夏　厚朴各3.0　干姜　甘草各2.0　木香1.5

用法：水煎服。

2.主治：呕吐清水食物、便下淡稀黄

1949

新 中 国
地 方 中 草 药
文 献 研 究
(1949—1979年)

1979

色、脘闷、腹胀痛、喜按、喜热、舌苔白腻、脉濡属寒湿者。

处方：藿香　佩兰　紫苏　苍木　厚朴　茯苓各3.0　木香2.0　陈皮2.0　干姜1.5　白叩2.0-3.0

用法：水煎服。

3.主治：呕吐不消化食物，便下水洋、腹痛者。

处方：藿香　白豆蔻　广木香　陈皮肉桂　白术　茯苓　香附各3.0　黄精鱼腥草各5.0　甘草　干姜各2.0。

（五）慢性胃炎

1.主治：慢性胃炎及胃十二指肠溃疡以胃痛、吞酸为主者。

处方：白芨　附子　陈皮　元胡各一斤　鸡蛋壳十斤

用法：共研为细末或制成片剂，每次

三钱，一日三次，饭前服。

2.主治：面色萎黄，倦怠无力，纳少腹胀胃脘部隐痛，舌苔淡白　脉弱。属脾胃虚者。

处方：党参　茯苓　白术　半夏　内金炒麦芽 各3.0　木香　砂仁　陈皮 2.0 炙甘草 1.5

用法：水煎服。

3.主治：慢性胃炎及胃十二指肠溃疡以疼痛为主者

处方：当归　乌贼骨 各8.0　茯苓白术　泽泻　大贝 各4.0　川芎　元胡川栋子 各3.0

用法：水煎服。

4.主治：胃寒、隐痛、喜暖畏冷　舌淡苔薄或微腻、脉细、属虚寒者。

处方：党参　白术　附子　毕拨　厚朴　乌药 各3.0　干姜 1.5　高良姜　炙甘草

1949

新 中 国
地 方 中 草 药
文 献 研 究
(1949—1979年)

1979

各 2.0

用法：水煎服。

5.主治：慢性胃炎及胃十二指溃疡等服热药无效者。

处方：百合 8.0　乌药　檀香　元胡　川栋子各 3.0　丹参 5.0　砂仁 2.0

用法：水煎服。

6.主治：胃部灼热、隐痛、纳少，食后作胀、口干、舌红苔少、脉细。属胃阴亏者

处方：沙参　麦冬各 $4.0-5.0$　石斛　玉竹　元胡　白芍各 3.0　生地 5.0　炙甘草　陈皮各 2.0

用法：水煎服。

（六）慢性肠炎

1.主治：纳少、腹胀不适、肠鸣即泻，大便有消化不良食物　腹部怕冷、舌

苔淡白　脉沉细　属肾阳不振者

　　处方：肉桂　附子　泽泻　猪苓各8.0　白术　茯苓　扁豆各4.0　山药8.0

　　用法：水煎服。

　　2.主治：面色萎黄、食少、倦怠无力腹胀不适，大便稀溏、舌苔淡白、脉濡缓或弱、属脾胃虚弱者。

　　处方：党参　山药　白扁豆各4.0白术　苍术各3.0　肉果　诃子　破故纸各2.0　苡米5.0煅赤石脂2.5。

　　用法：水煎服。

　　又方：参苓白术散（方见前）。

（七）胃溃疡

　　1.主治：急性胃溃疡，胃粘膜明显浮肿，龛影较深，上腹部疼痛、泛酸、舌苔腻、脉弦

1949
新中国
地方中草药
文献研究
(1949—1979年)

1979

处方：党参 黄芪 当归 赤芍 白芨 大青叶（或蒲公英）各5.0 蒲黄炭3.0 甘草 乳香 没药 大贝各2.0 乌贼骨6.0

用法：水煎服。

2.主治：胃脘胀痛、两胁胀满、胸闷、嗳气、吞酸、口苦、舌苔薄白、脉弦细、属肝胃不和者。

处方：柴胡 白芍 枳壳 香附 川楝子 元胡各3.0 煅牡蛎 煅瓦楞子各5.0 甘草1.0

用法：水煎服。

3.主治：胃部隐痛、空腹痛重、食后痛见减、喜按、喜暖怕冷、腹胀、倦怠无力舌苔薄白、脉细弱。属脾胃虚弱者。

处方：黄芪5.0 白芍4.0 白芨 党参 桂枝各3.0 干姜1.0—1.5 炙甘草 高良姜各2.0 木香1.5（或香附3.0） 大

枣六枚

用法：水煎服。

（八）胃下垂

处方一：

马钱子40.0去毒 天麻5.0酒泡对时，麻黄5.0醋泡对时，木香 全虫 甘草 乳香 没药 巴戟 羌活 陈皮 杜仲各5.0

制法：上药共研为细末，以陈醋、山药粉做成丸如绿豆大、晒干备用。

用法：每次服五分，一日三次，用凉开水送服。每服六天休息一天，再服，一个疗程为一个月。每次量可逐渐增加，但一次量不得超过二钱。此方减轻自觉症状确有一定疗效。

处方二、

补中益气汤（方见前）加枳壳$5.0—10.0$

1949

新 中 国
地 方 中 草 药
文 献 研 究
(1949—1979年)

1979

用法：水煎服。

（九）急性黄疸型传染性肝炎

1.主治：恶寒发热、黄疸、肝区痛、口干而苦、恶心或呕吐、食欲减退、厌油腻、腹胀小便深黄、大便干燥、舌红苔黄或腻、脉弦数

处方：双花　茵陈　板兰根各$5.0-10.$连翘$3.0-4.0$　黄柏　枝子　香附　玉金元胡　胆草各3.0　黄连$2.0-3.0$　甘草2.0　焦三仙各3.0

用法：水煎服。

2.主治：黄疸、胸闷、肝区痛、恶心或呕吐，纳呆、厌油腻、渴不欲饮、口粘口淡，四肢无力，大便稀或粘腻、舌苔腻脉弦滑

处方：茵陈10.0　板兰根　双花各$5.0-10.0$枝子　厚朴　半夏　茯苓　香

附 元胡 豆叩各5.0 苍术4.0 滑石6.0 甘草2.0

用法：水煎服。

3.主治：消炎利胆退黄治急性黄疸型肝炎验方

处方：茵陈$15.0-20.0$ 败酱草7.0 黄连3.0 黄柏3.0 片姜黄$2.0-3.0$ 玉金4.0 菊花4.0 当归5.0 党参5.0 山药6.0 陈皮5.0 甘草$2.0-5.0$ 大枣十枚 胆草3.0 板兰根$5.0-10.0$

加减：

①发热去片姜黄，可加黄芩3.0

②腹胀，加木香$2.0-3.0$ 大腹皮$3.0-4.0$

③便秘 加大黄3.0

④不思饮食，加鸡内金3.0炒麦芽4.0

用法：水煎服。

4.主治：传染性黄疸型肝炎

1949

新 中 国
地 方 中 草 药
文 献 研 究
(1949—1979年)

1979

处方：硝石　矾石　各等分

用法：共研为细末，每次三分，每日三次，每饭后服

（十）急性无黄疸型传染性肝炎

1.主治：肝大且痛　口苦　腹胀　纳减　四肢无力　舌苔薄白　脉弦或数

处方：柴胡　当归　赤芍　玉金　枳壳　鸡内金　元胡各3.0　板兰根　茵陈各5.0—10.0　甘草2.0　栀子3.0

用法：水煎服。

2.主治：肝大且痛，不思饮食、恶心、腹胀、四肢无力、口粘腻、大便稀、舌苔薄白或腻脉弦。

处方：党参　白术　香附　元胡　白扁豆　川栋子　鸡内金各3.0　麦芽　茯苓各4.0　双花　板兰根各5.0—10.0

用法：水煎服。

3. 主治：急性无黄疸型肝炎验方

处方：茵陈7.0 败酱草6.0 玉金 双花各4.0 菊花3.0 板兰根5.0—10.0 龙胆草2.0 当归 党参 陈皮各4.0 山药6.0 大枣十枚

用法：水煎服。

（十一）慢性肝炎

1. 主治：胸胁胀痛或刺痛、面色晦暗、肝脾肿大、脘腹胀满、食欲不振、口苦、舌苔薄脉象弦，属气滞血瘀者

处方：柴胡3.0—5.0 当归 白术 桃仁 红花 香附 玉金 枳壳 鸡内金 元胡 各3.0 芍药3.0—6.0

加减：

① 脾大，加别甲5.0—10.0，三棱 文术各3.0

② 黄疸指数偏高，加茵陈5.0—10.0

1949

新 中 国
地方中草药
文 献 研 究
(1949—1979年)

1979

③转氨酶高，加双花 败酱草 板兰根各5.0—10.0 胆草 菊花各3.0

用法：水煎服。

2.主治：肝大且痛、面色苍白、疲乏无力、纳呆、腹胀、大便倾稀、舌苔薄白、脉细无力 属脾胃虚弱者

处方：党参3.0—5.0 白术 半夏 焦三仙各3.0 茯苓3.0—4.0 陈皮 木香各2.0 丹参5.0—10

用法：水煎服。

3.主治：肝大、肝区痛、疲乏无力、头晕、手足心热、纳减、腹胀 或有低热、舌红苔少、脉细、属肝肾阴虚者。

处方：沙参 当归 白芍 川栋子 香附 炒谷芽各3.0 枸杞子 麦冬 生地各4.0

加减：

①低烧，加青蒿 地骨皮各3.0

②腹胀 加枳壳 山药 各3.0

用法：水煎服。

4.主治：慢性肝炎、脂肪肝验方

处方：党参 当归 白芍 生地 玉金 各3.0~5.0 黄芪3.0~10.0 黄精 山药 各5.0 丹参 茵陈 板兰根 5.0~10.0 泽泻 陈曲 鸡内金 秦艽 山楂 各3.0

用法：水煎服。

5.主治：肝炎、肝区疼痛。

处方：柴胡4.0 枳壳 片姜黄 乌药 玉金 木香 各3.0 生白芍8.0 肉桂1.0 炙甘草2.0

用法：水煎服。

6.主治：慢性肝炎属肝气郁滞者。两胁胀满、胃脘作痛，消化不良、腹胀、吐酸、烧心

处方：厚朴 川芎 香附 豆叩 枳壳 沉香 白芍 柴胡 陈皮 砂仁 木香

1949
新 中 国
地 方 中 草 药
文 献 研 究
(1949—1979年)
1979

丹皮　元胡 各3.0　甘草　片姜黄 各2.0

　　用法：水煎服。

　　7.主治：肝区痛系血瘀引起者。

　　处方：鸡血藤　山楂 各20.0　丹参
当归尾　红花　赤芍　益母草 各10.0　路
路通　王不留行　桃仁 各6.0

　　用法：制成片剂　每次三钱　一日二
至三次服。若水煎服须酌减分量）。

　　8.降转氨酶验方：

　　处方：茵陈 8.0　金钱草　双花　滑
石 各6.0　公英 5.0　泽兰　丹皮　白术
黄芩 各3.0　藿香　佩兰 各2.0　甘草 1.0

　　用法：水煎服。

　　9.主治：急慢性肝炎

　　处方：硝矾散：硝石　矾石 各等分

　　用法：共研成细粉或制成片剂，一日
二至三次，每次三分。饭后服。

（十二）肝硬化腹水

1.主治：腹大胀满、两肋胀痛、纳少、腹中有水有气、舌苔白腻、脉弦、属早期肝硬化腹水者。

处方：苍术　白术　陈皮　香附　车前子　桂枝各3.0　厚朴3.0-5.0　茯苓　丹参5.0-10.0　大肤皮　猪苓　泽泻　泽兰各4.0　大枣5个。

加减：

①腹胀甚,加木香　枳壳　卜子各3.0

②肝区痛，加元胡　川栋子各3.0

③肝脾肿大,加别甲　牡蛎各5.0-10.0三棱　文术　桃仁　红花各3.0

④黄疸，加枝子　黄柏各3.0　茵陈5.0-10.0

⑤便干，加瓜蒌仁4.0　大黄3.0

⑥便溏，加山药5.0　白扁豆3.0

1949

新 中 国
地 方 中 草 药
文 献 研 究
(1949—1979年)

1979

⑦鼻衄，加白茅根$_{10.0}$ 茜草根 丹皮 阿胶 藕节 仙鹤草各$_{3.0-5.0}$ 三七粉$_{0.5}$（冲）

⑧乳房痛 加牛夕 红花 胆草各$_{3.0}$

用法：水煎服。

2.主治：腹大胀满 肢体消瘦 面色黧黑 口干舌燥 手足心热 尿少 低热鼻衄 舌红少津苔少 脉弦细 多见于肝硬化后期，属肾阳虚为主者。

处方：熟地 山药各$_{3.0-10.0}$ 山芋肉车前子 当归各$_{3.0-5.0}$ 茯苓$_{10-15.0}$ 泽泻 大肤皮 瞿麦各$_{4.0-6.0}$ 丹皮 附子 肉桂各$_{3.0}$

加减：

①低热，加地骨皮 青蒿各$_{3.0-4.0}$银柴胡$_{3.0-5.0}$

②口渴，加元参$_{3.0-5.0}$ 麦冬$_{4.0}$

• 44 •

③鼻衄　加生地$5.0-10.0$　白茅根10.0

④便干，加瓜蒌仁4.0　大黄3.0

用法：水煎服。

3.主治：腹大胀满　面色黧黑　神倦嗜睡　怯寒肢冷　或下肢浮肿　尿少　便溏　舌苔白脉沉细　多见于肝肾综合症。属脾阳虚者

处方：党参5.0　白术　猪苓　泽泻各4.0　车前子　干姜　附子各3.0　炙甘草2.0

用法：水煎服。

4.主治：用之于肝硬变初期而无腹水者

处方：柴胡7.0、半夏5.0、生姜（生的）4.0黄芩人参、大枣各3.0、甘草2.0。

5.主治：肝硬变轻度腹水者：

处方：柴胡，黄芩，半夏，生姜，人

1949
新中国
地方中草药
文献研究
(1949—1979年)
1979

参，各3.0泽泻，茯苓，猪苓、各5.0，白术、桂枝各4.0，大枣5.0，甘草2.0。

6.主治：肝硬变虽腹水多，体力较好者：

处方：苍术、茯苓，白术各2.50，陈皮，厚朴，香附子，泽泻各2.0，积实，大腹皮，缩砂，木香，生姜 灯心草各1.0

7.主治：肝硬变腹水较多，体力差者：

处方：泽泻，猪苓，茯苓，白术各5.0甘草，人参，干姜，桂枝各3.0

用法：以上以一日一剂，放水500毫升，煮为300毫升，去渣分三次服。

（十三）肝硬化并发症

（1）食道静脉曲张破裂出血

处方一：

茜草炭5.0 血余炭10.0 苏子   沉

香各3.0 百草霜2.0（冲） 白芨3.0

用法：水煎服。

处方二：

黄连 黄芩炭 大黄 桃仁各3.0
生地 仙鹤草各5.0—10.0 白茅根10.0
紫珠草3.0—5.0

用法：水煎服。

处方三：

麦冬8.0 沙参 阿胶 花粉 茜草
炭各3.0—5.0 玉竹4.0 生地5.0—10.0
生甘草1.0 白扁豆3.0 苏木2.0

用法：水煎服。

（2）肝昏迷

1.主治：在肝肾阴虚的基础上，出现
躁动不安 两手震颤 甚至怒目而视或狂
叫，口有臭味，逐渐转入昏迷，舌红少津
苔少或无苔脉弦细。

• **47** •

1949

新 中 国
地 方 中 草 药
文 献 研 究
(1949—1979年)

1979

处方：白芍$_{3.0-5.0}$ 石决明$_{5.0-100}$ 珍珠母$_{10.0}$ 菖蒲 远志 胆草 菊花 熟地$_{各3.0}$ 枸杞子$_{4.0}$ 配牛黄清心丸或至宝丹，安宫牛黄丸。

用法：水煎鼻饲法灌入。

2.主治：高热烦躁 口有臭味 喉有痰鸣 便干 尿短少，色黄 舌苔黄 脉数 而转入昏迷者。

处方：双花 生石膏$_{各5.0-10.0}$ 连翘$_{4.0}$ 黄连 黄芩 枝子 远志 大黄$_{各3.0}$ 生地$_{5.0-8.0}$ 配至宝丹 安宫牛黄丸 紫雪丹等

用法：同上。

3.主治：嗜睡 神倦懒言 肢冷 尿少 便溏 舌苔薄白 脉沉细而渐入昏迷者

处方：黄芪$_{10.0}$ 党参$_{5.0-10.0}$ 白术 附子 干姜 菖蒲 远志$_{各3.0}$ 茯苓$_{4.0-6.0}$ 配苏合香丸

用法：同上。

加减：

①痰多　加陈皮　半夏（忌附子）天竺黄各3.0

②抽搐，加僵蚕3.0　牡蛎　石决明$5.0-10.0$

③尿少，车前子　泽泻　猪苓各4.0

验方一则：

方药：远志　麦冬各2.0　射干　茯神　竹叶各2.0　杏仁　葛根各1.5　大青叶　甘草各1.0知母　生石羔　白芍　天冬　川贝各3.0　油桂0.3　羚羊粉（冲）升麻各0.4

用法：同上。

（十四）胆囊炎

1.主治：发冷发烧、右胁肋及胃脘部疼痛，口苦、恶心呕吐、尿赤、大便色

1949

新　中　国
地方中草药
文　献　研　究
(1949—1979年)

1979

淡、黄疸、舌边尖红、苔黄、脉滑数。属湿热者。

处方：柴胡　黄芩　枳壳 各3.0　玉金　枝子 各3.0~4.0　茵陈10.0　木香　大黄　芒硝(冲) 各2.0　半夏3.0

加减：

①热重，加龙胆草　苦参 各3.0　连翘4.0　双花　板兰根 各5.0~10.0

②热邪伤阴去柴胡，加元参　麦冬 各3.0~5.0　生地5.0

③舌苔厚腻、恶心、不欲食、腹胀，加厚朴　苍术 各3.0　半夏　陈皮 各3.0

用法：水煎服。

2.主治：右胁肋下隐隐作痛　胃脘胀满　隐痛不舒、时轻时重、反复发作、属气滞者

处方：柴胡　当归　白芍　川栋子　枳壳　半夏　焦三仙 各3.0　青皮　木香

元明粉（冲）各2.0　金钱草$5.0-10.0$　玉金4.0

加减：

①脾气虚，加党参　白术各3.0

②气郁化火，加龙胆草$2.0-3.0$　大黄3.0

③呕吐，加竹茹3.0　代赭石5.0

④血瘀，加桃仁　红花　三棱　文术各3.0

⑤痛重，加元胡　没药　乳香各3.0

用法：水煎服。

（十五）胆　石　症

1.主治：胆石症绞痛发作期

处方：黄连　黄芩　大黄　木香　枳壳　半夏　元胡　川楝子　竹茹各3.0　金钱草$10.0-20.0$

用法：水煎服。

1949

新 中 国
地 方 中 草 药
文 献 研 究
(1949—1979年)

1979

2.主治：胆管结石，右胁及心窝部痛，引及肩背、胸闷气短、恶心、舌苔薄白或黄 脉弦。

处方：柴胡 白芍 枳壳 黄芩 半夏各3.0 木香2.0 大黄 黄连各$2.0-3.0$ 吴茱萸$1.5-2.0$ 金钱草$10.0-20.0$

用法：水煎服。

3.主治：胆囊结石，证同上者

处方：柴胡 白芍 香附 元胡 玉金各3.0 金钱草$10.0-20.0$

用法：水煎服。

4.验方一

处方：茵陈10.0 夏枯草5.0 金钱草$10.0-20.0$ 木香 玉金 元胡 枳壳 元明粉（冲）各3.0 海金砂 川栋子 茯苓各4.0

加减：

①消化不良者去海金砂,加鸡内金3.0

②血不足，加当归$_{3.0}$　党参$_{3.0}$

③高热，加连翘$_{3.0-5.0}$　黄芩　枝子各$_{3.0}$

用法：水煎服。

5.验方二

处方：大黄　白芍　黄芩　知母　海金砂　鸡内金各$_{3.0}$　朴硝　木香各$_{2.0}$大青叶　双花　茵陈各$_{6.0}$　柴胡$_{3.0-5.0}$金钱草$_{10.0}$

用法：水煎服。

（十六）急性肾炎

1.主治：一身悉肿，恶风　骨节酸痛、不渴，尿少，舌苔白　脉浮。

处方：麻黄，白术　葶苈子　连翘各$_{3.0}$　生石羔　双花各$_{5.0}$　赤小豆　白茅根各$_{10.0}$　甘草$_{1.0}$　生姜三片大枣三枚

1949

新　中　国
地方中草药
文　献　研　究
(1949—1979年)

1979

加减：

①血压高则去麻黄　甘草，加苏叶防风各3.0　益母草10.0

②舌红　尿血，加生地10.0　赤芍4.0藕节8.0　大小蓟各$3.0-10.0$

③咽红肿痛，加山豆根　挂金灯3.0元参$3.0-5.0$

④水肿重，加茯苓6.0　桑皮3.0　大腹皮4.0　防己3.0

用法：水煎服

2.主治：慢性肾炎急性发作，周身浮肿，尿少　无大热者。

处方：苏叶4.0　香附　陈皮各1.5茯苓8.0　猪苓　桑皮　生姜皮　大腹皮白术　苍术　半夏　杏仁　桂枝3.0泽泻5.0　木通1.0　黄柏　防己　肉桂各2.0

加减：

①服药出汗后，去苏叶　香附　杏

仁。

②阴囊肿者，加小茴香$_3$。 吴茱萸$_1$。

用法：水煎服。

3.主治：急性肾炎，以血尿为主者。

处方：黄芩 旱莲草各$_3$。 小蓟 生地各$_{10}$。 藕节$_8$。 车前子 枸杞子 各$_4$。木通$_2$。 地榆$_5$。

用法：水煎服。

4.主治：急性肾炎消后，尿蛋白 红血球不消失者。

处方：双花 板兰根 蒲黄炭各$_5$。连翘 元参 当归 血余炭各$_3$。 生地$_4$。赤小豆 白茅根各$_{10}$。 甘草$_1$。

用法：水煎服。

5.主治：急性肾炎：肌肤肿、按之没指、不恶风、骨节不痛、口不渴、尿少、舌苔白或腻、脉浮。属脾虚者。

处方：桂枝 猪苓 白术 苍术 防

1949

新 中 国
地方中草药
文 献 研 究
(1949—1979年)

1979

己各3.0　茯苓8.0　泽泻4.0　大腹皮3.0
-4.0　冬瓜皮10.0

用法：水煎服。

6.主治：全身肿、烦热、口渴、尿短赤、大便干燥。

处方：

轻者：猪苓　泽泻各4.0　阿胶　连翘各3.0　茯苓8.0　双花　赤小豆　白茅根各10.0

重者：麻黄　连翘各3.0　赤小豆
白茅根　双花各10.0

加减：

①尿赤有热，　加竹叶　丹皮　赤芍各3.0　木通2.0

②高血压，麻黄慎用或不用，加苏叶
防风各3.0　杜仲　川牛夕各$3.0-4.0$
益母草10.0

用法：水煎服。

7.主治：急性肾炎验方

处方： 石苇 车前子 瞿麦各3.0
—5.0 冬葵子3.0 滑石6.0 茯苓3.0
—8.0 猪苓 泽泻各3.0—4.0 白茅
根10.0 益母草5.0—10.0

用法：水煎服。

8.主治：急性肾炎验方

处方：柴胡，生白术，旱莲草，茜草
根，鱼腥草各3.0，连皮茯苓，菊花， 白
花蛇舌草各5.0，白茅根4.0，石苇，车前
子，甘草各2.50

用法：水煎服。

（十七）慢性肾炎

1.主治：面色苍白，周身浮肿，腹胀
满或下肢浮肿，气急，喘，不渴，尿清，
量少，四肢不温，脉沉迟，舌苔白，属于
肺气虚者。

1949

新 中 国
地 方 中 草 药
文 献 研 究
(1949—1979年)

1979

处方：麻黄　附子　白术　陈皮　半夏各3.0　党参5.0　茯苓8.0　大腹皮4.0甘草1.0

用法：水煎服。

2.主治：慢性肾炎，肌肤肿，下肢重纳呆　腹胀，属于脾胃虚寒者

处方：白术　苍术　厚朴　草叩　附子各3.0　茯苓8.0　大腹皮　木瓜各4.0木香　干姜各3.0

用法：水煎服。

3.主治：慢性肾炎　腰酸腿软　头晕目眩　心悸　气短　肢冷　舌苔薄白　脉沉细

处方：茯苓8.0　白术　附子　白芍各3.0　山芋肉4.0　党参　生姜各5.0黄芪　山药各$5.0-10.0$　苡米10.0　肉桂2.0

用法：水煎服。

· 58 ·

4.主治：慢性肾炎浮肿 消后，尿蛋白，红细胞仍不消者，

处方：炒黄柏　苍术　炒知母　丹皮　茯苓　菟丝子各3.0　枸杞子4.0　山药　杜仲各8.0　桑寄生5.0　熟地5.0—10.0

用法：水煎服。

5.主治：慢性肾炎 浮肿轻微，蛋白尿，腰痛为主者

处方：生黄芪10.0菟丝子　党参　仙茅　熟地各5.0　山药8.0　防风　白术　附子各3.0　仙灵脾　当归各3.0—5.0　陈皮3.0

用法：水煎服。

6.验方：杜仲、柴胡、黄芩，生白术桂枝各3.0，杞子4.0，石苇、仙鹤草各2.0连皮茯苓，生黄芪，丹参，白花蛇舌草，白茅根各5.0，蝉退1.0。

用法：水煎服。

1949
新中国
地方中草药
文献研究
(1949—1979年)
1979

（十八）急性肾盂炎及膀胱炎

1.主治：急性肾盂炎、膀胱炎、尿频尿急、尿血、尿道烧灼痛者。

处方：公英　白茅根各10.0　板兰根8.0　陈皮　扁蓄　瞿麦各3.0　滑石4.0　夏枯草5.0　灯心0.5　甘草梢2.0

用法：水煎服。

2.主治：同上

处方：生地$4.0 \sim 8.0$　竹叶4.0　甘草梢　木通各2.0　白茅根15.0　双花10.0　大青叶8.0

用法：同上。

3.主治：尿频尿急，尿道烧灼感，小腹胀坠，舌苔黄腻，舌红，脉滑数。

处方：车前子　瞿麦　扁蓄　甘草梢　黄柏　石苇　赤苓　泽泻　猪苓各3.0　木通2.0　萆薢4.0　滑石6.0

加减

①寒热往来，加柴胡4.0。 丹皮 黄芩各3.0

②浮肿，加防己3.0。

③尿血，加生地炭5.0。 大小蓟各$3.0-5.0$

④尿中红细胞多，加仙鹤草 旱莲草各5.0 地锦草3.0

⑤白细胞多，加双花$5.0-10.0$

用法：水煎服。

4.主治：同上，但培养有大肠杆菌者

处方：板兰根10.0 败酱草5.0 陈皮3.0 地丁$5.0-10.0$ 公英$5.0-10.0$ 白茅根10.0 夏枯草5.0 泽泻5.0 小蓟5.0

加减：

①脓细胞多，加土茯苓10.0 龙胆草$2.0-3.0$ 黄连2.0 赤小豆10.0 双

1949
新 中 国
地 方 中 草 药
文 献 研 究
(1949—1979年)
1979

花$_{8.0}$

②腰痛 加桑寄生$_{4.0}$ 枸杞子$_{3.0}$ 川断$_{4.0}$ 杜仲$_{3.0-4.0}$

③尿中有红血球多，加血余炭 蒲黄炭 旱莲草各$_{3.0}$ 生地炭$_{4.0-10.0}$

④小便混浊，加苡米$_{4.0-10}$，萆薢$_{4.0-10.0}$

用法：水煎服。

（十九）泌尿系结石

处方：金钱草$_{10.0}$ 石苇$_{3.0-5.0}$ 扁蓄 瞿麦 冬葵子 牛夕 鸡内金各$_{3.0}$ 木通$_{2.0}$ 海金砂$_{4.0}$ 滑石$_{6.0}$

加减：

①腰痛，加桑寄生$_{4.0}$ 川断$_{3.0}$

②疼痛，加元胡 川栋子各$_{3.0}$ 荔枝核$_{4.0}$

③尿血，加旱莲草 茜草根各$_{3.0}$ 地

榆炭5.0　大小蓟各5.0—10.0

用法：水煎服。

处方二：杜仲　川断　狗脊　桑寄生各3.0—5.0菟丝子　鸡内金　滑石各4.0金钱草20.0　黄柏　甘草梢各2.0　木通浮香　蓖薢各3.0　中夕10.0

用法：水煎服。

（二十）急性细菌性痢疾

1.主治：恶寒发热，腹部阵痛，里急后重，下痢赤白，渴不思饮，胸闷口粘，舌苔黄腻　脉濡数　属湿热并重者。

处方：白芍6.0黄芩　黄连　大黄各3.0木香2.0　双花　苡米各5.0—10.0

用法：水煎服。

2.主治：发热重，腹部阵痛，里急后重，大便红多白少，肛门灼热，口渴思饮，小便短赤，舌苔黄腻，脉数。属热重

1949

新 中 国
地 方 中 草 药
文 献 研 究
(1949—1979年)

1979

于湿者。

处方：白头翁$_{5.0}$　秦皮$_{4.0}$　黄连　黄芩　赤芍　黄柏　当归各$_{3.0}$　甘草$_{2.0}$　马齿苋$_{10.0-20.0}$　双花$_{5.0-10.0}$

用法：水煎服。

3.主治：发热轻，腹部阵痛，里急后重，大便白多红少，口粘不渴，舌苔腻微黄，脉濡属于湿重于热者。

处方：苍术$_{4.0}$　厚朴　木香　黄连各$_{3.0}$　陈皮$_{2.0}$　茯苓$_{6.0}$　苡米$_{10.0}$

用法：水煎服。

4.主治：发病急，便下鲜紫脓血或开始不泻，只有高热，口渴、头痛，甚则昏厥，腹部剧痛，里急后重显著，舌红苔黄，脉数，属中毒性痢疾者。

处方：葛根$_{5.0}$　黄芩　黄连　丹皮各$_{3.0}$　连翘　赤芍　秦皮各$_{4.0}$双花$_{10.0}$

加减：

①高热昏迷，加菖蒲$_{3.0}$双勾$_{5.0}$配紫雪丹或安宫牛黄丸。

②腹胀脓血多，加枳实$_{3.0}$大黄$_{2.0-3.0}$地榆$_{5.0}$

用法：同上。

单方：

1.紫参$_{10.0}$水煎服。

2.马齿苋$_{20.0-40.0}$水煎服。

3.洋树毛$_{9份}$丁香$_{1份}$共研为细末或制成片剂，一次2克，一日三次。

（二十一）慢性菌痢

1.主治：急性菌痢经治疗后，时常发作性出现痢疾而成为慢性者。

处方：白芍$_{6.0}$当归$_{5.0}$黄连黄芩肉桂槟榔木香炮姜各$_{3.0}$甘草$_{2.0}$

用法：水煎服。

1949
新 中 国
地 方 中 草 药
文 献 研 究
(1949—1979年)
1979

2.主治：慢性菌痢　腹痛　便稀　寒热错杂者。

处方：乌梅丸（乌梅肉二两　细辛六钱　干姜一两　黄连一两六钱　当归四钱制附子六钱　川椒四钱　桂枝　人参　黄柏各六钱）。

用法：每次服一丸（三钱重），一日三次。煎剂者酌减剂量。

（二十二）心肌梗塞与心绞痛

1.主治：胸闷，心前区痛　舌苔白脉弦

处方：瓜蒌　薤白各5.0　丹参5.0—10.0　半夏　红花　桃仁　玉金　五灵脂　生蒲黄　元胡各3.0

加减：

①血压高、头晕头痛、舌麻、四肢发麻，加天麻　枸杞子各3.0　双勾　桑寄

生各5.0　　石决明　茺蔚子各$5.0-10.0$

②头晕耳鸣、腰酸腿软、手足心热、夜尿频、舌苔少、脉沉细，加何首乌$3.0-5.0$　枸杞子菟丝子各3.0　桑椹子$5.0-10.0$

③心悸气短　疲乏无力　口干　舌红或紫暗　苔薄　脉沉弱或有结代，加黄芪　当归　党参　炒枣仁各$3.0-5.0$　桂枝3.0

④面色发青、出冷汗、怕冷、脉微，加附子　麦冬各3.0　干姜$1.5-2.0$　五味子2.0　炙甘草$3.0-5.0$

⑤痰多，加天南星$2.0-3.0$

⑥有热，加丹皮　山枝各3.0　黄连$2.0-3.0$

⑦寒，加桂心$1.5-3.0$　细辛$0.5-1.0$

⑧痛重，加乳香　没药　片姜黄各$2.0-3.0$

1949

新 中 国
地 方 中 草 药
文 献 研 究
(1949—1979年)

1979

⑨失眠，加炒枣仁$_{5.0-10.0}$　远志
柏子仁各$_{3.0}$

⑩便干，加瓜蒌仁$_{4.0}$　郁李仁$_{3.0}$
$_{-4.0}$

⑪气滞，加青皮$_{1.5-2.0}$　香附$_{3.0}$
用法：水煎服。

2.主治：心绞痛验方"心痛宁"

处方：当归　丹参各$_{20.0}$　生蒲黄
五灵脂　玉金　元胡各$_{12.0}$　草果　没
药　红花各$_{10.0}$　石菖蒲$_{8.0}$

用法：上药共研为细末，用瓜蒌$_{20.0}$
薤白$_{20.0}$　枳实$_{10.0}$　煎浓汁，调和制
成片剂，每次四分（四片）每日三至六
次。必要时酌情加大剂量。经临床治验有
一定疗效。

3.主治：心绞痛验方：

处方：瓜蒌$_{10.0}$　薤白　党参　炙别
甲各$_{5.0}$　半夏　远志　川栋子　玉金各

3.0 丹参 炒枣仁各$5.0-10.0$

加减：

①胸闷、气短，加麦冬4.0 五味子3.0

②心悸，加炙甘草$3.0-5.0$ 柏子仁3.0

③心前区痛甚，加元胡 没药 乳香 菖蒲 五灵脂各3.0 檀香$1.5-3.0$

④心痛放射肩背，加附子$1.5-3.0$

⑤心痛掣臂，加白芍$4.0-6.0$ 片姜黄$2.0-3.0$

⑥血压高，加夏枯草$5.0-10.0$ 生龙骨生牡蛎各10.0 鸡血藤$5.0-10.0$

用法：水煎服。

4.主治：心绞痛验方

处方：丹参$5.0-10.0$ 泽兰 红花 当归 郁金 丹皮 王不留行 丝瓜络各3.0 鸡血藤5.0 桃仁2.0 血竭 乳香 没药各1.0 琥珀粉1.0（冲）

1949
新 中 国
地 方 中 草 药
文 献 研 究
(1949—1979年)
1979

用法：水煎服，经临床治验有一定疗效。

（二十三）阵发性心动过速

处方：沙参8.0　丹参5.0　珍珠母
莲子心各10.0　麦冬　远志　茯苓各3.0
五味子2.0　首乌藤$6.0-10.0$

用法：水煎服。

（二十四）期前收缩

处方：炙甘草$3.0-5.0$　党参　麦冬
炒枣仁各5.0　桂枝　阿胶　五味子　远
志各3.0　火麻仁$2.0-3.0$　生地6.0

加减：

①心前区不舒作痛、胸闷，加丹参5.0
-10.0　桃仁　红花各3.0　瓜蒌　薤白各
$3.0-5.0$　玉金3.0

用法：水煎服。

（二十五）心律不齐

1.主治：心律不齐，心气不足 头晕周身乏力。

处方：炙甘草$_{3.0-5.0}$ 五味子$_{1.5-3.0}$ 党参$_{3.0}$ 旱莲草$_{3.0-5.0}$

用法：水煎服。

2.主治：头痛胸闷，心律不齐，舌有紫斑舌苔薄白

处方：丹参$_{5.0-10.0}$ 赤芍 香附 玉金各$_{3.0}$ 木香$_{1.5}$ 红花$_{3.0}$

用法：水煎服。

（二十六）心力衰竭

1.主治：浮肿 气急 面色㿠白 肢凉 心慌 尿少 舌苔薄 脉沉细

处方：黄芪$_{10.0}$ 党参$_{5.0}$ 附子$_{3.0-5.0}$ 车前子$_{10.0}$ 茯苓$_{5.0-10.0}$

1949

新 中 国
地 方 中 草 药
文 献 研 究
(1949—1979年)

1979

灯心$_{0.5}$

用法：水煎服。

2．主治：浮肿 气急 胸闷 咳嗽 气短 唇紫绀 尿少。

处方：葶苈子$_{5.0-10.0}$ 桑皮$_{3.0-5.0}$

丹参 赤芍各$_{5.0-10.0}$ 车前子$_{10.0}$

用法：水煎服。

（二十七）风湿性心脏病

1．主治：风湿性心脏病，二尖瓣闭锁不全，心悸，初期心衰，且有浮肿者。

处方：沙参 丹皮各$_{3.0}$ 夜交藤$_{5.0}$ 当归$_{4.0}$ 没药$_{2.0}$ 甘草$_{1.0}$ 琥珀粉$_{1.0}$（冲）朱砂$_{0.5}$（冲）

用法：水煎服。

2．主治：活动期风湿性心脏病

处方：汉防己$_{5.0}$ 玉竹$_{5.0}$ 黄芪$_{6.0}$ 白术$_{3.0}$ 茯苓$_{6.0-10.0}$

· 72 ·

加减：

①发热，痛，加银柴胡$_{3.0}$　细辛$_{1.0}$

②浮肿，尿少，加泽泻　桂枝各$_{3.0}$
木通$_{5.0}$

③喘息，加桑皮　葶苈子　苏子各$_{3.0}$

④肢凉，心衰　加附子$_{3.0}$　力参$_{1.0}$
（冲）

用法：水煎服。

3.主治：风湿性心脏病，心悸，胸闷
气短者。

处方：党参$_{4.0}$　炒枣仁　丹参　生
龙齿各$_{5.0-10.0}$　当归$_{3.0-5.0}$　远志　茯
苓各$_{3.0}$　炙甘草$_{2.0-5.0}$　木香$_{1.5-2.0}$
黄精$_{5.0}$

加减：

①风湿活动期，加荆芥$_{2.0}$　苏叶$_{1.5}$

②咳嗽；加紫苑　枯梗各$_{3.0}$

③咯血；加大小蓟各$_{5.0-10.0}$　藕节

1949

新 中 国
地方中草药
文 献 研 究
(1949—1979年)

1979

炭$_{5.0}$　仙鹤草$_{10.0}$

④浮肿；加茯苓$_{10.0}$

⑤心衰；肢凉；加麦冬$_{8.0}$　五味$_{3.0}$
力参$_{1.0}$　附子$_{3.0}$

用法：水煎服。

（二十八）肺原性心脏病

1.主治：肺原性心脏病，动则喘甚，不能平卧，面足微肿，喉中有痰鸣，口干苦，喜热饮，大便干结

处方：防己　葶苈子　大腹皮　枳实各$_{3.0}$，大黄　炙杷叶　姜半夏各$_{2.0}$茯苓　桑皮　石决明各$_{4.0}$　椒目　柴胡　甘草各$_{1.0}$

用法：水煎服。

2.主治：肺原性心脏病，心力衰竭，气急　浮肿，咳喘

处方：葶苈子$_{3.0-5.0}$　白术　桂枝

桑皮 各3.0　茯苓 6.0　泽泻　猪苓 各4.0
元参 5.0

　　加减：

　　①肢凉，加附子 3.0　干姜 1.5—3.0

　　②口干苔少，加五味子 3.0　麦冬 8.0
生地 5.0

　　③汗出，加生龙骨　生牡蛎　黄芪
各 5.0—10.0

　　用法：水煎服。

（二十九）高血压病

　　1.主治：头胀痛　眩晕　多面红　易
怒　口干舌燥　大便干结　形气实　舌苔
黄燥　脉弦有力。属阳亢　肝经实火　肝
热上冲者

　　处方：龙胆草　黄芩　枝子　地
龙 各3.0　泽泻 5.0　草决明 3.0—5.0　豨
签草 5.0　石决明　夏枯草 各5.0—10.0

1949

新 中 国
地 方 中 草 药
文 献 研 究
(1949—1979年)

1979

加减：

①便结　加大黄$_{2.0-3.0}$

②眩晕甚　加双勾　天麻各$_{3.0-5.0}$

③口干舌燥　加元参$_{3.0-5.0}$　生地$_{4.0-8.0}$

用法：水煎服。

2.主治：头晕眼花　心悸　乏力　头重脚轻　耳鸣　心烦不眠　舌及肢体麻木两手抖动或有手足抽搐　项强　言语不利舌尖红　苔薄白　脉眩细。属阴虚阳亢上盛下虚者。

处方：怀牛夕　生赭石各$_{10.0}$　生龙骨　生牡蛎　生龟板　生白芍　元参　天冬各$_{5.0}$　川栋子$_{3.0}$生　麦芽　茵陈各$_{2.0}$

加减：

①心中热甚，加生石膏$_{5.0-10.0}$

②痰多　加胆星$_{2.0-3.0}$

③尺脉虚，加熟地$_{8.0}$　山芋肉$_{3.0-5.0}$

④大便溏，加赤石脂$_{5.0-10.0}$　去赭石　龟板。

⑤胆固醇高，加槐米$_{3.0-5.0}$

用法：水煎服。

又方：天麻　双勾$_{各3.0-5.0}$　磁石　寄生　生地　草决明　夏枯草$_{各5.0}$　当归黄芩　白芍$_{各3.0}$　白蒺藜$_{4.0}$　生龙骨生牡蛎$_{各5.0-10.0}$　菊花$_{3.0}$

加减：

①烦躁易怒，加龙胆草$_{2.0-3.0}$

②手抖动，加地龙$_{3.0-4.0}$　金蝎$_{2.0}$

$_{-3.0}$

③手足麻木，加豨莶草$_{5.0-10.0}$

④体胖多痰，加竹茹　半夏　僵蚕$_{各3.0}$

用法：水煎服。

3.主治：头晕目花、耳鸣、心悸　疲乏无力、腰酸腿软、足跟痛、尿频、舌红

1949
新中国
地方中草药
文献研究
(1949—1979年)
1979

无苔、脉沉细。属肝肾阴虚者。

处方：何首乌 生地各$3.0-5.0$ 菟丝子 女贞子 桑叶 旱莲草各3.0 桑椹子 磁石 生牡蛎各$5.0-10.0$ 草决明 豨莶草 桑寄生各5.0 杜仲$4.0-8.0$ 牛夕4.0 菊花3.0

加减：

①夜尿频 加复盆子3.0 益智仁 桑螵蛸各$3.0-5.0$

②心悸，失眠较重，加炒枣仁 首乌藤珍珠母各$5.0-10.0$ 柏子仁3.0 丹参5.0

③胸闷 加瓜蒌 薤白$3.0-5.0$ 玉金3.0

④面色㿠白，下肢酸软 遗精 滑精 加 仙灵脾 巴戟各$3.0-5.0$ 熟地 山芋肉 金樱子各3.0

⑤浮肿，去龟板 磁石 加黄芪 白

术　防己各3.0

⑥形寒肢冷较显著，加附子1.5—3.0
肉桂1.0—2.0

用法：水煎服。

验方一则：

处方：仙灵脾　仙茅　巴戟　知母
黄柏　当归各3.0

用法：水煎服。

（三十）风湿性关节炎

1.主治：急性风湿性关节炎或慢性急
性发作：发热、口渴、局部灼热红肿痛、
烦躁、舌苔黄腻、脉滑数。

处方：忍冬藤　生石膏　生地各10.0
桂枝　防己　赤芍　甘草　防风各3.0桑
枝　苍术各5.0知母4.0

加减

①兼有扁桃体炎，加双花10.0　连

1949

新　中　国
地 方 中 草 药
文 献 研 究
(1949—1979年)

1979

翘$_{3.0}$

②恶风，加羌活　独活各$_{3.0}$

用法：水煎服。

2.主治：风湿性关节炎，活动期、发热、周身疼痛者。

处方：生地　双勾各$_{10.0}$　桑枝　元参　牛夕各$_{5.0}$　丹皮　海桐皮各$_{3.0}$　白芍$_{6.0}$　丹参　狗脊各$_{4.0}$　乳香　没药各$_{2.0}$　麦冬$_{8.0}$

用法：水煎服。

3.主治：慢性风湿性关节炎。

处方：桑寄生　鸡血藤　当归身各$_{10.0}$独活　肉桂各$_{1.0}$　牛夕　秦艽　茯苓　党参　白芍　熟地　杜仲各$_{5.0}$　川芎　防风　细辛　甘草各$_{1.5}$

加减：

①寒胜，加附子$_{3.0}$　肉桂加至$_{3.0}$

②湿胜，加防己$_{3.0}$　萆薢$_{4.0}$　苡

米10.0

③痛在上肢，加片姜黄3.0　荆芥2.0

④痛在下肢，加狗脊4.0

⑤腰痛，加川断4.0

⑥筋痛，加木瓜4.0

⑦痛在关节，加松节3.0

用法：水煎服。

4.主治：慢性风湿性关节炎

处方：秦艽　当归各5.0　威灵仙4.0

羌活　白芷　防己　五加皮各3.0川芎1.5

甘草2.0　生姜三片　大枣三枚　骨碎

补3.0

加减：

①风湿属头部　加天麻　菊花各3.0

②风湿属上肢，加桑枝10.0　桂枝3.0

③风湿属下肢，加牛夕　木瓜各5.0

④偏风胜，加防风　天麻　僵蚕各3.0

桑寄生5.0

• 81 •

1949

新 中 国
地方中草药
文 献 研 究
(1949—1979年)

1979

⑤偏寒胜，加干姜$_{2.0}$ 附子 肉桂各$_{3.0}$

⑥偏湿胜，加元参$_{5.0}$ 生地$_{10.0}$ 地骨皮 桑皮$_{3.0}$ 忍冬藤$_{10.0}$ 去当归 川芎 羌活 五加皮。

用法：水煎服。

5.主治：慢性风湿性关节炎，遇寒则疼痛发作者

处方：独活 防己 威灵仙 桂枝 石楠藤 海风藤 牛夕 五加皮 海桐皮各$_{3.0}$ 甘草$_{2.0}$

加减：

①全身痛无定处或上肢偏重者，加防风 羌活各$_{3.0}$

②下肢疼痛湿胜，加木瓜$_{4.0}$ 苡米$_{10.0}$ 萆薢$_{4.0}$

③腰痛 加狗脊 川断 杜仲各$_{3.0-5.0}$

④痛点固定且较重者　加乳香　没药　片姜黄　刘寄奴各$2.0-3.0$

⑤久痛不愈　加钻地风　络石藤各3.0　千年见5.0

⑥痛甚　加川乌　草乌各$1.0-2.0$

用法：水煎服。

6.主治：慢性风湿性关节炎　遇冬季加重难以步行者

处方：麻黄　桂枝　牛夕　山甲　甘草各1.0　木瓜　全蝎　川断　红花　当归　全虫　杜仲各2.0　黄酒三斤　乌骨公鸡一只

用法：共煮熟后，服第一次，令其发汗，继服时无须再发汗，每剂分两天服完五剂为一个疗程。

7.主治：风湿性关节炎　类风湿性关节炎

处方：当归　熟地　地风　虎骨　力参　元肉　五味子　西红花　千年见　附

1949

新　中　国
地 方 中 草 药
文 献 研 究
(1949—1979年)

1979

子　牛夕 各3.0

制法：用白酒三市斤与药同入瓶内浸泡两天，后将瓶放锅内，开水煮二至三小时即可。煮时将瓶口封好，插上注射用针头出气以免爆炸。

用法：早晚空腹服 每次一至二酒杯。

8.主治：历节风即全身或半身骨节疼痛难忍者。

处方：当归4.0 川芎 防风 没药 桂枝 僵蚕 木通 松节 各2.0 羌活 地枫 威灵仙 秦艽 千年见 各3.0 甘草1.0

加减：

①春夏季有热 加苍术5.0 黄柏3.0

②两下肢发凉者 加肉桂 附子 各2.0—3.0

③腿痛甚 加怀牛夕4.0

④腰痛 加杜仲5.0 川断3.0

⑤本方忌内服 人参 白术 黄芪

用法：水煎服。

（三十一）贫血（包括障碍性贫血）

1.主治：面色㿠白或萎黄、头昏眼花、心悸、气短、精神不振、疲乏无力或面部及足部浮虚，舌淡苔白、脉细弱、属气血双亏者

处方：当归　白芍　白术各3.0　党参　黄芪各3.0—10.0　元肉　熟地　何首乌　鸡血藤各5.0—6.0　肉桂0.5—1.0　炙甘草1.0—2.0　大枣六枚　丹参3.0—4.0

加减：

①失眠多梦，加炒枣仁　首乌藤各5.0—10.0　五味子　柏子仁　远志各2.0—3.0

②不思饮食　加鸡内金　炒陈曲各3.0

用法：水煎服。

2.主治：面部萎黄　浮肿　腹胀　食少　四肢无力　失眠　怔惊　大便或溏

1949

新 中 国
地 方 中 草 药
文 献 研 究
(1949—1979年)

1979

舌苔淡白　脉沉细，属脾虚者

处方：白术　茯苓　当归　阿胶各3.0
党参　黄芪　炒枣仁各4.0—10.0　远志
炙甘草各2.0　木香1.5　元肉　鹿角胶
各4.0—5.0　生姜三片　大枣六枚

加减：

①舌苔腻，加苍术　厚朴　陈皮各
2.0—3.0

②便溏，加山药4.0—5.0　白扁豆
3.0—4.0　苡米6.0—8.0

用法：水煎服。

3.主治：头晕目眩　心悸　耳鸣耳聋
口干　心烦　手足心热　大便干　腰酸腿
软　舌尖红苔少或无苔　脉细或数。属肝
肾阴虚者

处方：女贞子　枸杞子　当归　白芍
旱莲草各3.0　何首乌　熟地　炙龟板　鹿
角胶各4.0—5.0　桑椹子5.0—10.0

加减：

①低烧　加炙别甲$_{3.0-5.0}$　地骨皮　青蒿　银柴胡$_{各3.0}$

②出血　加仙鹤草$_{5.0}$　大小蓟　白茅根$_{各10.0}$　丹皮　血余炭$_{各3.0}$　藕节$_{4.0-6.0}$　或三七粉$_{1.0}$(冲)

用法：水煎服。

4.主治：面色苍白　头晕眼花　耳鸣腰酸腿软　畏冷　四肢不温　阳萎　早泄舌苔白　脉沉尺尤弱　属肾阳虚者。

处方：何首乌$_{3.0-5.0}$　补骨脂　寸云菟丝子　当归　山芋肉　仙灵脾　五味子$_{各3.0}$　巴戟天$_{4.0}$　熟地　山药$_{各5.0}$　紫河车粉$_{1.0-2.0}$(冲)　肉桂　附子$_{各1.0-3.0}$

用法：水煎服。

（三十二）过敏性紫癜

1.主治：药物过敏，如磺胺、青链霉

1949
新 中 国
地 方 中 草 药
文 献 研 究
(1949—1979年)
1979

素等引起的紫癜者。

处方：桂枝　赤芍　连翘　丹皮　紫草各3.0　双花　地丁　生地各5.0　甘草2.0

用法：水煎服。

注：一般$2-5$剂即可。经治验十余例均愈。

2.主治：过敏性紫癜

处方：生地　元参各10.0　白芍　丹皮　双花　连翘　紫草各4.0　阿胶　生侧柏叶各3.0

用法：水煎服。

（三十三）蛔虫症

主治：驱蛔虫

处方：雷丸　乌梅　榧子　使君子肉　苦楝皮各3.0　桂枝2.0　南瓜子5.0

用法：水煎，空腹时服，连服$2-3$

日。

（三十四）小脑共济失调

主治：头及手呈阵发性震颤、下肢发软，不能站立，不能坐起，头痛头晕、恶心、舌根发硬、言语不清、胃纳不佳、大便干燥、舌淡苔薄白、脉弦缓

处方：双勾$_{10.0}$　天麻　枸杞子　山药　山芋肉　熟地　茯苓　竹茹　枳实各$_{4.0}$　石决明$_{6.0}$　牛夕　僵蚕各$_{3.0}$　生杜仲　菊花各$_{5.0}$

用法：水煎服。

（三十五）神经官能症（神经衰弱）

1.主治：头晕耳鸣，眼花干涩，烦躁易怒，失眠多梦，口干咽燥，手足心热，舌红，脉细数。

处方：菊花　枸杞子　山芋肉　丹

1949

新 中 国
地方中草药
文 献 研 究
(1949—1979年)

1979

皮各3.0　生地4.0　煅牡蛎　炒枣仁　首乌藤各5.0—10.0

用法：水煎服。

2.主治：面色萎黄　四肢无力　食少　腹胀　便稀　心慌　失眠　多梦　舌苔白　脉沉细。

处方：归脾汤（方见前）

3.主治：阴血亏少，虚烦心悸，失眠多梦，健忘，不耐思虑，大便干结，口舌生疮，舌红苔少。

处方：茯苓4.0　元参　党参　当归天冬各3.0　丹参　生地各5.0　五味子　菖蒲　远志各2.0　枯梗　甘草各1.5　炒枣仁5.0—10.0　麦冬3.0

用法：水煎服。

4.主治：神志恍惚，健忘失眠，舌苔少，脉沉弱

处方：生龙骨　制龟板　炒枣仁　夜

· 90 ·

交藤各5.0-10.0　　菖蒲2.0　　白芍　菟丝子各3.0　　远志2.0

用法：水煎服。

5.主治：心悸，心烦，失眠，遗精，健忘，耳鸣，腰酸腿软，口干，手脚心热，舌红，脉细数。

处方：黄连1.5　生地　山药各5.0　　当归　山芋肉　金樱子各4.0　　炒枣仁5.0-10.0　　远志1.5-3.0　　丹皮3.0

用法：水煎服。

6.主治：遗精　滑精　阳萎　早泄　性欲减退　腰脊酸痛　怕冷　四肢不温　舌淡白　脉沉细

处方：熟附子　菟丝子各3.0　　肉桂2.0-3.0　　山芋肉4.0　　山药　巴戟天芡实各5.0　　仙灵脾3.0-5.0　　煅龙骨　煅牡蛎各5.0-10.0　　淫羊藿3.0

用法：水煎服。

1949

新 中 国
地 方 中 草 药
文 献 研 究
(1949—1979年)

1979

7.主治：阴液亏损，胸中有热，烦而不眠

处方：白芍　黄芩各2.0　黄连　阿胶各3.0　鸡子黄二枚

用法：先煎黄连、黄芩，白芍三味，去滓，再把阿胶烊化，冲入鸡子黄，搅匀，温服。

8.主治：痰火郁滞，气血瘀结致成虚烦不眠

处方：陈皮2.0　半夏　茯苓　枳壳竹茹各3.0　甘草1.0　丹参　炒枣仁　首乌藤各5.0—10.0

加减：

①痰盛　加菖蒲　远志　天冬各3.0

②阴虚内热精神不安，加百合5.0　生地　白芍各3.0

③肝气郁滞，加香附　玉金　双勾　白蒺藜　生麦芽各3.0

④瘀血内阻，加当归 桃仁 红花各3.0

⑤忆病，加浮小麦10.0 大枣四枚

用法：水煎服

（三十六）肋间神经痛

处方：薤白 瓜蒌皮 枳壳 香附 郁金各3.0 柴胡4.0 白芍8.0 片姜黄 甘草各2.0

用法：水煎服。

（三十七）三叉神经痛

处方：防风 全蝎 僵蚕各3.0 白术4.0 黄芪5.0

用法：水煎服。

（三十八）头 痛

1.主治：一般头痛 或高血压引起不语及头痛

1949
新　中　国
地 方 中 草 药
文 献 研 究
(1949—1979年)
1979

处方：当归　白术　茯苓　柴胡　白芷各 3.0　薄荷　川芎　防风　半夏各 2.0　白芍 4.0

用法：水煎服。

2.主治：左侧偏头痛

处方：陈皮　川芎　白芷各 3.0　半夏　茯苓　白芍各 4.0　当归 10.0　炙甘草 1.5

用法：水煎服。

3.主治：右侧偏头痛

处方：陈皮　酒黄芩　熟附子各 3.0　黄连　炙甘草各 1.5　沙参 10.0　半夏　茯苓各 4.0

用法：水煎服。

处方：②藁本 5.0　丹参 5.0　当茶饮。

三、妇 科

（一）功能性子宫出血

1. 主治：面色苍黄、唇淡、头晕目眩精神萎靡、懒言、出血量多或持续不断、色淡红舌苔或腻、脉虚细。属气虚者

处方：党参 白术各3.0 黄芪4.0 当归 炙甘草各2.0 陈皮 升麻 柴胡 黄芩炭各1.0 生龙骨 生牡蛎各3.0—5.0 陈棕炭5.0

用法：水煎服。

2. 主治：面色萎黄、心悸气短、四肢无力、头晕目眩、食后饱闷或便溏、出血量多，色淡红、舌苔薄白、脉细弱、属心脾虚者

处方：党参 白术 元肉 阿胶珠

1949
新 中 国
地 方 中 草 药
文 献 研 究
(1949—1979年)
1979

白芍各3.0　当归　炙甘草　茯苓　远志各2.0　黄芪　炒枣仁各4.0　木香　艾炭各1.0　乌梅炭　藕节各3.0

用法：水煎服。

3.主治：面色灰黯或苍白、头目眩晕少腹寒冷、腰酸痛、怕冷、四肢不温、精力疲倦，尿频或五更泄、舌质黯淡、苔薄白、脉沉迟，属于肾阳虚者。

处方　熟地　乌贼骨各5.0　山芋肉杜仲　菟丝子　枸杞子　鹿角胶　血余炭各3.0　山药4.0　百草霜1.5（冲）

用法：水煎服。

4.主治：出血量多、色殷红、每到黄昏更多、时有颧红、体弱、皮肤干燥、头昏、耳鸣咽干、腰酸腿软、足跟痛、舌红有裂纹、苔少脉细数。属肾阴虚者

处方：熟地5.0　山芋肉　枸杞子菟丝子各3.0　龟板　别甲　旱莲草　仙

鹤草各4.0

用法：水煎服。

5.主治：同上。

处方：炙龟板8.0 生牡蛎 阿胶珠 地骨皮 白芍 石斛各3.0 黄芩炭 干荷叶 制香附 地榆炭各2.0 生地炭 藕节炭 山药各4.0

用法：水煎服。

6.主治：出血量或多或少，色紫成块，胸闷、胁痛、乳房胀痛、喜太息、舌干、口渴、头晕、呕吐 吞酸、心悸、气短、舌苔微黄 脉弦、属肝气郁结者

处方：白芍5.0 白术 当归 贯众炭 茜草炭 香附各3.0 丹皮 炒生地 黑芥穗各1.5 甘草 柴胡各1.0

用法：水煎服。

7.主治：经血量多、挟有血块、色深红或紫，气味腥臭、心中烦热、口苦或

1949
新 中 国
地方中草药
文 献 研 究
(1949—1979年)
1979

渴，喜冷恶热，头昏目眩或寒热往来、胁下痛、夜寐不安，舌红苔黄、脉弦、滑数。属血热妄行者。

处方：炙龟板$_{4.0}$ 生地 白芍 地榆炭 侧柏炭各$_{5.0}$ 黄芩炭 黄柏 樗根皮 香附各$_{3.0}$

用法：水煎服。

8.主治：少腹痛拒按、出血量多、色紫黑有块，块下痛减，舌有紫斑、脉涩、属血瘀者。

处方：当归 白芍 蒲黄 五灵脂 桃仁各$_{3.0}$ 川芎 川军炭各$_{2.0}$ 山楂炭 熟地各$_{4.0}$ 乌贼骨$_{5.0}$

用法：水煎服。

9.主治：暴崩不止、下血量多或淋漓不断、面色苍白、头昏眼花、心悸气短、欲卧懒言、不欲食、少寐 腰酸腿软、倦怠无力、舌苔薄白、脉虚细。

处方：当归$_{2.0}$　炒白芍$_{3.0}$　生地炭$_{5.0-10.0}$阿胶珠$_{3.0-5.0}$　艾炭　炙甘草各$_{2.0-3.0}$　川芎$_{0.5-1.0}$

加减：

①下血量多、色鲜红、可酌加止血药如：乌贼骨　侧柏炭　地榆炭　陈棕炭　仙鹤草各$_{3.0-10.0}$　茜草炭　芥穗炭　血余炭各$_{2.0-3.0}$　三七粉$_{0.5-1.0}$（冲）。川芎可去之。

②气虚　下血淋漓不断，加黄芪　党参各$_{3.0-10.0}$　升麻$_{1.0-3.0}$

③肾阳虚　加附子$_{3.0}$　肉桂　炮姜各$_{1.5-3.0}$

④肾阴虚，下血量多红、耳鸣、头昏口干舌燥、手足心热、加龟板　鹿角胶各$_{5.0}$　枸杞子　女贞子　山芋肉各$_{3.0}$$_{-4.0}$

⑤血虚，加黄芪　党参各$_{5.0-10.0}$

1949

新 中 国
地方中草药
文 献 研 究
(1949—1979年)

1979

元肉$_{4.0}$　白芍　当归可加大量　何首乌$_{5.0}$

⑥血瘀则下血不畅、腹痛拒按、色紫黑有块、块下痛减者，加桃仁　红花　元胡各$_{3.0}$　丹参$_{5.0}$

⑦气滞则腹胀　乳房胀痛，加香附$_{4.0}$青皮$_{1.5-3.0}$　柴胡$_{2.0-3.0}$　乌药$_{3.0}$鸡血藤$_{5.0}$

⑧虚寒，加肉桂$_{1.5-3.0}$　炮姜$_{1.5-3.0}$

⑨热，加山枝　黄芩炭　黄莲　黄柏各$_{3.0}$

⑩湿热，加苍术$_{3.0-5.0}$　黄柏$_{3.0}$

用法：水煎服。

附：此方，可作为一般通用，随证加减施治之。

10.单方：马齿苋$_{10-20.0}$

用法：水煎服。

· 100 ·

（二）痛 经

1.主治：经前期腹痛。

处方：香附 乌药 元胡 当归 川断各3.0 青皮 红花 川芎 肉桂各2.0 艾叶 小茴香各1.5

加减：

①痛甚，加生蒲黄 五灵脂各3.0

②精神受刺激，易怒，加柴胡 白芍各3.0

③有血块色紫黑，加桃仁 红花各3.0 赤芍4.0

④体弱血少，加党参 黄芪各3.0—5.0

⑤胖人痰多，加半夏 茯苓各3.0

用法：水煎服。

2.主治：经行腹痛。

处方：元胡 红花 赤芍 生地 当归各3.0 吴茱萸1.5 香附5.0 枳壳

1949

新 中 国
地 方 中 草 药
文 献 研 究
(1949—1979年)

1979

青皮　川芎各2.0　艾叶1.0

　　用法：水煎服。

　　3.主治：经后腹痛。

　　处方：党参　白术　黄芪　当归　白芍　熟地　杜仲　阿胶　补骨脂　香附　菟丝子各3.0　川芎　艾叶各1.5　巴戟　何首乌各3.0—5.0

　　用法：水煎服。

　　4.主治：经前或经初，下腹剧痛，拒按，经行不畅、色紫黑、血块下后痛减、舌正或紫，脉沉弦或涩。属于血瘀者。

　　处方：当归3.0—5.0　川芎　肉桂各2.0　蒲黄　赤芍　桃仁　红花各3.0　山楂炭　香附各4.0　小茴香　干姜　吴茱萸各1.5—2.0

　　用法：水煎服。

　　5.主治：月经不调、痛经、闭经验方

　　处方：仙茅　淫羊藿　丹参　鸡血藤

紫河车各3.0 巴戟 破故纸 香附 天仙藤各6.0 熟地 桑寄生各10.0

用法：水煎服，亦可制成片剂。

6.主治：经前乳房胀痛，如乳腺管囊性扩张者。

处方：柴胡 白芍 茯苓 当归 白术各3.0 王不留行5.0 鸡血藤 丹参各5.0—10.0 香附4.0—5.0 青皮2.0 丝瓜络4.0

用法：水煎服。

（三）代偿月经

1.主治：经前大便下血，面色苍白，头昏目花，耳鸣，心悸，气短，倦怠，腰酸腿软，便溏，尿频，舌无苔，脉虚细，属肝肾脾虚者

处方：当归 白芍 熟地 白术 麦冬各5.0 党参3.0 黑芥穗2.0 升麻0.5

1949

新 中 国
地 方 中 草 药
文 献 研 究
(1949—1979年)

1979

巴戟天$_{1.0}$

　　用法：水煎服。

　　2.主治：经前腹痛，吐血

　　处方：当归　生地　丹皮各$_{5.0}$　炒白芍$_{2.0}$　茯苓　沙参　黑芥穗　茜草各$_{3.0}$

　　用法：水煎服。

　　3.主治：周期性鼻出血，而月经不见者

　　处方：当归　白芍　丹皮　香附　乌药各$_{3.0}$　大黄　桃仁　川牛夕各$_{2.0}$　生地$_{5.0}$

　　用法：水煎服：十剂为一个疗程。

　　4.主治：同上。

　　处方：旱莲草　生地各$_{5.0}$　丹参　益母草　茜草各$_{3.0}$　海螵蛸$_{4.0}$　艾炭$_{2.0}$

　　用法：水煎服。

（四）带下

1.主治：带下色白或淡黄，面色㿠白精神不振，纳少，脉弦弱，属脾虚者

处方：炒白术 山药各10.0 党参苍术 车前子各3.0 白芍5.0 陈皮 甘草各1.0 柴胡0.6 黑芥穗0.5

用法：水煎服。

2.主治：带下稀薄，色白或黄，有腥臭气，口干不渴，手足心热，食少，胸胁胀满，小便黄，脉弦而数，属湿热者

处方：炒山药 芡实各10.0 黄柏2.0车前子1.0 白果十个

用法：水煎服。

3.验方一则：

处方：桂枝 茯苓 石榴皮 苡米山药各3.0 生荷叶5.0（有炎症者加双花10.0）

1949

新 中 国
地方中草药
文 献 研 究
(1949—1979年)

1979

用法：水煎服。

（五）外阴炎

主治：外阴瘙痒　红肿　疼痛　白带多，有时拌有尿频及排尿痛。

处方：1.黄柏　苦参　蛇床子各5.0　枯矾2.0

2.蛇床子　苦参　败酱草各5.0　川椒2.0　生甘草3.0　白矾0.5

用法：以上二方，均水煎熏洗。

3.蛤粉10.0　黄柏20.0　薄荷0.2　冰片0.2

用法：共研为细末，调油外涂。

（六）阴道炎

主治：外阴瘙痒　白带多　滴虫或霉菌感染所致者

处方：

1.黄柏　苦参　贯众　蛇床子各5.0

2.黄柏　苦参　蛇床子　艾叶各10.0
川椒5.0　小蓟20.0　冰片0.5

3.生百部　地肤子各10.0　苦参　蛇
床子各6.0　黄柏　枯矾　花椒　板兰根
双花　野菊花各4.0

用法：以上三方，均水煎，熏洗。

4.五倍子40.0　蛇床子20.0　生黄
柏10.0　冰片0.4

用法：共研为细末，每晚先把阴道洗
净，后将药面纳入阴道，每次0.2连用一
周，如症状消失后，可隔半月后，再连用
三至五天。

5.蛇床子　白蒺藜　地肤子　川椒
莸蔚子　苦参　细辛　黄柏　五倍子各3.0

用法，先留出一小量，洗后，用棉花
浸药汁，纳入阴道。

1949
新 中 国
地 方 中 草 药
文 献 研 究
(1949—1979年)
1979

（七）宫颈糜烂

处方：

1. 冰片 1.0　生甘草 2.0　黄连　青黛　儿茶各 3.0　飞月石 16.0　蛇床子 0.6　没药 12.0　氧化锌 5.0　蜂蜜适量。

用法：共研细末，过80目筛，制成钉型片，每片 2.0—2.5克，直径2公分。清洁阴道后塞入宫颈外口。再用带线棉花球，24小时后取出。每周两次，4次为一个疗程，制成药片放入石灰缸中，待质硬后备用。

2. 珠粉 0.3　牛黄 0.2　西月石 6.0　煅人中白 3.0　雄黄 2.0　冰片 0.6

用法：共研细末，每日清洁阴道后，撒上药面，一日一次。

3. 蛤粉 10.0　樟丹　雄黄各 5.0　乳没　儿茶各 3.0　硼砂 0.5　硇砂　薄荷各 2.0

用法：共研细末，油调涂患处，每周二至三次。

4.蛤粉　乳钟石 各10.0　樟丹　雄黄 各5.0　乳没 各1.0　薄荷 0.2　黄芩　黄柏 各3.0

用法：共研细末，油调涂患处。隔日一次。

（八）急性盆腔炎

1.主治：恶寒发热、口干欲饮、烦躁下腹部疼痛、拒按、白带多、月经提前、尿频、尿急或有排尿痛及残尿感、舌苔黄或腻脉滑、弦、数、有力。

处方：黄芩　黄柏　黄连　丹皮　元胡　川栋子　甘草 各3.0　双花　地丁 各10.0　公英　土茯苓　败酱草 各5.0　柴胡 4.0

加减：

1949
新 中 国
地 方 中 草 药
文 献 研 究
(1949—1979年)
1979

①湿重，加苍术　茯苓各4.0　猪苓
泽泻　车前子　厚朴各3.0

②痛甚，加乳没　灵脂各3.0

③产后，可加益母草5.0　山楂炭
3.0—5.0　蒲黄3.0

用法：水煎服。

2.主治：同上。

处方：丹参5.0　当归　赤芍　桃仁
红花　三棱　文术　连翘　香附　黄柏
黄芩　甘草各3.0　牛夕2.0　黄连2.0—3.0
双花10.0

加减：

①腹痛，加元胡　川栋子　乳没各3.0

②化脓，加公英　败酱草　苡米各10.0

用法：水煎服。

（九）慢性盆腔炎

1.主治：少腹绵绵作痛、形瘦、倦怠

腰痛、白带多、月经延期、经血量少、色淡、舌苔薄白或中有裂纹、脉沉细无力、属虚者

处方：熟地4.0 山芋肉 山药 茯苓 泽泻 丹皮 元胡 香附各3.0 生龟板 生别甲 生牡蛎 丹参各5.0

用法：水煎服。

2.主治：少腹痛且觉发凉、喜热怕冷、四肢不温、白带清稀、舌苔白、脉沉迟。属虚寒者。

处方：党参 白芍 当归 阿胶 元胡各3.0 桂枝 麦冬 半夏 川芎 丹皮各2.0 甘草1.0 生姜三片 大枣三枚

用法：水煎服。

3.主治：慢性盆腔炎、附件成包块且以疼痛为主者

处方：当归 赤芍 元胡 五灵脂 没药 生蒲黄各3.0 小茴香1.5 干姜

1949

新　中　国
地 方 中 草 药
文 献 研 究
(1949—1979年)

1979

肉桂各1.0　川芎2.0

加减：

①腹胀　加香附3.0　枳壳2.0

②痛甚　加川楝子3.0　荔枝核$3.0-4.0$

③包块硬而难消者，加三棱　文术
桃仁　红花各3.0　别甲5.0

④便秘，加郁李仁　火麻仁各3.0　大
黄2.0

用法：水煎服。

4.主治：外用方

处方：当归　白芍　红花各一斤　生
地　益母草各八两　乌药五两　川芎　牛
夕　丹皮　桂枝　黄柏　黄芩　刘寄奴
桃仁各四两　玉金　艾叶　乳香　没药
血竭各三两　冰片三钱　香油十斤　广丹
七斤。

制法：除乳没　血竭　冰片　广丹以
外，其余药物，先放在香油内泡2小时，

然后煎熬，俟药炸枯后，除去药滓，再放入乳没　血竭　冰片，使其溶化，过滤后再熬至滴水成珠，后下广丹成羔。

用法：加温化开，局部用温水洗净，先涂一层香油，把羔药趁热敷上，十五分钟后变凉取下，再敷一层，如次，反复四次，每日一次，十天为一个疗程。

5.主治：结核性盆腔炎：面色苍白，气短，疲倦、消瘦、经水不调或不通，经血量渐少，少腹或有包块，舌苔白，脉沉无力。属阳虚者。

处方：熟地　鹿角胶各3.0　麻黄　附子　白芥子　油桂各1.5　炮姜　甘草各1.0　黄精　白芨各5.0

用法：水煎服。

6.主治：结核性盆腔炎：消瘦、颧红、口干、烦躁、盗汗、手足心热、经血不调或经闭，舌红中有裂纹、脉沉细而数，属

1949
新 中 国
地 方 中 草 药
文 献 研 究
(1949—1979年)
1979

阴虚者

处方：秦艽　柴胡　别甲　地骨皮
青蒿　当归　知母各3.0　乌梅三个

用法：水煎服。

7.主治：消瘦、疲倦、盗汗、潮热、月经不调或经闭、经血渐少、腹部肿块、舌黯苔薄或腻、脉沉涩、属阴邪夹实者

处方：当归　赤芍　生地各3.0　川芎　枳实各1.5　桃仁　红花　牛夕　桔梗各2.0　甘草1.0

用法：水煎服。

（十）子宫肌瘤

主治：子宫肌瘤，大小如拳头大以下者

处方：桂枝　丹皮　川芎　白术　桃仁各3.0　茯苓8.0　白芍　艾叶各4.0　当归　香附各5.0　丹参10.0　甘草2.0

· 114 ·

用法：水煎服，或制成片（丸）剂。

（十一）妊娠呕吐

1.主治：面色㿠白，语音低微，不思食，口淡无味，胸脘痞闷，动则气短或便溏，舌苔薄白，脉沉细弱，属脾虚者

处方：党参　白术　茯苓各3.0　半夏2.0陈皮　紫苏　甘草各1.0　木香　砂仁各0.5

加减：

①吞酸，加左金丸1.0。

②寒则，加干姜　酒芩各1.0。

③热则，加竹茹3.0　黄连1.0。

用法：水煎服。

2.主治：恚怒烦躁，食欲不振，消化不良，有时腹胀痛，喜太息，舌苔白，脉弦，属肝胃气郁者。

处方：紫苏　大肤皮　陈皮　白术

· 115 ·

1949

新中国
地方中草药
文献研究
(1949—1979年)

1979

茯苓各2.0　砂仁　炙甘草　酒芩各1.0
当归3.0　藿香2.5　半夏2.0

加减：

①胸膈胀满，去白术，加炒枳壳2.0

②如无感冒而头痛，加川芎0.5　羌活1.0　防风2.0

③腰痛，加杜仲　川断　补骨脂各3.0

④腹痛下利，加黄连　木香各1.0　去白术，砂仁，

⑤腹胀痛，加香附　元胡各1.5　白芍3.0

⑥腹泻，加猪苓　泽泻各3.0　白扁豆3.0

⑦虚烦，去白术，加麦冬　知母各3.0

⑧浮肿，加木通1.5　倍加大肤皮

⑨咳嗽，去白术，加桑皮　麦冬各3.0

⑩子淋，加木通1.5　猪苓　竹叶各3.0去白术。

· 116 ·

用法：水煎服。

3.主治：呕吐　不欲食　口干口渴　舌苔少，舌质红　脉细　属胃阴不足者

处方：沙参　石斛　生地　花粉　麦冬　半夏　玉竹　竹茹　炙杷叶各3.0　陈皮2.0　甘草1.0

用法：水煎服。

（十二）先兆流产

处方：炒杜仲　菟丝子　桑寄生各$3.0-4.0$

加减：

①属寒，吞酸，呕恶，胀满，喜热怕冷，脉沉迟，加当归身　熟地各3.0　桂枝2.0

②属热：心烦，口渴或烦躁，尿赤脉滑数，加白术　麦冬各3.0　黄芩$2.0-3.0$

③血虚：头昏目花，面色苍白，加熟

1949
新 中 国
地 方 中 草 药
文 献 研 究
(1949—1979年)
1979

地　阿胶　当归身　白芍各3.0

④气虚：尿多，下腹坠，加黄芩　党参各$3.0-5.0$　白术3.0　升麻1.0

⑤漏红，加藕节炭　陈棕炭　苎麻根各3.0

⑥腹痛漏血色紫有血块，加三七粉0.3

⑦胎热内盛漏红，色紫或鲜红，加黄芩炭　黄柏炭各$2.0-3.0$　地榆炭　侧柏炭各$3.0-5.0$

⑧宫寒不固，漏红拖延不断，加艾炭　紫苏根各$2.0-3.0$　炮姜炭$0.5-1.5$

⑨因恶阻引起，加姜竹茹　姜半夏各$2.0-3.0$

用法：水煎服。

2.主治，平素咽干口苦，手足心热，性欲过度引起者。

处方：阿胶珠　当归　炒白芍　生熟

地　桑寄生　杜仲各3.0　艾叶　川芎各0.5 炒枯芩2.0　焦白术1.5

用法：水煎服。

3.主治：先兆流产，面色苍白，头昏目弦，四肢无力，不思食，阴道少量流血舌苔薄白，脉虚细

处方：党参　黄芪　熟地　地榆炭各5.0　炒白芍6.0　当归　艾叶　阿胶珠各3.0　山芋肉3.0　川芎1.0

用法：水煎服。

4.主治：高举持重或闪跌引起，胎气不固，有时见血，腰酸困倦，素患小产者

处方：当归　菟丝子　酒炒白芍　炙黄芪各3.0　川芎　姜川朴　芥穗各2.0 枳壳　羌活　炙甘草各1.0　大贝3.0

用法：水煎服。

5.主治：预防流产

1949
新 中 国
地方中草药
文 献 研 究
(1949—1979年)
1979

处方：桑寄生　茯苓　川断各30.0
力参　杜仲各40.0　白术80.0

加减：

①寒者　加当归　白芍　桂枝各20.0

②热者　加黄芩20.0

用法：共研细末，枣水为丸，每丸三钱重，每次一丸，一日三次。

（十三）产后恶露不绝

1.主治：露久、色淡量多、头昏目眩面色㿠白、颜面浮虚、口淡无味、皮枯、腰酸腿软、舌淡苔薄，脉微。属气虚下陷者。

处方：黄芪5.0　党参$3.0-5.0$　白术当归，炒枣仁　鹿角胶　巴戟天　川断杜仲炭各3.0，艾叶炭2.0　炮姜　炙甘草各1.5

用法：水煎服。

2. 主治：下血不畅，色紫挟瘀血块，少腹痛 拒按 舌紫苔白 脉弦细。属血瘀者

处方：当归 赤芍各3.0 元胡 生蒲黄各2.0 桂枝1.5 乳香 没药各1.0

加减：

①有表邪，加紫苏 防风各3.0

②里寒重，加灵脂 姜汁炒杜仲各3.0

③中脘寒郁，加姜半夏 薤白各3.0 木香2.0

用法：水煎服。

3. 主治：产后腹痛，拒按 恶露带紫黑血块，持续不净者。

处方：当归5.0 川芎 桃仁 香附五灵脂 山楂炭各3.0 益母草4.0 炙甘草 炮姜各2.0

加减：

①气虚，加台参 黄芪各3.0—5.0

1949

新 中 国
地方中草药
文 献 研 究
(1949—1979年)

1979

②气滞，加木香$_{1.5-2.0}$　香附 加 大量

用法：水煎服。

（十四）产后乳汁少

1.处方：当归　漏芦　木通　穿山甲各$_{3.0}$　黄芪　王不留行各$_{10.0}$

加减：

情志郁结，加柴胡　青皮　香附各$_{2.0}$—$_{3.0}$

用法：水煎，对猪蹄汤服

2.处方：当归$_{4.0}$　白芍　生地各$_{5.0}$通草　桔梗　川芎各$_{2.0}$　穿山甲　王不留行各$_{3.0}$　甘草$_{1.0}$

加减：

①气虚，加黄芪　党参各$_{3.0-5.0}$

②肝气郁滞，加柴胡　青皮各$_{2.0}$　香附$_{3.0}$

· *122* ·

用法：水煎服。

3.主治：乳房胀痛　按之木硬　乳汁少　系气血拥塞　经络凝滞者

处方：王不留行$_{4.0}$　丁香　僵蚕各$_{2.0}$　漏芦　甲珠　花粉各$_{3.0}$

用法：水煎服。

（十五）回乳方

1.处方：生荞麦$_{20.0-40.0}$

用法：熬成粘粥，分二次服。

2.处方：炒麦芽$_{20.0}$　蝉衣$_{5.0}$

用法：水煎服。

3.主治：乳汁不停，且胀痛难忍者

处方：焦麦芽$_{10.0}$　红花　桃仁　当归　赤芍各$_{2.0}$　泽兰　怀牛夕各$_{3.0}$　川芎$_{1.0}$

用法：水煎服。

4.主治：产后乳汁自出不止者

1949

新 中 国
地方中草药
文 献 研 究
(1949—1979年)

1979

处方：黄芪$_{5.0-10.0}$　五味子$_{1.0}$

用法：水煎服。连服七至十四日。

（十六）产后感染

参照急性盆腔炎治法即可。

· 124 ·

四、五官科

（一）急性结膜炎

1.主治：发病急、两眼同患、球结膜鲜红一片，眵泪交流、但眵多于泪，自觉沙涩羞明，系属热盛型。

处方：双花5.0 连翘 野菊花 枝子 黄连各3.0 生地4.0 蒲公英10.0

用法：水煎服。

2.主治：发病火急$1-2$日即达极期，结膜红肿灼痛、肿痛尤甚，眵泪交流、但泪多眵少、常并有头痛、鼻塞、恶寒发热。

处方：桑叶 野菊花 荆芥 连翘白芷 黄芩各3.0 薄荷 川芎各2.0 大青叶10.0

1949

新 中 国
地 方 中 草 药
文 献 研 究
(1949—1979年)

1979

用法：水煎服。

（二）砂　眼

1.处方：防风　荆芥各1.5　赤芍　连
翘　大黄各3.0　厚朴　陈皮　蝉衣　苍
术各1.0　元参4.0　竹叶　白藓皮　生甘
草各2.0

用法：水煎服。

2.处方：当归　大黄　枝子　黄芩　红
花，赤芍　白芷　防风　生地　连翘各3.0

用法：水煎服、或研成细末，一次二
钱，一日三次。

3.处方：双花　生石羔　生地各5.0
桑皮　连翘　赤芍　黄芩各3.0　荆芥
防风　薄荷各2.0　大黄1.5　甘草1.0

用法：水煎服。

4.主治：砂眼并发角膜血管翳者

处方：上第二方中，酌加　桃仁3.0

泽兰$_{3.0}$　密蒙花$_{3.0}$　白蒺藜$_{4.0}$　谷精草$_{5.0}$　胆草$_{3.0}$　蝉衣$_{3.0}$

用法：水煎服

5.主治：砂眼侵及角膜羞明、流泪显著者

处方：胆草　枝子　黄芩　柴胡　当归　大黄　羌活　防风　白芷　连翘　赤芍　密蒙花各$_{3.0}$　白蒺藜$_{4.0}$

用法：水煎服

（三）化脓性角膜炎

1.主治：病之初起，角膜发星点，有不同程度睫状充血，眼睑、结膜水肿，怕光、流泪，疼痛，属风盛者

处方：柴胡　黄芩　黄连　赤芍　蔓荆子　枝子　龙胆草各$_{3.0}$　荆芥　防风　木通　甘草各$_{2.0}$

用法：水煎服。

1949
新 中 国
地 方 中 草 药
文 献 研 究
(1949—1979年)
1979

2.主治：星翳密聚、目赤肿痛，羞明难睁，口苦咽干、烦躁不安、属热盛者。

处方：连翘 黄芩 菊花 草决明 赤芍 白蒺藜 密蒙花各3.0—5.0 龙胆草 柴胡 白芷各3.0 生地 蒲公英各5.0 蔓荆子4.0

用法：水煎服。

3.主治：星翳低陷，或星凝脂，脂色或白或黄或带绿色、疼痛甚剧、重度睫状充血，属热毒型者

处方：黄芩 黄连 元参 连翘 板兰根各3.0—5.0 陈皮 甘草 马勃 僵蚕 柴胡 桔梗 牛子各2.0—3.0 升麻1.0—2.0 薄荷2.0

用法：水煎服。

4.主治：病势大减，但目赤减退而未尽，两眦微红、痛稍减，仍感沙涩、眩晕、耳鸣，属肾阴亏损者

处方：黄芩　当归　熟地　天冬　党参　生地各$3.0-5.0$　柴胡3.0　五味子　枳壳　炙甘草　黄莲　地骨皮各$2.0-3.0$

用法：水煎服。

5. 主治：目已不红肿，但角膜留有云翳。

处方：木贼草　密蒙花　归尾　蔓荆子　柴胡各3.0　生地4.0　羌活1.5　川芎　防风　甘草各2.0

用法：水煎服。

6. 主治：同上（5）。

处方：花粉　赤芍各4.0　蝉衣　红花各3.0　谷精草　密蒙花　黄芩各$2.0-3.0$　生地8.0　甘草1.5

用法：水煎服。

7. 主治：炎症完全消失，遗留翳膜者

处方：川芎　黄连各2.0　菊花　密蒙花　蔓荆子　蝉腿　木贼草　地骨皮

1949

新 中 国
地 方 中 草 药
文 献 研 究
(1949—1979年)

1979

当归 玉竹各3.0 甘草1.0

用法：水煎服。

8.主治：角膜穿孔，虹膜脱出者

处方：元参6.0 白芍 当归 车前子 枸杞子 黄芩各3.0 知母 麦冬 茺蔚子各4.0 甘草2.0

用法：水煎服。

（四）青 光 眼

1.主治：发病急、头胀痛 瞳孔散大 视物昏花、伴有呕吐或寒热、舌苔薄白 脉浮紧。属风热型。

处方：升麻 荆芥 甘草各2.0 赤芍 葛根 黄芩 苍术 荷叶各3.0

用法：水煎服。

2.主治：眼痛如刺，头痛如裂、视力 急剧减退、甚至迅速失明，恶心、呕吐、 舌苔黄白，脉弦大。属肝旺者。

处方：元参₅.₀ 大黄 黄芩 知母 桔梗 车前子 龙胆草 当归 羌活各₃.₀ 芒硝₂.₀（冲）

用法：水煎服。

3.主治：发病缓慢，头痛呕逆、精神抑郁、懒言、易哭、食欲减少、胸胁胀满、瞳孔时大时小、头痛时重时轻、舌苔白或腻、脉弦细

处方：黄芪 党参 当归各₃.₀ 升麻 川芎 炙甘草 柴胡各₂.₀ 细辛 木香各₁.₀ 陈皮 苍术各₁.₅—₂.₀

用法：水煎服。

4.主治：发病缓慢或反复发作，腰膝酸痛，头胀头痛，两目昏花、视力减退、瞳孔时大时小、口苦咽干、耳鸣、舌红苔白、脉弦弱无力，属肝肾两虚者。

处方：明目地黄丸（成药）。

知柏地黄丸（见前方）。

1949
新 中 国
地 方 中 草 药
文 献 研 究
(1949—1979年)
1979

（五）视神经萎缩

1.主治：早期宜疏肝补肾之法

处方：柴胡 茯苓 党参各4.0 当归 桑椹 菟丝子各8.0 枸杞子 白术各5.0 五味子 丹皮 山枝各3.0 白芍10.0 甘草2.0

用法：水煎服。

2.主治：晚期宜滋补肝肾之法

处方：熟地 桑椹 生石决明各8、菊花 山药 菟丝子 沙苑子各4.0 五味子 泽泻 茯苓 决明子各3.0 女贞子6.0

用法：水煎服。

3.验方一则：

处方：黄芩 枝子 丹皮各3.0 知母 当归各4.0 细辛0.2 黄连 远志 川芎各2.0 元参 牡蛎各5.0 白芍 生

地各6.0 龙胆草2.0

用法：水煎服。戒肉类、腥味、辛辣之物。

（六）耳原性眩晕

1.主治：眩晕，泛泛欲吐，两颞跳痛不能转动，动则症状加剧，甚至欲倒，面赤，舌红苔白，脉弦数。属风阳上扰者

处方：天麻 竹茹 半夏 茯苓各3.0 双勾4.0 石决明 龙齿各5.0

用法：水煎服。

2.主治：眩晕，耳鸣，听力减退，目花，腰酸软，精神不振，舌淡苔薄白，脉弦细无力，属肝肾不足者。

处方：女贞子 石斛 菊花 天麻牛夕 熟地各3.0 何首乌5.0 真珠母炒枣仁各5.0—10.0 枸杞子4.0 远志2.0—3.0

1949

新 中 国
地 方 中 草 药
文 献 研 究
(1949—1979年)

1979

用法：水煎服。

3.验方一则：

处方：山药　炒枣仁　五味子　元肉
菟丝子各3.0—5.0

用法：水煎服。

（七）急性鼻窦炎

主治：恶寒，发热，周身痛，鼻涕浊
黄，有臭味，鼻塞不通，嗅觉不灵，晨起
或下午头痛

处方：荆芥　防风　蔓荆子　白芷
薄荷　辛夷　苍耳子　川芎　菊花各3.0

用法：水煎服。

（八）慢性鼻窦炎

1.主治：鼻涕粘稠或呈脓性、通气不
畅、头痛。

处方：醋香附　芦根各4.0　川芎 生

甘草各2.0　辛夷　竹叶　薄荷各3.0　生石羔8.0

加减：

①鼻塞不通及嗅觉迟钝，加菖蒲　佩兰各3.0

②嗅觉消失，加细辛0.5-1.0

③浊涕，加桑皮　地骨皮各3.0-4.0

④午前头痛，加黄芪　党参　葛根蔓荆子各3.0　升麻1.0　黄柏2.0　白芍3.0

⑤味觉消失，去石羔　加四君子汤。

用法：水煎服。

2.验方一则：

处方：麻黄　辛夷　甘草各2.0　生石羔10.0　陈皮　赤芍　葛根各3.0　苡米6.0　桂皮4.0　大枣四个　生姜4.0

用法：水煎服。

1949
新 中 国
地 方 中 草 药
文 献 研 究
(1949—1979年)
1979

（九）急性扁桃体炎

1.处方：蚤休　元参　山豆根各 3.0
桔梗　牛子　生甘草各 2.0　薄荷 1.5

用法：水煎服。

2.处方：双花　大青叶各 10.0　连翘
葛根各 5.0　甘草 2.0　桔梗　山豆根
各 3.0

用法：水煎服。

3.处方：双花　连翘各 10.0　桔梗
牛子　薄荷各 6.0　生甘草 5.0　荆芥　竹
叶各 4.0　芦根 10.0

加减：

①喉痛重，加板兰根 10.0　山豆根 3.0
赤芍 3.0　元参 $3.0-5.0$　挂金灯 $3.0-5.0$

②口渴，加麦冬　花粉各 5.0

③热甚　加黄芩　黄连　枝子各 3.0
生石羔 $5.0-10.0$

④尿赤，加木通2.0。

用法：水煎服。

（十）急性牙周围炎

处方：生地　元参各10.0

用法：头煎嗽口一日数次，二煎内服

共$3—4$剂，可愈。

1949

新 中 国
地 方 中 草 药
文 献 研 究
(1949—1979年)

1979

五、外　　科

（一）急性化脓性感染

1.主治：急性化脓性感染初期，属阳证，焮热疼痛、根束盘清、坚硬、肿胀、恶寒发热、色红赤、疼痛难忍、脉象洪大或滑数。如疖，痈，急性乳腺炎，深部脓肿，急性化脓性淋巴腺炎等症的初期。

处方：虎杖　双花　公英 各10.0　丹皮　赤芍 各5.0　乳香　没药 各2.0

用法：水煎服。

注：汤某，两腋下，多发性疖肿初期，服本方五剂而愈。

2.主治：急性乳腺炎初期

处方：丹皮 4.0　苦参　葛根 各10.0

炮山甲 5.0

用法：水煎服。

注：经本方治疗十余例，全获效而愈。

3. 主治：蜂窝组织炎

处方：双花　公英 各10.0　皂角刺 6.0
白芷　乳香　没药 各3.0　生甘草 2.0

用法：水煎服。

4. 主治：毛囊炎反复发作，用抗菌素则消，停则又发作者。

处方：地丁　双花 各10.0　公英　大青叶 各5.0　生甘草 3.0　射干 4.0

用法：水煎服。

5. 主治：急性化脓性感染初期验方

处方：地丁　夏枯草　大小蓟 各10.0
花粉，连翘 各6.0

用法：水煎服。

6. 主治：严重继发性感染、高热不

1949

新 中 国
地 方 中 草 药
文 献 研 究
(1949—1979年)

1979

退、血像出现中毒性颗粒22%、中性92%偶见中性中幼晚幼细胞，经多种抗菌素均未能控制者

处方：丹皮 菊花 白头翁 各5.0 双花6.0 连翘 公英 地丁 马齿苋 各8.0 黄芩 黄连 大黄 马斗铃 各3.0

用法：水煎服。

7.主治：急性化脓性感染中期（成熟期），肿痛局限、肿势更高，皮色光亮、脓成迅速，不溃不腐者

处方：生黄芪 连翘 双花 各5.0 炮山甲4.0 川芎 当归 皂刺 白芷 各3.0 甘草2.0

用法：水煎服。

8.主治：急性化脓性感染晚期（溃后期）脓稠色鲜、脓溃热降、肿痛亦减、新肉乃生

处方：熟地 当归 各5.0 白芍 川

芎各3.0。 乳香 没药各2.0。 肉桂0.5

加减：

体弱血虚者，加黄芪 党参$3.0—5.0$

用法：水煎服。

（二）慢性化脓性感染及特异性感染

1.主治：多属急性化脓性感染转化而来，即由阳证转化为阴证者。病势缓慢、红肿痛，不显著或无，顶部平塌、根部界限不清

处方：洒芩 知母 当归各3.0 黄柏 柴胡 炙甘草各2.0 花粉5.0 升麻 黄连各1.0 丹参 葛根各4.0

用法：水煎服。

2.主治：皮坚厚期，色白或暗红，久不成脓或成脓难溃，溃后难收者

处方：升麻1.0 丹参4.0 苡米10.0 元参5.0

1949

新　中　国
地方中草药
文　献　研　究
(1949—1979年)

1979

用法：水煎服。

3.主治：溃后期，溃后脓水稀清，色略淡或紫，腐肉不脱或新生肉芽组织缓慢者

处方：黄芪$_{5.0}$　当归$_{4.0}$　党参　白芷各$_{3.0}$　乳香　没药　甘草各$_{2.0}$　或用"十全大补汤"

用法：水煎服。

（三）急性阑尾炎

1.主治：急性单纯性阑尾炎：症状较轻，一般体温不高，或有恶心，右下腹部痛轻，血像、白血球总数不高或略高、舌苔薄白、脉缓，属瘀滞者

处方：丹皮　桃仁　元胡　木香　大黄(后下)各$_{3.0}$　川栋子$_{5.0}$　败酱草$_{10.0}$

用法：水煎服。

2.主治：急性阑尾炎，病情较重，将要化脓或化脓初期，体温高、恶心或呕

吐，有下腹部疼痛明显，白血球总数增高（12000—15000），舌苔白或舌边尖红，脉洪或滑数、属于湿热者。

处方：生大黄(后下) 丹皮各5.0 桃仁 川栋子 生甘草 厚朴各3.0 赤芍4.0 蒲公英10.0 芒硝(冲)2.0

用法：水煎服。

3.主治：阑尾脓肿及局部腹膜炎者

处方：大黄(后下) 白芷 甘草 桃仁 木香各3.0 丹皮 川栋子各4.0 冬瓜仁 红藤各10.0 皂刺5.0

用法：水煎服。

（四）血栓闭塞性脉管炎

1.主治：早期，局部发红、肿、剧痛、畏热

处方：元参 双花各20.0—40.0 当归10—20.0 生甘草6.—12.0 丹皮5.0 赤

1949

新 中 国
地 方 中 草 药
文 献 研 究
(1949—1979年)

1979

芍 乳香 没药 各3.0

用法：水煎服。

2.主治：局部赤紫、呈结节状、步行困难、热痛感、喜冷畏热、脉弦

处方：双花30.0 石斛 川牛夕 当归 各10.0 党参 桃仁 地龙 各3.0

3.主治：患肢皮肤苍白，温度低，喜暖怕冷、遇冷痛剧者

处方：熟地10.0 白芥子2.0 鹿角胶3.0 炮姜炭1.5 桂心 麻黄 各0.5—1.0 生甘草1.0

用法：水煎服。

4.主治：血栓闭锁性脉管炎第三期，并发足趾坏死者。

处方：双花 当归 苡米 各10.0 元参20.0 黄柏 丹皮 防己 苍术 甘草各5.0

用法：水煎服、服本方消肿后，改为

· 144 ·

服下方

处方：元参$_{20.0}$　　当归　丹皮各$_{10.0}$

防己　川芎　甘草各$_{3.0}$　木瓜　双花各$_{5.0}$

苡米$_{20.0}$

用法：水煎服。

（五）丹　毒

主治：发病急骤、恶寒发热、局部皮肤嫩红肿胀、灼热疼痛、蔓延迅速

处方：双花　大青叶各$_{10.0}$　连翘$_{5.0}$

枝子$_{4.0}$　赤芍　元参　柴胡　升麻各$_{3.0}$

生甘草$_{2.0}$

加减：

①高烧，加生石羔$_{10.0}$　知母　黄芩黄莲各$_{3.0}$

②便干，加大黄$_{3.0}$。

用法：水煎服。

1949

新 中 国
地 方 中 草 药
文 献 研 究
(1949—1979年)

1979

（六）乳腺炎

主治：急性乳腺炎

处方：动物头盖骨烤干　冰片少许

用法：共研为细末，一次五分，晚上睡眠前，以黄酒（酌量）为引送下。

（七）痔疮

主治：痔疮（外痔）红肿痛。

处方：生马钱子10.0　山葱5.0　皮硝　硼砂各15.0

用法：水煎熏洗。本方一剂可用三天。

（八）跌打损伤

主治：跌打损伤肿痛

处方：当归　川芎　白芷　熟地　补骨脂　五灵脂　木香　地骨皮　防风各4.0

· 146 ·

乳香　没药　血竭各1.5　夜合花5.0　白
酒10.0

用法：水煎服。

1949

新 中 国
地 方 中 草 药
文 献 研 究
(1949—1979年)

1979

六、皮肤科

（一）各种瘙痒皮肤病（但皮肤破损者勿用）

处方：蛇床 子250克　50％ 酒精1000毫升

制法：将蛇床子研成粗粉， 浸 入 酒精，待24—48小时后，滤过备用。

用法：外用涂患处。

虱病及瘙痒性皮肤病

处方：百部50克　50％酒精200毫升。

制法：将百部，浸入酒精，待24小时后，过滤备用。

用法：外用涂患处。

• *148* •

（二）白癜风

处方一：补骨脂120克　75%酒精500毫升

制法：将补骨脂捣碎，浸入酒精，七昼夜后，过滤备用。

用法：外用涂患处。

处方二：菟丝子250克，75%酒精1000毫升。

制法：将菟丝子侵入酒精，待24—48小时后，过滤备用。

用法：外涂患处

处方三：黄灵粉：火硝150克　枯矾150克　水银100克

制法：将上药混匀，盛于磁罐，用碗扣严，封固，烧成黄粉，再加等量升华硫黄。

用法：春夏秋三季用醋，冬季用白酒

1949

新 中 国
地 方 中 草 药
文 献 研 究
(1949—1979年)

1979

润棉球沾药，搽患处20分钟，每日二次。

处方四：白驳片：紫草　降真香　重蒌　白薇　红花　桃仁　生首乌各50克白药350克　苍术　龙胆草各200克　海螵蛸　甘草各35克　刺蒺藜750克

制法：共研细末，制成片剂　重1.0克

用法：每次服10克，一日二次，小儿酌减。与黄灵粉并用。

（三）急性皮炎、急性及亚急性湿疹

处方：甘草20克　水1000毫升
制法：水煎，待凉备用。
用法：冷敷患处。

阴囊湿疹，阴囊瘙痒症

处方：苦参　蛇床子　皂矾各7.0
制法：水煎

用法：乘热熏后，再洗患部。

（四）发癣、黄癣

处方：川楝子10。0　猪油30。0

制法：将川楝子在铁罐内炒黄后（勿炒黑）研成细末，用猪油混合加热煮沸，待冷备用。

用法：搽药前，将毛发剃净，每日搽药一次，涂前要剃头并用明矾水洗患部，洗干净，将药细涂。（如不按此法，效果不好）。

（五）婴儿湿疹、化脓性溃疡

处方：黄连　枯矾各20克　凡士林70克

制法：将药面研成细末，调凡士林成软膏。

用法：薄涂患部。

1949
新 中 国
地方中草药
文 献 研 究
(1949—1979年)
1979

急性亚急性湿疹、急性皮炎

处方：蛇床子$_{10-20}$克　氧化锌$_{20.0}$克　香油加至$_{100}$毫升。

制法：将蛇床子研为细末，与氧化锌混和入香油拌匀。

用法：外涂患部。

处方二：生地榆$_{10-20}$克　氧化锌$_{20}$克　香油$_{100}$毫升

制法：将药物研成细末，与氧化锌同和入香油中搅匀即成

用法：外涂患部。

处方三：生地榆$_{10-20}$克　紫草$_{10}$克 氧化锌$_{10}$克　香油$_{100}$毫升

制法：同上

用法：同上。

处方四：黄柏　寒水石各$_{2.0}$　冰片$_{0.2}$　蓖麻油$_{2.0}$　凡士林$_{4.0}$

制法：将前三味药研为细末，与蓖麻油、凡士林混合，最后将冰片为末，加入其中混合调匀而成。

用法：涂患处。

（六）腋　臭

处方：密陀僧8.0　枯矾2.0

制法：共研为细末

用法：将药粉撒于腋下，每日一次或用热馒头，将皮去掉，沾上药粉夹于腋下，或用热土豆或地瓜块（去皮），沾药粉夹于腋下，每周二次。

（七）鸡眼、寻常疣、掌跖疣

处方：石灰末15克　碳酸钠饱和溶液100毫升

制法：把石灰末15克放于玻璃杯中，再加碳酸钠（或硷面亦可）的饱和溶液

1949

新 中 国
地 方 中 草 药
文 献 研 究
(1949—1979年)

1979

100毫升，用玻璃棒搅拌数次，待沉淀后，将上面澄清液倾入糯米约55克浸泡24小时后，待糯米充分泡胀，用玻璃棒 搅 烂 即成，稀薄的透明水晶样糊状物（即叫稀水晶羔）为了治疗方便，100毫 升稀 水晶羔可加入4克熟石灰末，使其成为稠糊 状 物（即稠水晶羔）

用法：对于鸡眼及掌跖疣，最好先将患部消毒，后用小刀割去角质层，或在损害中心割一小凹，再涂稠水晶羔，待稍干即用胶布贴。

（八） 各种疣、皮角

处方：熟地 酒芍各4.0 杜仲2.0 赤豆 牛夕 丹皮 红花 白术 桃仁 赤芍各3.0 山甲1.0 何首乌2.0 烧酒20.0

用法：将上药放入砂锅内用 水 煎 两

次，晚上服首煎，次晨服第二煎，每煎对入烧酒一两，7—10付为一疗程，孕妇忌服。

（九）进展期牛皮癣

处方：苦参40.0 大黄炒香 独活 防风 枳壳麸炒 元参 黄连各20.0 黄芩 枝子 菊花各10.0

用法：上药共研细末，炼蜜为丸，如梧桐子大。每次30丸，饭后服，一日三次。

（十）荨麻疹

处方：桂枝 毛术 防风 猪苓各3.0 浮萍 生白芍各4.0 地肤子 皂针各2.0 炒苡米8.0 茵陈5.6 地丁6.0 双花10.0

用法：水煎服。

处方：何首乌 小胡麻 苦参 荆芥

1949

新　中　国
地方中草药
文　献　研　究
(1949—1979年)

1979

甘草　威灵仙　石菖蒲各3.0

加减

①发热或感染，加双花10.0　连翘3.0
生石膏$5.0-10.0$

②痒甚，加牛子　防风各3.0

用法：水煎服

中草药土单验方选编
（第一集）

提　要

济宁地区卫生局编。

1977年2月出版。共278页，其中正文270页，目录6页，编后2页。纸质封面，平装本。

济宁地区的医务工作人员收集了当地12个县市广大农村流传和试行的土方、单方、验方2000多个，经过整理，筛选出疗效好、质量较高、简便易行的600余个药方，汇集成册，以便广大"赤脚医生"和各级医疗机构试用推广。

本书处方按照疾病科别分类，涉及内科疾病（33种）、外科疾病（31种）、妇产科疾病（6种）、小儿科疾病（13种）、五官科疾病（7种）、皮肤科疾病（34种）、传染病（6种），共130种疾病。所列疾病多为常见病、多发病。每病后出方几个到十几个不等，没有方名，只有"方一""方二"等字样。每方大致包括主治、处方（组成）、制法、用法、禁忌、疗效、材料来源、注意事项及报送单位。有的疗效项会列出1～2个病例，但并不描述患者的症状、体征、实验室检查等内容。

中草药土单验方选编

（第一集）

济宁地区卫生局

一九七七年二月十一日

目　录

内　科　疾　病

（一）各种气管疾病………………………………… 1

（二）各种胃病…………………………………… 9

（三）胃肠炎……………………………………… 13

（四）胃及十二指肠溃疡………………………… 15

（五）食　道　癌………………………………… 17

（六）腹　　泻…………………………………… 18

（七）各种寄生虫病……………………………… 20

（八）高血压病…………………………………… 23

（九）风湿性心脏病……………………………… 26

（十）再生碍障性贫血…………………………… 27

（十一）盗　　汗………………………………… 28

（十二）各种头疼………………………………… 28

（十三）肋间神经疼……………………………… 31

（十四）面神经麻痹……………………………… 32

（十五）各种精神病……………………………… 36

（十六）神经衰弱症……………………………… 39

（十七）各种关节炎……………………………… 41

（十八）坐骨神经疼……………………………… 44

（十九）手足麻木………………………………… 44

1949

新 中 国
地 方 中 草 药
文 献 研 究
(1949—1979年)

1979

（二十）各种筋骨疼…………………………………… 46

（二一）肾　　炎…………………………………… 49

（二二）全身浮肿…………………………………… 54

（二三）癃　　闭…………………………………… 55

（二四）尿 道 炎…………………………………… 56

（二五）遗　　尿…………………………………… 58

（二六）血　　尿…………………………………… 58

（二七）乳 糜 尿…………………………………… 60

（二八）糖 尿 病…………………………………… 64

（二九）小 肠 疝…………………………………… 66

（三十）脱　　肛…………………………………… 66

（三一）象 皮 腿…………………………………… 67

（三二）狂 犬 病…………………………………… 67

（三三）中毒性疾病………………………………… 68

外 科 疾 病

（一）骨　　折…………………………………… 69

（二）跌打损伤…………………………………… 70

（三）外伤出血…………………………………… 72

（四）局　　麻…………………………………… 76

（五）破 伤 风…………………………………… 76

（六）疮　　疗…………………………………… 79

（七）痈　　疽…………………………………… 83

（八）脑 后 疽…………………………………… 87

（九）蜂窝组织炎………………………………… 87

（十）手瘩脚瘩 …………………………………… 88

（十一）锁 口 疗 ………………………………… 89

（十二）蛇 头 疗 ………………………………… 89

（十三）丹　　毒 ………………………………… 90

（十四）溃　　疡 ………………………………… 90

（十五）甲 沟 炎 ………………………………… 93

（十六）龟 头 炎 ………………………………… 93

（十七）乳 腺 炎 ………………………………… 93

（十八）乳头破裂 ………………………………… 100

（十九）乳 结 核 ………………………………… 101

（二十）淋巴结核 ………………………………… 102

（二一）骨 结 核 ………………………………… 110

（二二）骨 髓 炎 ………………………………… 112

（二三）软 骨 炎 ………………………………… 112

（二四）脉 管 炎 ………………………………… 113

（二五）阑 尾 炎 ………………………………… 114

（二六）甲状腺肿大 ……………………………… 115

（二七）血 管 瘤 ………………………………… 115

（二八）淋巴肉瘤 ………………………………… 116

（二九）烧 烫 伤 ………………………………… 117

（三十）痔　　疮 ………………………………… 123

（三一）静脉曲张 ………………………………… 125

妇 产 科 疾 病

（一）月 经 病 …………………………………… 126

（二）赤 白 带 …………………………………… 130

1949

新 中 国
地方中草药
文 献 研 究
(1949—1979年)

1979

（三）血 崩 症……………………………………… 135

（四）子 宫 病……………………………………… 138

（五）流产及其产后风……………………………… 140

（六）其它疾病……………………………………… 144

小 儿 科 疾 病

（一）小儿科疾病…………………………………… 148

（二）百 日 咳……………………………………… 149

（三）小儿支气管炎………………………………… 151

（四）小儿疯症……………………………………… 153

（五）消化不良……………………………………… 155

（六）小儿腹泻……………………………………… 158

（七）小儿湿疹……………………………………… 163

（八）小儿疝气……………………………………… 164

（九）小儿脱肛……………………………………… 164

（十）小儿包皮水肿………………………………… 166

（十一）小儿红眼病………………………………… 166

（十二）小儿夜啼…………………………………… 166

（十三）小儿肝脾肿大……………………………… 167

五 官 科 疾 病

（一）眼科疾病……………………………………… 168

（二）耳科疾病……………………………………… 170

（三）鼻 病………………………………………… 175

（四）咽喉疾病……………………………………… 177

（五）喉 异 物……………………………………… 184

（六）口腔炎………………………………………… 184

（七）牙科疾病……………………………………… 188

皮 肤 科 疾 病

（一）各种湿疹病…………………………………… 195

（二）寻麻疹………………………………………… 202

（三）带状泡疹……………………………………… 205

（四）痱 子………………………………………… 207

（五）各种皮炎……………………………………… 208

（六）稻田皮炎……………………………………… 209

（七）过敏性皮炎…………………………………… 211

（八）日光性皮炎…………………………………… 211

（九）牛皮癣………………………………………… 212

（十）顽 癣………………………………………… 215

（十一）各种疮……………………………………… 221

（十二）秃 疮……………………………………… 225

（十三）黄水疮……………………………………… 226

（十四）羊胡子疮…………………………………… 232

（十五）燕窝疮……………………………………… 232

（十六）红斑狼疮…………………………………… 233

（十七）疥 疮……………………………………… 233

（十八）天泡疮……………………………………… 234

（十九）冻 疮……………………………………… 234

1949

新　中　国
地方中草药
文　献　研　究
(1949—1979年)

1979

（二一）鹅掌风……………………………………… 236

（二二）脚　气…………………………………… 238

（二三）脚鸡眼…………………………………… 240

（二四）雀　斑…………………………………… 242

（二五）汗　斑…………………………………… 243

（二六）酒渣鼻…………………………………… 244

（二七）脱　发…………………………………… 244

（二八）油灰指甲………………………………… 245

（二九）寻常疣…………………………………… 245

（三十）毛囊炎…………………………………… 247

（三一）皮肤热毒………………………………… 248

（三二）蚊子咬伤………………………………… 248

（三三）蜂　蜇…………………………………… 249

（三四）刺　伤…………………………………… 245

传　染　病

（一）流行性乙型脑炎…………………………… 250

（二）腮腺炎……………………………………… 250

（三）肝　炎……………………………………… 251

（四）肝硬化……………………………………… 258

（五）肝脾肿大…………………………………… 260

（六）痢　疾……………………………………… 261

内 科 疾 病

各 种 气 管 疾 病

方 一

主治：感冒、急性支气管炎。

处方：川羌活，铁脚威灵仙，吐温～80、10毫升，苯甲醇10毫升。

制法：川羌活、威灵仙各750克，按蒸馏法，蒸馏。粗蒸3000毫升；精蒸1000毫升，加入吐温～80，溶解后再加苯甲醇。四号球型滤球过滤至澄明，无异物，即灌装、封口、灭菌。

用法：成人每次2毫升；每日1～2次；肌肉注射，小儿酌减。

疗效：经应用疗效很好，现仍在本公社广泛应用。

材料来源：试制。

注意事项：澄明无异物；100°C灭菌30分钟。

抄报单位：金乡县兴隆卫生院。

方 二

主治：感冒、支气管哮喘。

处方：麻黄三两、杏仁四两、净棉子仁十两。

1

1949

新 中 国
地 方 中 草 药
文 献 研 究
(1949—1979年)

1979

制法：杏仁、棉子仁分别炒微黄，和麻黄共为细末，备用。

用法：成人日服三次，每次二钱，开水冲服。

疗效：试用两年，治疗约一万多人次，有效率９６％以上。

材料来源：民间验方。

注意事项：心脏性哮喘无效。

报送单位：滕县官桥公社前掌大队卫生室。

方 三

主治：慢性气管炎、支气管哮喘。

处方：丝瓜藤、棉花根各２０００克，氯化钠９克，吐温～８０.７０毫升，苯甲醇１０毫升。

制法：水提取法提取１０００毫升，调pH值６.５。

用法：每日二次，每次２毫升，肌肉注射。

疗效：治疗二十六例睿有效，可控制症状，但因症状消失后即停药，尚无治愈者。

例一：刘学山之母，６５岁，患慢性气管炎十余年，并发肺气肿，注射十天，症状消失，可参加轻体力劳动、二月后因感冒复发。

例二：刘学平、男、５０岁，患慢性气管炎五年余，注射七天，症状消失。

材料来源：据"气管炎有效药物筛选"配制。

报送单位：邹县大东公社三河村　刘玉恩。

方 四

主治：老年慢性气管炎

2

处方：白公鸡一只、干西瓜秧四两、生姜两、生豆油三两。

制法：先把西瓜秧煮沸、捞出后加入退好的白公鸡和生姜，待鸡煮熟后，加入豆油。

用法：食肉喝汤，每晚温服一碗。

禁忌：禁食生冷食物。

疗效：门诊常用此方，治愈多例患者。

病例一：前荆沟赵崇厚之女，患气管炎已多年，用一剂而愈。

例二：后荆沟候自海，服二剂痊愈。

材料来源：自创。

注意事项：从冬季头九开始服用，一冬可三至四剂。其中西瓜秧可夏季采集，晒干贮存。

报送单位：滕县龙阳公社医院　殷茂一。

方　五

主治：老年慢性气管炎、支气管扩张。

处方：黄芪两～二两、桔梗三钱、沙参五钱、杏仁三钱、紫苑三钱、百合四钱、甘草三钱。

用法：水煎服。日服一剂。

加减法：痰稀薄量多加半夏三钱、海浮石五钱、桔红三钱；痰稠粘色黄或白加蛤粉五钱、苏子三钱、蒌仁三钱；喉中痰鸣者加白前。

疗效：在急性发作期服此方能得到明显控制，平时服可以养肺补气、防止复发。

材料来源：经验方。

3

1949

新　中　国
地方中草药
文　献　研　究
(1949—1979年)

1979

注意事项：服药期间禁食辛辣、吸烟。

报送单位：济宁县许庄公社医院李成贤

方　六

主治：老年慢性气管炎

处方：沙参两～二两、老母鸡一只。

制法：将老母鸡退毛去掉内脏后，把沙参装入鸡肚内缝上后煮熟。

用法：腊月数九天，每九服一剂。

疗效：用此方在冬季可控制气管炎发作。

材料来源：经验方。

注意事项：煮时不要放调料。

报送单位、济宁县许庄公社医院李成贤。

方　七

主治：支气管哮喘

处方：新鲜鸽子粪适量。

制法：鸽子粪用瓦焙黄，研粉备用。

用法：每次二钱至三钱，白酒送服，日服二次。

疗效：经治疗十多例、效果良好。

例：本大队徐景龙患此病五年多、用中西药治疗多次无效，用此方六次痊愈。

材料来源：祖传验方。

注意事项：鸽子粪以新鲜者为佳。

报送单位：滕县东戈公社南徐庄大队赤脚医生王延年。

方　八

主治： 老年气管炎。

处方： 龙葵（天天茄全棵）一斤，白酒二斤。

制法： 将龙葵用白酒浸泡七天去渣。

用法： 每天三次，每次一酒盅。

疗效： 良好。

病例： 曾××，男、５９岁，患气管炎６年，服药１４天痊愈，当年冬季未再犯病。

材料来源： 民间验方。

报送单位： 汶上县康驿公社宋庄大队。

方　九

主治： 慢性气管炎（兼治肺炎、结膜炎、疖肿、感冒、对一般球菌性及病毒性感染均有效）。

处方： 丹参、黄芩、公英、败酱草各60克，苯甲醇20毫升，氯化钠8.5克。

制法： 用清水将药洗净，放入3000毫升温水中浸泡１～２小时后进行蒸溜，收集2000毫升再进行第二次蒸溜，收集1000毫升加以过沪后，再将苯甲醇、氯化钠放入液内搅匀精滤，分装2毫升安瓿，经100°Ｃ灭菌消毒后即可使用。

用法： 成人一日三次，每次2支肌注。小儿酌减。

疗效： 良好。

注意事项： 变黄色禁用。

报送单位： 金乡县鱼山公社卫生院。

5

1949

新 中 国
地 方 中 草 药
文 献 研 究
(1949—1979年)

1979

方　十

主治：慢性气管炎。

处方：黄梨5斤（取汁）、杷叶、寸冬、双皮各一两、冰糖、白糖各一斤。

制法：先将杷叶、寸冬、双皮煎熬去渣，再同梨汁、熬成羔，日服二次，每次用开水冲服三钱。

疗效：有效率90％以上。

方　十　一

主治：小儿慢性气管炎

处方：射干三钱、车前草三钱、白果二钱、葛根三钱、侧柏叶五钱。

用法：水煎一茶盅。1～4岁儿童分数次服，一至一天半服完。

疗效：在急性发作时，一剂可止喘，2～3剂可治愈。

方　十　二

主治：支气管扩张咯血。

处方：白矾一块（杏核大）。

用法：每日二至三次，每次杏核大一块口嚼咽下。

材料来源：民间验方。

报送单位：泗水县泉林医院。

方　十　三

主治：支气管哮喘。

6

处方：活蝙蝠一只。

制法：将蝙蝠一只去头足、放油锅内或瓦上焙干研碎。

用法：用水或黄酒冲，成人服一只，小儿酌减。

疗效：共治5人，治愈3人，好转2人。

材料来源：民间验方。

报送单位：兖州新驿公社苗堂大队　**王同水**。

方 十 四

主治：气管炎。

处方：半夏一两、云苓一两半、杏仁二两、楼仁二两、黄芩二两、香元一两半、百合一两半、苏子一两半、前胡一两半、冬花一两、川贝八钱。

制法：制成蜜丸，每丸三钱。

用法：每日二次，每次一剂。

疗效：在90％以上。

报送单位：卫生会议献方。

方 十 五

主治：慢性气管炎。

处方：露蜂房一个（树上或墙洞内）、芝麻适量。

制法：用芝麻把露蜂房全部灌满，然后把蜂房放锅内焙干，研细备用。

用法：每日三次、每次五钱、温开水冲服，儿童酌减。

疗效：一般服完一剂即可痊愈，较重者二剂可愈。治愈率85％以上。

禁忌：服药期间，切忌服油腻食物。

1949

新 中 国
地 方 中 草 药
文 献 研 究
(1949—1979年)

1979

报送单位：卫生会议献方。

方 十 六

主治：气管炎。

处方：柴胡三钱、半夏三钱、麻黄三钱、透骨草三钱、大枣七枚。

制法：水煎服。

用法：每月服三剂、早晚分服。

材料来源：民间验方。

报送单位：泗水县星村公社卫生院　张庆歆。

方 十 七

主治：支气管扩张

处方：大黄、肉桂各一钱，赭石四钱。

制法：将大黄、肉桂共研细末过100目筛，赭石水煎。

用法：一剂分两次吃，每日一次，赭石水送服。

疗效：治疗三人均痊愈。

注意事项：装瓶备用。

报送单位：济宁县长沟医院　张圣九

方 十 八

主治：支气管扩张、咯血。

处方：莲子五钱、茅根两、鲜藕两、大枣三枚去核。

制法：水煎服。

用法：日服一剂。

疗效：十余年来，治疗多例病人，多服二～三剂，咯血

8

即能停止。

报送单位：滕县龙阳公社医院　陈京骥。

方 十 九

主治： 咯血、鼻衄。

处方： 白芨20克、血余炭10克、小蓟2.5克。

制法： 共研细混匀，分为五份。

用法： 成人每日二次、每次一份

报送单位： 卫生会议献方。

各 种 胃 病

方 一

主治： 急性胃炎

处方： 蔓陀罗花、叶各50克、95％乙醇500毫升，水500毫升。

制法： 将蔓陀罗花、叶捣烂、入瓶中，加95％乙醇500毫升、密封、隔天搅动一次，连浸七至十天，以四层纱布滤出浸出液，去渣。滤液加乙醇至1000毫升即成。

用法： 成人每次口服1～2毫升，日服三次，儿童递减。

疗效： 经治多例观察，效果良好。

注意事项： 成人服1毫升无明显副作用，服2毫升以上可出现口干、皮肤干燥、瞳孔散大，似阿托品样副作用。

报送单位： 曲阜县卫生局。

9

1949
新 中 国
地 方 中 草 药
文 献 研 究
(1949—1979年)
1979

方 二

主治：胃炎

处方：木香250克、小茴香250克、干姜250克、荆芥250克。

制法：将上四味药按蒸馏法，先收集粗蒸馏液2000毫升，再将粗蒸馏液重蒸馏1000毫升，过滤澄明加氯化钠9克，灌封，加热100°C30分钟即成。

用法：肌肉注射，每次2～4毫升，每日1～2次。

疗效：疗效显著。

注意事项：澄明无沉淀、异物；无菌操作。

报送单位：曲阜县东风公社西林西大队。

方 三

主治：胃炎

处方：生姜二两、棉种油一两、鸡蛋两个。

制法：把棉油放锅内，文火煎至烟尽为度，把姜切成丝，放油内炸黄，再把鸡蛋打开放锅内炒熟即可。

用法：早晨空腹一次服下，一日一次。

疗效：共治疗五例，四例痊愈，一例好转。

注意事项：用鲜姜、新棉种油。

报送单位：泗水县星村公社医院。

方 四

主治：胃炎

处方：白芷三钱、生甘草三钱。

如

制法： 上两味药入蒸馏锅内，加水500毫升，煎至50毫升为止，加入红糖二两即成。

用法： 每日一剂

疗效： 经观察疗效在90％以上。

报送单位： 济宁市卫生局业务组。

方 五

主治： 慢性胃炎。

处方： 砂仁、紫蔻、荜菝、紫油桂各三钱。鲜姜、红糖各半斤。

制法： 将上药共为细末，姜拧汁、把锅烧干倒姜汁，煮沸后入红糖、糖化光后加药面，不断搅动，熬至不沾手、离凉铁为好，倒在平锅或煎饼熬子上，让其自然摊开，切成一至二钱的糖块即成。

用法： 含化、每日早晚各一次、每次一块，（因切不匀，可先大后小）。

疗效： 据目前可查的163例中，显效102例，较好者5例，好转8例，无效1例。

注意事项： 服此药绝对忌韭菜。

报送单位： 泗水县柘沟公社王坟大队卫生室。

方 六

主治： 胃疼（心腹诸疼）。

处方： 当归、丹参、乳香、没药各五钱。

制法： 共研细面或煎服。

用法： 服细面每日三次，每次三钱；水煎，早晚分服。

1949

新 中 国
地 方 中 草 药
文 献 研 究
(1949—1979年)

1979

疗效：良好。

注意事项：忌食生冷。

报送单位：泗水县泉林医院。

方 七

主治：胃疼（气滞胃疼，腹疼、胸胁满闷）。

处方：沉香一钱、香附三钱、青皮三钱、积壳三钱、高良姜二钱。

制法：沉香用木锉锉成面，与其他诸药共放入茶缸内，用开水冲泡。

用法：当茶饮。

疗效：共治70余例，均获得满意效果。

注意事项、不要生气和饮用生凉食物。

报送单位：泗水县金庄公社晋庄大队　颜世逢。

方 八

主治：胃疼（治胃溃疡、胃出血）。

处方：仙人掌一块（不除刺、以根块最好），红糖四两。

制法：将仙人掌洗净切片，与红糖共煮。加水一碗，共煮沸七次，药液呈糖稀状即可。

用法：每日一次，饭前服，喝汤吃仙人掌。

报送单位：金乡县羊山公社医院。

方 九

主治：胃酸过多、大便干结症。

12

处方：鲜苦柳叶一斤三两，蛋壳一斤，苏打粉八两。

制法：鲜苦柳叶晒干后和蛋壳共粉碎，再加苏打粉混匀，水拌后制成丸。

用法：日服三次，每次一丸。

疗效：用此法治疗三例，皆愈。

材料来源：经验方。

注意事项：①鸡、鸭、鹅蛋壳均可。

②制成丸后，时间一长，易潮解。

报送单位：济宁县南田公社医院　张兴会。

胃　肠　炎

方　一

主治：胃肠炎

处方：藿香八两、茵陈蒿八两、毛术四两、陈皮四两。

制法：上四味药洗净、水浸泡六小时以上，蒸馏法提取蒸馏液约500毫升、将药液重蒸馏取200毫升，加入吐温～80 1～2%，搅匀至前液完全溶解，澄清过滤，100°C30分钟灭菌、灌封即成。

用法：肌肉注射，成人2毫升，一日二次，小儿酌减。

疗效：经实践证明，疗效可靠。

例：邵立然，男、43岁、75年7月4日初诊，腹痛、腹泻、呕吐、口渴、共用四支，当日下午减轻，次日痊愈。

报送单位：泗水县柘沟公社尚庄大队卫生室。

13

1949

新 中 国
地 方 中 草 药
文 献 研 究
(1949—1979年)

1979

方 二

主治：胃肠炎

处方：风眼草（椿树种）。

制法：风眼草适量，粉碎制成水丸。

用法：日服二次，每次二钱。

疗效：治疗多例病人，效果良好。

报送单位：济宁县廿里铺公社程街大队赤脚医生　程吉臣。

方 三

主治：慢性胃肠炎

处方：鲜马齿苋四两、绿豆两。

制法：将上两药炒熟食之。

用法：一日二次，当菜吃。

疗效：临床应用证明效果很好。

报送单位：济宁县长沟医院　**杨西峰**。

方 四

主治：慢性胃肠炎

处方：白梅豆仁20克、枣树皮20克、地榆10克。

制法：炒黄粉碎，过120目筛，压片、每片重0.5克。

疗效：有显效。

用法：日服二次，每次6～8片。

报送单位：卫生会议献方。

14

方　五

主治： 胃肠神经官能症

处方： 赭石半斤。

制法： 赭石粉碎，醋拌炒干为细末。

用法： 日服三次，每服五钱，开水冲泡，喝水去渣。

疗效： 例：泉林公社韩家村社员韩景彦，因生气而气逆，疑为食道肿瘤，情绪悲观，服药无效，用此法共服赭石一斤而愈。

报送单位： 泗水县泉林医院。

胃及十二指肠溃疡

方　一

主治： 胃及十二指肠溃疡。

处方： 蒲公英一斤，甘草半斤，乌贼骨、珍珠母、元胡各四两。

制法： 选净药研粉，取粗末水煎浓缩成膏。将细粉和膏混匀为颗粒烘干，如粘度不够可加适当练蜜。把颗粒加上2%滑石粉混匀打片。

用法： 每日三次，每次六～八片。

疗效： 经试治十余例，效果可靠。

注意事项： 防潮避光。

报送单位： 金乡县鸡黍公社医院。

1949
新　中　国
地 方 中 草 药
文　献　研　究
(1949—1979年)
1979

方　二

主治：胃及十二指肠溃疡

处方：香附三钱、当归三钱、川芎二钱、降香二钱、红花三钱、川牛夕三钱、桃仁三钱、元胡三钱、甲珠三钱、没药三钱、广木香三钱、白芍三钱、红曲三钱、灵脂三钱、焦查三钱。

用法：水煎服。

疗效：曾治疗三十余人，疗效很好。

注意事项：孕妇忌服。

报送单位：济宁药材站　于庆荣

方　三

主治：胃及十二指肠溃疡。

处方：白芷三两、甘草两。

制法：加水两碗煎至大半碗。

用法：一次服下，每日一剂。

疗效：三年来治疗100余例，一般服药二至三剂，疼痛缓解，近期疗效可靠。

报送单位：鱼台县卫生局。

方　四

主治：胃及十二指肠溃疡。

处方：杭芍二两、瓦楞子二两、鱼骨两半、大贝两、川连八钱、木香五钱、元胡五钱、沉香三钱、实子五钱。

加减法：

16

胃满而湿干呕者加半夏三钱，出血甚者加三七二钱；舌苔滑白，不思饮食者加玉米五钱。

制法： 将上药共为细末、装瓶备用。

用法： 每日二～三次，每次饭后一小时白水送服二钱，甫时加服一次。

注意事项： 研得越细越好，瓶内密封保存。

报送单位： 济宁县许庄公社医院　李成贤。

食　道　癌

方　一

主治： 食道癌、吞咽困难。

处方： 盐卤三斤，海带一斤，硼砂五钱，冰片五钱。

制法： 将盐卤、海带（不去盐泥）放入锅内加水15斤，用桑木材煮、浓缩至3斤左右，取出海带，再将硼砂、冰片研末，放锅内溶化，取出装瓶备用。

用法： 每日服二次，饭前服，每次半小酒盅（约5～6毫升），需长期服药。

疗效： 本人于70年，经省人民医院确诊为食道癌，经用此方两剂治愈。

注意事项： 服前几次，微有腹泻和喉头发痒感。

报送单位： 汶上县次邱公社伊海大队　何庆圖。

方　二

主治： 食道癌

17

1949

新 中 国
地 方 中 草 药
文 献 研 究
(1949—1979年)

1979

处方：广木香三钱、川黄连三钱、牛黄一钱。

制法：共为细末，制成蜜丸七个。

用法：每日含化一丸，七日为一疗程。

疗效：共治三例，一例有效。

材料来源：个人自制。

报送单位：泗水县星村公社医院 张祥珍。

方 三

主治：胃癌

处方：黄鼠狼。

制法：清水煮黄鼠狼，不加油盐。

用法：两天吃一只，顿服。

疗效：治疗一例痊愈。

病例：金乡县羊山公社×大队支部书记，男，50余岁，于68年经山东省一、二院，肿瘤医院诊断为胃癌。听说此方后，发现一窝四个小黄鼠狼，一次吃完痊愈。从未复发，现仍任支书。

注意事项：服黄鼠狼后不吃饭。

报送单位：济宁地区医科所。

腹 泻

方 一

主治：久治不愈的腹泻

处方：鲜无花果二个、鸡蛋二个、豆油两，（或鲜叶二

18

两）。

制法：无花果切片和鸡蛋混在一起，豆油炒熟、内服。

用法：日服二次，小儿减半。

疗效：治疗六人，痊愈五人，正在治疗者一人。

材料来源：民间验方。

报送单位：汶上县委　张宇营。

方　二

主治：慢性腹泻

处方：止泻穴，位于脐下二寸五分处。

针法：直刺二寸，进针后随下火罐，火罐下启盖用手拍打几次，约二十分钟左右即可拔罐。

用法：一日一次，以愈为度。

疗效：共治疗五例，全部全愈。

材料来源：临床经验。

注意事项：下罐时，火头勿烧罐边，以免烧伤皮肤。

报送单位：济宁县南田公社涧湾大队赤脚医生张文瑞。

方　三

主治：消化不良性腹泻

处方：炒地榆两、乌梅两、山楂五钱。

制法：水煎。

用法：日服一剂，连服三剂。

疗效：治愈率占80％以上。

注意事项：地榆炒黄即可。

报送单位：济宁县长沟分院　杨西峰。

19

1949
新中国
地方中草药
文献研究
(1949—1979年)
1979

方　四

主治： 消化不良性腹泻

处方： 高粱花适量。

制法： 取干净高粱花晒干、炒至微黄，研成细粉即可。

用法： 口服0.5～1克，日服二～三次，小儿酌减。

疗效： 治疗十例，一日即愈。一次不愈者，可连服数次，疗效满意。

材料来源： 经验方。

注意事项： 研得越细越好，装瓶备用。

报送单位： 济宁县南张公社卞厂大队卫生室　李玉彬。

各种寄生虫病

方　一

主治： 寄生虫（胃吐虫）。

处方： 苦栋根皮两，益智仁两，竹茹两，二丑三钱，君子肉两，甘草四钱，元醋一匙。

制法： 以上六味煎汤，元醋一匙冲服，连服三日每日一剂。

疗效： 10余年来治疗100余例，给服此药一疗程痊愈，近期疗效100%。

来源： 验方。

注意事项： 忌油三天。

报送单位： 鱼台县王庙公社卫生院　张习彬。

20

方　　二

主治：大便内蛲虫。

处方：大黄、木香、大白各三钱，共为细面，空腹时一次开水冲服，三次即愈，每日一剂。

用法：上方数量是成人用量，小儿酌减。

疗效：20余年来用此方治疗本病，无不效验。

例：本队孙广同、男、55岁患本病服一剂痊愈。

材料来源：祖传。

注意事项：患此病的人经常保持大便清洁。

报送单位：鱼台县；　刘学鲁

方　　三

主治：驱蛲虫

处方：包米根适量。

制法：将适量包米根放锅内烧水喝。

疗效：经用十余年疗效良好。

材料来源：民间验方。

报送单位：鱼台县防空办公室。

方　　四

主治：钩虫病引起的贫血。

处方：成人：鱼甲一斤、榧子仁一斤、君子仁半斤、鸡内金一两。小儿按成人比例酌减。

制法：鱼甲醋炒，榧子仁、君子仁、鸡内金炒，加面适量，分15份烙饼吃。小儿烙饼吃时可加糖调味。

21

1949

新 中 国
地 方 中 草 药
文 献 研 究
(1949—1979年)

1979

用法：每日一份，可连服两个疗程。

材料来源：民间验方。

注意事项：现配现用。

报送单位：鱼台县李各公社任寺大队卫生所。

方 五

主治：胆道蛔虫

处方：苦楝根皮四两、史君子仁四两、枳壳二两，乌梅二两、黑丑二两、木香一两、川军一两。

制法：共研细末备用。

用法：每次服二钱，日服二次，原醋一两送下，连服七天。

疗效：十余年来治疗百余例，经用本方七天治愈，一般不再复发，近期疗效100%。例：王楼公社贾××，患本病用此方二小时痛止，至今二年未犯。

注意事项：一般服后二小时痛止，但仍需坚持服药七天，以巩固疗效。

报送单位：鱼台县王庙公社医院 张习彬。

方 六

主治：肠道蛔虫症

处方：花椒五钱至一两（小两）。

制法：加水150毫升，煎成100毫升。

用法：分三次服或痛时服20～30毫升。

疗效：治疗三例，效果满意。

报送单位：卫生会议献方。

22

方　七

主治：胆囊炎、胆结石、胆道蛔虫。

处方：紫皮大蒜四两、芒硝一两、大黄粉、食醋适量。

制法：大蒜、芒硝共捣泥状，平涂在四层凡士林纱布上，备用。

用法：敷在痛处，疼痛解除去掉后二小时，再将适量大黄粉用食醋调成糊状，敷在原处六小时，每日一次，连用三至四日。

报送单位：济宁市立医院。

方　八

主治：蛔虫性肠梗阻

处方：葱白五至十根，菜油半至一两。

制法：葱白捣碎，加菜油拌匀。

用法：一次顿服。

疗效：一般一次开始排出，必要时隔八至十二小时再服一次。

报送单位：济宁市立医院。

高 血 压 病

方　一

主治：高血压，老年动脉硬化症。

处方：杭芍八钱～两、石决明八钱、怀牛夕五钱、川楝子三钱、龙骨两、生牡蛎两、勾藤四钱、地龙三钱、夏枯草

23

1949
新 中 国
地方中草药
文 献 研 究
(1949—1979年)
1979

两、槐米五钱。

加减法：血压过高者，可加入赭石五～八钱、青木香三钱；头晕甚者、加女贞子四钱、天麻三钱；血热有火者加黄芩三钱、生地五钱、元参五钱；视物不清者（缺石决明时），可加入菊花四钱、草决明五钱。

制法：水煎。

用法：一日一剂。

疗效：连服三剂、血压即降。

报送单位：济宁县许庄公社医院 李成贤。

方 二

主治：高血压。

处方：鲜地龙七个、白糖半两。

制法：地龙洗净，另置一碗内加白糖半两，用开水约300毫升，渍在地龙和糖的碗内，待开水不太热时，将地龙捞出。

用法：饮其水，日服一次。

疗效：据试用效果良好。

报送单位：济宁县喻屯医院 韩茂生。

方 三

主治：高血压

处方：猪苦胆汁二两、绿豆面四两、鲜苦苦菜十斤。

制法：将苦苦菜加水五斤煮熟，取出挤汁熬膏与胆汁、豆面拌匀、为丸、阴干备用。

用法：每早晚各服一丸（重三钱）。

24

疗效：治疗四人，痊愈二人，有效一人，较差的一人。

报送单位：汶上县苑庄公社小芹卫生室。

方　四

主治：高血压

处方：垂柳内皮、白糖各一两。

制法：将垂柳枝的绿皮剥去，取二层白皮，把内芯去掉。

用法：水煎服，每日二剂，连服一周。

疗效：治疗率达90%以上。如：患者王清和，血压高208/105mmHg，服药五天降至正常。

注意事项：一定要新鲜柳枝，不可霉烂。

报送单位：济宁县李营公社卫生院后王大队卫生室。

方　五

主治：高血压

处方：猪胆一个、绿豆适量。

制法：将绿豆粒装入猪胆内，装满为止，放置三个月后再用。

用法：每天一次，顿服七粒。

疗效：80%病人可治愈。

注意事项：服绿豆粒后，血压很快下降，继续服用白糖加醋至痊愈为止。

报送单位：滕县龙阳公社焦庄大队卫生室　焦风文。

方　六

主治：高血压

25

1949

新 中 国
地 方 中 草 药
文 献 研 究
(1949—1979年)

1979

处方：夏枯草一斤、杭菊花、双勾丁、草决明、怀牛夕各半斤。

制法：将上药分别洗净晒干。夏枯草水煎浓缩成膏，其他药研成细面。将膏粉混合制成水丸。

用法：每日二次，每次三钱，开水送服。

疗效：共治100余例，效果良好。

报送单位：金乡县鸡黍分院。

方 七

主治：高血压

处方：鲜柳芽尖（春天开始发芽时）四两。

制法：用沸水泡后加白糖泡食之。

用法：日服三次，每次四两。连服10～20天为一疗程。

疗效：对头晕效果较好。

报送单位：金乡王丕医院 李振华。

风湿性心脏病

方 一

主治：风湿性心脏病。

处方：马兜铃根三～五钱。

制法：采集后去净泥土、杂质、晒干。

用法：成人每次服三～五钱，日服三次。

疗效：例：泉林公社蒋家村大队社员韩××之妻，患风湿性心脏病四年之久，服药打针疗效不显，日趋严重，丧失

26

劳动能力，服此方一个月后，病情好转，能参加轻体力劳动。

报送单位：泗水县泉林医院。

再生障碍性贫血

方　一

主治：再障。白血病。

处方：当归两、川芎两、阿胶两、田三七五钱、白芨五钱、牛黄五分、三棱两、莪术两、土元两、水蛭五钱、桃仁两、鳖甲两、羚羊粉二钱、全虫两、朱砂五钱、冰片一钱。

制法：共为细末，炼蜜为丸。

用法：日服三次，每次1～2丸。

疗效：对慢性粒细胞型及淋巴细胞型均有显著疗效。共治疗三例，均痊愈。

注意事项：必须配合西药强的松、维生素类、硫酸亚铁等。

报送单位：汶上县城关公社医院　**郝德松**。

方　二

主治：再障（增生型）。

处方：羚羊角一钱、川黄连三钱、鹿角胶三钱、三七一钱、白芨四钱、丹皮三钱、生百合三钱、生地四钱、知母三钱、黄柏三钱、红花三钱、鲜藕节二两、鲜茅根二两。

用法：水煎服。

27

1949

新 中 国
地 方 中 草 药
文 献 研 究
(1949—1979年)

1979

疗效：治疗一例危重病号、经观察有缓解作用。

报送单位：金乡县人民医院内科。

方 三

主治：贫血

处方：鸡血藤一两。鸡子三个、红糖适量。

用法：二味同煮，吃蛋喝汤，红糖为引，每日一次。

疗效：良好。

报送单位：邹县石墙公社湖山大队　刘广相。

盗 汗

方 一

主治：盗汗

处方：五倍子一两。

制法：研成细粉备用。

用法：每晚用自己唾液调三钱为糊状、敷于肚脐上，纱布固定，第二天去掉。

疗效：共治疗十三例，均痊愈。

报送单位：泗水县柘沟公社王坟大队卫生室。

各 种 头 痛

方 一

主治：神经性头痛

28

处方：川乌、草乌各一钱、白芷二钱、僵蚕二钱、甘草一钱。

制法：共为细面。

用法：每日三次，每次一钱。

疗效：治愈率占70%以上。

报送单位：济宁县长沟医院 杨西锋。

方 二

主治：神经性头疼长期不愈。

处方：菊花三钱、石膏三钱、川芎三钱。

制法：共为细末。

用法：每服一钱，日服三次，共服三天。

疗效：治愈占80%以上。

报送单位：济宁县长沟医院 杨西锋、

方 三

主治：神经性头痛

处方：当归五钱、川芎三钱、白芷三钱、杭芍 五～八钱、大柴胡五钱、黄芩三钱、半夏三钱、川栋子三钱、枣仁五钱、枳壳三钱、甘草三钱。

加减法：头痛，头晕甚者加蔓荆子三钱、草决明三钱；只晕不痛者加女贞子五钱，旱莲草五钱；食欲不振者加山楂、六曲、麦芽各三钱。

用法：水煎服，日服一剂。

疗效：服2～3剂症状明显好转，5～6剂痊愈。

报送单位：济宁县许庄公社医院 李成贤。

1949

新 中 国
地 方 中 草 药
文 献 研 究
(1949—1979年)

1979

方 四

主治：头痛（神经性偏头痛，对三叉神经痛也有效。）

处方：白芷一两、川芎一两、白菊花一两、防风五钱、鸡蛋一个（扎数十孔）。

制法：水煎沸后放进鸡蛋。

用法：先吃鸡蛋后喝药汤。

疗效：共治20人，治愈16人，好转2人，无效2人。

注意事项：如发烧可加石膏一两，防止感冒，睡前服最好。

报送单位：邹县城关公社西关大队卫生所。

方 五

主治：头痛（驱风寒、解肌热，并可治偏头风和一切头痛）。

处方：当归四钱、川芎四钱、僵蚕四钱；蚕沙二两。

制法：把上药煎沸二次后，用纸壳盖上，剪一孔，用热气熏头疼处。

疗效：共治10例，治愈8例。一般用一剂即愈。

材料来源：民间验方。

注意事项：忌风寒三天。

报送单位：卫生会议献方。

方 六

主治：雷头风痛（头醋起疙瘩，耳闻雷声）。

处方：荷叶、苍术、升麻各五钱。

30

制法：水煎服。

用法：早晚各服一剂。

疗效：良好。

材料来源：民间验方。

注意事项：饭后服。

报送单位：曲阜县星村公社医院。

方　七

主治：头晕

处方：川芎三钱、白芷三钱、山羊头一个。

制法：将川芎、白芷置锅内与羊头同煮，吃肉喝汤。

疗效：近几年在我队曾治5人，均著效。

报送单位：田胡同卫生所。

肋间神经痛

方　一

主治：肋间神经痛

处方：元荽七钱、五灵脂三钱、没药三钱、红花五分、白芍四钱、甘草二钱。

用法：水煎服、日服一剂。

疗效：一付即愈。

报送单位：济宁县长沟医院　杨西峰。

33

1949
新 中 国
地 方 中 草 药
文 献 研 究
(1949—1979年)
1979

颜 面 神 经 麻 痹

方 一

主治：颜面神经麻痹

处方：巴豆三粒。

制法：将巴豆剥去外壳，然后用热砖两块或瓦片，铁片亦可，将巴豆分别烫挤成扁平状，直至巴豆变成黄色出油为止。

用法：将巴豆积叠起来，放置于患侧手心部。再用一瓷碗底将巴豆扣闭，碗内放上开水。开水需勤换，防止冷却，至手背出汗为止。每周一次，四～五次即愈。

报送单位：微山县彭口闸公社蒋集大队。

方 二

主治：颜面神经麻痹

处方：巴豆三粒、斑蝥三个、鲜姜三片

制法：巴豆、鲜姜去皮，和斑蝥共捣为泥，（忌铁器）。

用法：将巴豆膏贴患侧太阳穴，二小时取下，如起泡、竹针穿破，再贴须待泡处瘢落，贴后需一段时间方能恢复正常。

疗效：病程短一贴可愈，长者3～5次可愈。

病例：魏志灵、男、成、左眼歪斜，牙关紧，进食难，此膏一贴，当即缓解，继服中药二剂而愈。

报送单位：金乡县司马公社位门口楼大队 位自兴。

32

方　三

主治：颜面神经麻痹

处方：硫磺、胡椒各等分。

制法：共研细末，装瓶备用。

用法：纱布包好（适量），塞患侧鼻孔，一昼夜再换新药。

疗效：试用60例病人，有效率达80％，有的三天痊愈。

材料来源：民间验方。

注意事项：如塞时间过长，鼻孔有烧灼感时，不能忍受，可取下一时，待缓解后，再塞入鼻孔。

报送单位：济宁县喻屯医院　**韩茂生**。

方　四

主治：颜面神经麻痹

处方：黄芩、黄连、白芷、枯矾、生乳香、生没药各二钱、蓖麻子（去皮）、松香各二两。

制法：将前六味研末，后用黑碗或其他瓷器熬蓖麻子，后下松香，溶化后再将上药末加入同熬火不可太过，倒铁板上，急用铁锤锤数百下至数千下，至粘合在一起，分为三帖、摊在布或纸上即可。

用法：向右歪贴左边，向左歪贴右边。

疗效：轻者一贴，重者二贴，再重者不过三贴而愈。

报送单位：济宁县石桥分院　**张玉山**。

83

1949

新 中 国
地方中草药
文 献 研 究
(1949—1979年)

1979

方　五

主治：颜面神经麻痹

处方：斑蝥一个，太乙膏糊三钱。

制法：斑蝥去翅足，瓦上焙干，共为细末。

用法：撒于患侧地仓穴处，外用太乙膏固定，二小时去掉，发现水泡刺破即可。一次不愈可隔 三 日（待 泡 消 退后），再作一次。

疗效：经用数年，效果良好。

注意事项：半年内者，效果佳，时间长者可配合针灸，中药治疗。

报送单位：鱼台县周堂公社丙灵大队。

方　六

主治：颜面神经麻痹

处方：麻子仁两、冰片五分。

制法：将上两味药制成糊状。

用法：敷患侧廿四小时，配合针刺患侧颊车透地仓。

疗效：有特效。

病例：络城大队赵氏患此症，用此方一贴而愈。

报送单位：金乡县兴隆公社医院。

方　七

主治：面神经麻痹

制法：取劳宫穴针刺出血，（向左歪取右手劳宫穴，向右歪取左手劳宫穴针刺）。用生溥面饼中间开 小 洞，置掌

34

心；使小洞正对劳宫穴，上放一耐火小酒杯，正对小洞，用白干酒放酒杯内点燃4～6小时。白酒点燃时不能熄灭，可随燃随加入白酒，对杯底之水可随时用针管抽出。

疗效：对面神经麻痹疗效良好。

报送单位：金乡县卫生局。

方　八

主治：面瘫

处方：川乌三钱、草乌三钱、全虫三钱、蜈蚣三钱、僵蚕三钱、地龙干四钱、炒黄芪一两、勾丁一两。

用法：水煎，每日一剂。

注意事项：左右同用此方。

报送单位：滕县冯卯医院中医科。

方　九

主治：口眼歪斜（半身不遂）。

处方：人中、地仓、承浆、合谷、颊车、曲池、三里、阳陵泉、昆仑、足三里、百会、肩井、风腑、绝骨、风池、大稚。

制法：左有病针右、右有病针左，以上穴位轮换，得病针刺越早效果越好。

疗效：共治疗六例，其中两例是口眼歪斜，四例半身不遂，口眼歪斜都是60岁以上，最后治愈。现能参加劳动，有一例有后遗症，但能自理。

报送单位：兖州县街头卫生室。

35

1949

新 中 国
地 方 中 草 药
文 献 研 究
(1949—1979年)

1979

各 种 精 神 病

方 一

主治：精神病（躁狂型）。

处方：鲜桃花半碗（早晨日不出时，拾取刚落下的桃花），琥珀二钱、川贝一钱、陈皮二钱、朱砂五分。

制法：将四味药研面，用水煎的桃花水冲服，可加适量白糖。

注意事项：服药后腹泻，勿惧。

报送单位：邹县城前公社医院。

方 二

主治：恐惧引起的惊悸痰迷。

处方：胆半夏一钱、陈皮三钱、茯苓三钱、甘草一钱、远志三钱、当归三钱、柏子仁三钱、酸枣仁三钱、生姜三片为引。

用法：每日一剂，早晚分服，水煎服。

病例：曾治疗一受惊惧而坐卧不宁的女患者，服此方二付痊愈。

材料来源：河北省人民出版社出版的医学传心录。（用经牛苦胆浸泡凉干的去毒性半夏代替原方中的半夏）。

报送单位：泗水县厉山公社孟村大队卫生室。

方 三

主治：癫痫病

36

处方：远志三钱、枣仁四钱、龙骨三钱、牡蛎四钱、茯神四钱、杭芍四钱、枳壳三钱、半夏三钱、丹皮三钱、勾藤三钱、全蝎三钱、僵蚕三钱、天麻三钱、赭石四钱、桔红三钱、郁金三钱、朱砂一钱。

制法：上诸药共为细末、炼蜜为丸。

用法：日服三次，每次三钱，小儿酌减，白开水送服。

疗效：效果良好。

例一：韩景文年轻时患癫痫达五年之久，服此药治愈。

例二：韩家村韩××之女，患此病三年多，服此药而愈。

注意事项：装瓶放阴凉干燥处。

报送单位：泗水县泉林医院 **韩景常**。

方 四

主治：癫狂

处方：铁甲将军三个、括蒌一个去皮、蜂蜜二两、香油二两。

制法：铁甲将军、括蒌仁、穰、研为细面。

用法：蜜和香油调匀送服，一次服完。

疗效：曾治多人，疗效很好。

报送单位：济宁药材站 **于庆荣**。

方 五

主治：癫痫

处方：花椒树上的螳螂子三十个、粗桃子根白皮鲜的二两、槟榔两，枳实两。

37

1949
新 中 国
地 方 中 草 药
文 献 研 究
(1949—1979年)
1979

制法：螳螂子三十个、用剪子剪的时候、两头带花椒枝各两厘米长、再将粗桃子根、螳螂子共放锅内、砂土炒黄、再加槟榔、枳实、共为细末。

用法：上药末共为100包，每次服一包，日服一次，连服三～四个月。

疗效：共治疗十五例，痊愈十例，四例显效，一例无效。

注意事项：忌食羊肉三年；须长期服用，方可巩固疗效。

报送单位：汶上县次邱公社北周庄大队　**曹修芹**。

方　六

主治：癫痫

处方：川军三钱、甘遂三钱、朱砂二钱、公猪心一个。

制法：上药粉碎放公猪心内，用火纸包四、五层、放谷糠火内烧4～5小时，取出研碎，炼蜜为丸，共制为21丸。

用法：每服一丸。日服三次，七天吃完。

疗效：广泛使用，疗效良好。

例：文化馆杨××患癫痫多年，经治不愈，用此方一剂，至今五年未复发。

报送单位：鱼台县卫生局。

方　七

主治：癫痫

处方：赤金纸二张、琥珀二钱、朱砂二钱、石膏二两。

38

制法：共为细末，分为二十一包。

用法：日服三次，每次一包，小儿酌减。

疗效：治疗十余人，有效率占70％，年龄小 效 果佳。

报送单位：鱼台县李各公社四联卫生所。

方　　八

主治：精神病、癫痫、文痴、武痴。

处方：桃花一碗，白糖适量。

制法：用桃花加水熬约至一碗水，即可。

用法：成人吃饭碗一碗，儿童减量。服二至十次即可。

疗效：县门诊不完全统计，从７１年至７５年共 治 疗７２例，在门诊访问了解痊愈３６例，好转见轻者１３例，情况不详者１０例，无效１３例。

材料来源：民间验方。

报送单位：邹县城前公社医院。

神 经 衰 弱 症

方　　一

主治：神经衰弱

处方：桑椹子四两、核桃仁四两、枣仁二 两、熟 地 二两、菟丝子二两、枸杞子两、五味子两、桑寄生八钱、夜交藤八钱、女贞子八钱、合欢花八钱、柏子仁八钱。

制法：将上药浓煎缩汁二斤八两、每斤药汁加 红 糖 一斤、溶化成膏，每瓶四两。

用法：每次服五钱、日服二次，白开水和服。

39

1949

新 中 国
地 方 中 草 药
文 献 研 究
(1949—1979年)

1979

注意事项：存放阴凉处。

报送单位：济宁市中医院。

方　二

主治：神经衰弱

处方：人参一钱、水獭肝一瓣、石菖蒲一钱、白芍一钱五分、海狗肾一钱沙火炒、玉术一钱五分土炒、天冬一钱五分、麦冬一钱五分、当归三钱、熟地五钱、云茯神三钱、远志一钱、益智仁一钱五分、兔脑一具、大寸云二钱、炒枣仁二钱、狗鞭一钱五分沙炒、炙甘草一钱。

制法：共研细末、炼蜜为丸，每丸重二钱，琥珀研末为衣、再用青黛上衣一层。

用法：日服二次，每次一丸，白开水送服。

疗效：经应用，效果良好。

注意事项：孕妇勿服。

报送单位：药材站　于庆荣

方　三

主治：神经衰弱

处方：猪骨头四两、滑石粉二两。

制法：将猪骨头用沙土炒黄、砸碎为细末，和滑石粉混合即可。

用法：日服三次、每次一钱、白开水加红糖适量冲服。

疗效：治疗４０余例，效果良好。

病例：李××，头晕２０余天，服中药八剂，注射葡萄糖，维生素Ｃ无效，服此方两日痊愈。

40

注意事项：装瓶封闭，个别病例服药时可能恶心呕吐。

报送单位：鱼台县周堂公社丙灵卫生所。

各 种 关 节 炎

方 一

主治：关节炎

处方：白茄根四两，白酒一斤。

制法：将茄根入酒内泡七天。

用法：每次３０毫升、日服三次。

疗效：效果达95％以上。

报送单位：曲阜县卫生局。

方 二

主治：风湿性关节炎

处方：山葡萄根５０克（鲜品１００克），红糖适量。

制法：山葡萄根洗净，加水2000毫升，煎至药液为紫红色为宜，滤液加入适量红糖，将药渣砸烂再煎一次。

用法：每日一剂、早晚两次煎服。

疗效：例一：山亭南关庄大队高广合之妻王××、３４岁，关节红肿，治疗无效、用此方治疗五天见效，十五天症状消失。

例二：李怀田，退休职工，服数次治愈。

注意事项：服药时，用棉花将疼的关节包上，盖 被 出汗，避风；服药期间，勿用凉水洗澡勿过劳累。

41

1949

新 中 国
地 方 中 草 药
文 献 研 究
(1949—1979年)

1979

报送单位：滕县山亭公社。

方 三

主治：风湿性关节炎

处方：鲜嫩桃叶一把，白酒三两。

制法：白酒置碗内，稍燃待热，将桃叶搓粘沾酒洗患处。

用法：每晚一次；洗患处。

病例：张庆福、男、５６岁，两膝关节游走性疼痛十余年，阴天加重，上法治后，症状减轻，能参加轻度体力劳动。

魏景花、女、４６岁，右下肢坐骨神经疼痛，昼轻夜重，上法三天治愈。

报送单位：邹县石墙公社新村大队 **张庆祥**。

方 四

主治：风湿性关节炎

处方：疥蛤蟆１～３个，高粱２～３斤。

制法：把疥蛤蟆和高粱放锅内煮熟，捞出后，喂老母鸡一只，待高粱、疥蛤蟆吃光后，杀老母鸡吃，不放盐，食肉喝汤，一般二～三次即愈。

用法：内服。

疗效：用此方治疗二例，均痊愈。

病例：鲍沟公社东宁大队张学彬、男、２４岁、经县院确诊风湿性关节炎，经多方治疗无效，用此方二剂而愈，至今未复发。

42

报送单位：滕县鲍沟公社西宁大队卫生室。

方　　五

主治：风湿性关节炎

处方：麻黄八钱、防已八钱、木瓜八钱、牛夕八钱。

制法：老母鸡一只，去净毛及肠杂、放锅内煮熟、然后把四味药用纱布包好、放锅内再煮。

用法：喝汤吃鸡、一天内用完、间隔一周、再服下剂。

病例：南庄大队刘丙兰、男、３６岁、经泉林县分院确诊，治疗半年无效，以致关节畸形、肌肉萎缩、用此方三剂治愈。

注意事项：服药后如出现心率快、发汗多现象，可适当减量。

报送单位：泗水县泉林公社演马大队卫生室。

方　　六

主治：类风湿性关节炎。

处方：川乌、草乌、首乌各四钱，黑胡椒二钱、葱头三根（带须根）、黑豆５０粒、红糖一两、元酒二市斤、绿豆５０粒。

制法：将"三乌"、胡椒、黑豆、绿豆加水二斤，微火煎至一斤，取药液加元酒二斤混合，再用微火煎之，点着药液，至酒火灭。

用法：酒火灭后的药液加入红糖，一次温服，需发汗避风。每五天服一次。

疗效：经治疗三人，均痊愈。

43

1949

新 中 国
地 方 中 草 药
文 献 研 究
(1949—1979年)

1979

注意事项：用新铁锅煎药。用量大，超过四剂，心率减慢。

材料来源：民间验方。

报送单位：泗水县历山公社历东大队卫生室。

坐 骨 神 经 疼

方 一

主治：坐骨神经痛

处方：杜仲炭六钱、牛夕五钱、红花六钱、川断五钱、南星六钱、苍术五钱、当归一两。

制法：水煎服。

用法：两日一剂。早晚两次分服，三付为一疗程。

疗效：治疗6例、疗效很好。

报送单位：鱼台县唐马公社唐马大队卫生所。

手 足 麻 木

方 一

主治：手足麻木

处方：黑木耳两、蜂蜜两、红糖五钱。

制法：上药分为三份，每日用一份，用时将木耳洗净放碗内，将蜂蜜、红糖拌于木耳内，放锅蒸熟食之。

用法：以上分量、三日食完。

44

疗效：轻者一付即愈，重者可多服几次，治疗多人，曾获良效。

报送单位：济宁药材站　**于庆荣**

方　二

主治：下肢麻木

处方：食盐一两、生姜五两。

制法：二味同捣烂如泥，按穴位外敷。

取穴：足三里、阳陵泉、阴陵泉。

报送单位：卫生会议献方。

各 种 筋 骨 疼

方　一

主治：肾虚腰痛。

处方：补骨脂三钱、杜仲三钱、小茴二钱、猪腰子二个。

制法：将前三味共为细末，装入两个猪腰子里面、用线缠上，放在砂锅内煮熟食下。

用法：将煮熟的猪腰子一次吃完并喝汤。

疗效：轻者一剂治愈，重者二至三剂痊愈。

报送单位：济宁县　**李成贤**。

方　二

主治：肾虚腰痛。

45

1949

新　中　国
地方中草药
文　献　研　究
(1949—1979年)

1979

处方：补骨脂五钱、黄酒四两、猪腰子一对。

制法：将补骨脂末装入猪腰子，用线扎好放锅内煮熟，空腹顿服，黄酒送下，轻者一剂，重者五剂。

疗效：王××、患肾虚腰痛，服中西药无效，服此方三剂而愈，无复发。

注意事项：猪腰子新鲜者佳。

报送单位：泗庄公社卫生院。

方　三

主治：腰痛〈寒湿，肾虚，劳损〉。

处方：茅根半斤、红枣七个。

用法：每日一剂，连用七天。

报送单位：微山县彭口闸公社蒋集大队。

方　四

主治：腰疼、酸木、筋骨麻木。

处方：红花三两、肉桂四两、附子四两、炮姜四两、川芎四两、象皮四两、儿茶四两、良姜三两、羌活三两、木瓜三两、杜仲三两、补骨脂三两、当归三两、自然铜三两、川乌三两、木鳖子三两、五加皮一两、青风藤一两、血竭八钱、乳香六两、没药六两、香油七斤、黄丹三斤半。

制法：将上药为细末，香油熬至滴水成珠，入黄丹成膏，拌入药面搅匀，摊布背上，每张一至二两。

用法：贴患处。

报送单位：济宁市中医院。

46

方　　五

主治：风湿痹痛

处方：嫩桑枝1000克，鸡血藤500克，芹艽250克，苯甲醇20毫升，吐温８０～20毫升，注射用水加至1000毫升。

制法：将桑枝截成寸长，同上二药放在一起用凉开水（过滤）洗净，用蒸溜水煎药两次（熬沸一小时）合并药液，静置２４小时，取上清浓液缩至500毫升，加四倍95％乙醇，静置２４小时，用四层沙布滤去上清液，回收乙醇，余液加注射用水至1000毫升，再加三倍量９５％乙醇，静置沉淀，过滤，直至无杂质沉淀为止（一般用乙醇处理三次即可，最后一次回收应除尽乙醇），在过滤器上加注射用水至1000毫升，ＰＨ６～７，滤液加苯甲醇，吐温～８０至完全溶解，放冷前需再搅拌多次，勿使吐温靠壁（这时药液加热混浊、放冷即清），再静置１２小时，过滤、灌封，加热100°Ｃ３０分钟灭菌即可。

用法：一日两次，每次２～４毫升，肌注。

疗效：通过两年临床体验，此药有$VitB_1 + VitB_{12}$混合注射的作用。治疗６５例，疗效均满意。

注意事项：在提纯过程中，一定要达到澄明度合格时再灌封。

报送单位：鱼台县李阁公社文集大队卫生所　**黄风章**。

方　　六

主治：舒筋活血、筋骨麻木、四肢疼痛，风湿痛等。

处方：马钱子一斤、没药一两、杜仲一两、虎骨五钱、

47

1949
新 中 国
地 方 中 草 药
文 献 研 究
(1949—1979年)
1979

草果四至六个、自然铜一两半、山药一两、朱砂五钱、乳香一两、川牛夕一两、菟丝子一两、鱼螵五钱、肉桂一两、鲜地龙一两、五加皮一两。

制法：马钱子加草果换水煮三遍（以煮掉皮为度）扒去皮，将马钱子晒干，用香油炸成稍黑色，自然铜用醋煅，鱼螵用砂土炒、将上药加入、共制成面、炼蜜为丸，每丸重一分。

用法：成人体壮者，第一次8～10丸，每晚一次，如无付作用、第二天稍加量，加1～2丸；服后晕得很，第二天可稍减量。

疗效：各地反映均很好，几个省来函购买。

注意事项：如因服药量过多而中毒用冷水一碗可解。

报送单位：金乡县肖云公社。

方 七

主治：关节炎及腰背疼痛

处方：大麻子仁一两（去皮），生杏仁一两（去皮）樟脑四钱、松香四两、蝉酥三分。

制法：先将麻子仁、杏仁砸成细泥，再将蝉酥樟脑各研细，把上述四种药物合一处。把松香研成细粉和前药共放瓷碗内调均匀，再把瓷碗放在热水锅内加热待松香溶化后再搅匀即成，摊布褙上，根据患处大小，适当摊用。

用法：贴患处。

疗效：对关节炎有确效。

报送单位：济宁市中医院。

48

方　八

主治：腰腿疼

处方：川乌、草乌、乌梅、红花、紫草、当归、全蝎各三钱、白糖四两、白酒三斤。

制法：把上述药物、糖、酒等全部装入一大瓶内，封好瓶口，将瓶埋在屋后背阴的地方，露出瓶口。经24小时即可使用。

用法：日服三次，每次一小两（可根据酒量适当加减）。

疗效：有显著效果。

报送单位：兖州县泗庄公社沙岗大队　贾玉林。

方　九

主治：筋骨痛

处方：猫眼草一小把、鸡蛋三个。

制法：水煎。

用法：吃鸡蛋喝汤。

疗效：共治五人，全部治愈。

报送单位：滕县城郊公社孙堂大队　徐泽前。

肾　炎

方　一

主治：急慢性肾炎。

处方：龙葵。

1949
新 中 国
地 方 中 草 药
文 献 研 究
(1949—1979年)
1979

制法、用水煎煮两次，取滤液，浓缩加酸性乙醇沉淀过滤，调PH至中性，回收乙醇，浓缩，按上法再处理一次，回收乙醇，加灭菌蒸馏水，用盐酸调PH值为1·，过滤加40%氢氧化钠，调PH中性。再用活性碳吸脱色，加入0.5%的吐温80，再加0.9%的苯甲醇，加蒸馏水至全量。灌封，100°C灭菌30分钟。

用法：每次一支，每日三次。

疗效：用于六名患者，现已痊愈，最快者一星期，最慢者20天，愈后五个月未见复发。

注意事项：避光保存，放于阴凉处，超过三支剂量时有头晕反映，但在10到20分钟之内消失。

报送单位：邹县大东公社三河村大队　刘玉恩。

方　二

主治：慢性肾炎

处方：杞果半斤，复盆子半斤、双椹子半斤、车前子半斤、兔丝子一斤、五味子二两。

制法、上药共为细面，炼蜜为丸。每丸三钱。

用法：早晚各服一丸、白开水送下。

疗效：对慢性肾炎、神经衰弱疗效良好。

注意事项：放阴凉干燥处。

报送单位：济宁中医院。

方　三

主治：慢性肾炎

处方：枸杞子五钱、茯苓八钱、枝子三钱、瞿麦五钱、桂圆肉五钱、泽夕三钱、黄柏三钱、银花三钱、丹参四钱、丹皮三钱、通草三钱、连翘五钱。

制法：水煎服。

用法：每日一剂、连服三日、停一日。

疗效：共治10例，14岁至30岁的病人。病至半年以上的、结果痊愈。

材料来源：验方。

注意事项：忌盐150天。

报送单位：曲阜吴村卫生院。

方　　四

主治：急慢性肾盂肾炎

处方：黄鸡（白腿白嘴）一只，霜打黑天天豆（龙葵）七粒、大麻子七粒、黑豆一把、红糖2斤。

用法：把药物装入鸡肚内煮好、吃肉喝汤。也可分顿服用。红糖后下。

疗效：治疗5人，治愈3人，好转2人。

注意事项：服药后发汗，防风三天。碗筷锅均需洗刷干净。忌盐。

材料来源：民间验方。

报送单位：嘉祥县黄垓公社张垓大队　**李若德**。

方　　五

主治：急慢性肾炎。

处方：大西瓜一个，红皮蒜13头去皮。

制法：把西瓜挖一洞，将蒜放入洞内，用瓜皮盖住洞

51

1949

新 中 国
地方中草药
文献研究
(1949—1979年)

1979

口，洞口朝上、放锅内用水煮至蒜熟。

用法：吃蒜喝西瓜。上方为两天用量。

疗效：二年以内的肾炎，一般14个西瓜可治愈。

材料来源：民间验方。

注意事项：防止瓜汁流出洞口。

报送单位：泗水县南陈卫生室。

方 六

主治：急慢性肾炎

处方：老娘瓢棵（干）1～2两、大枣10个。

制法：水煎服。

用法：每天一剂，连服七天。共服两个疗程。

疗效：效果良好。

材料来源：民间验方。

报送单位：滕县级索公社卫生院　李向震。

方 七

主治：慢性肾炎

处方：老娘瓢5个、木瓜片4片、大枣10个、车前草两棵。

制法：水煎服。

用法：每日一剂连服七天后改为隔日一剂。

疗效：一般服20剂可愈。

病例：留庄大队满××、女、35岁，患慢性肾炎一年零十周，全身浮肿，经××医院住院治疗无效，服上方七剂，浮肿消退。共服20剂痊愈。

报送单位：滕县级索公社卫生院。

52

方　八

主治： 急慢性肾炎

处方： 外用：元寸一分、川贝五钱、血竭五钱、枝子一两、带皮杏仁一两、白黍子米五两。内服：茯苓一两、鲤鱼一条。

制法： 外用：先加水熬米至干饭样，然后除元寸一味外，将其余四味药各碾细，放进米饭内，闷五分钟取出放在折叠的白布上，如碗口大，温度适宜时，把元寸放在肚脐上，再把带药的米饭盖在上面，用白布扎好，经一小时左右取下。七天一次。

内服： 把茯苓装入去脏的鲤鱼内煮熟，吃鱼喝汤。

禁忌： 忌吃盐受凉100天。

疗效、 治27例，痊愈24例，好转3例。

病例： 金乡县城关公社高庄大队崔灾元，男，10岁。70年患慢性肾炎二年，全身浮肿，长期卧床，多次去医院治疗无效，经用此方治疗三次，浮肿消退，五次痊愈。

报送单位： 金乡县城关公社高庄大队卫生室。

方　九

主治： 肾炎

处方： 乌鱼一斤、冬瓜三斤、大葱五节、红小豆一两。

用法： 水五碗、用锅煮，水剩三碗，连吃加喝、盖被出汗。

报送单位： 卫生会议献方。

1949

新　中　国
地 方 中 草 药
文 献 研 究
(1949—1979年)

1979

方　十

主治：消肿止痛、行淤止血、补气利尿、降压、急慢性肾炎。

处方：当归300克、川军200克、黄芪250克、川芎150克、甘草200克、三七100克、泽夕300克、苯甲醇15毫升、吐温～80.15毫升、注射用氯化钠8克、共配制量1000毫升。

制法：采取生药，剔掉杂草异物，洗净泥土，适当粉碎，以蒸溜水浸润四至五小时后，添加适量蒸溜水、按蒸溜法收集粗蒸溜液1000毫升。粗蒸溜液再行重蒸溜收集600毫升备用。药渣再按蒸煮法提取二次，每次煎煮30分钟，合并两次药液浓缩，醇处理两次，水处理一次，最后浓缩液加入蒸溜液混匀、加活性炭5克，煮沸5～10分钟后，置阴凉处过夜，过滤澄明、加水、氯化钠、调PH值、加入吐温～80。苯甲醇、再添加注射用水至全量，通过三号滤球灌封，100°C。灭菌30分钟，质量检查，备用。

用法：一日两次，成人每次1～2支，儿童酌减。

疗效：二年来治疗78人，治愈74人，好转3人，无效1人。

报送单位：鱼台县唐马公社唐马大队　甄洪升。

全 身 浮 肿

方　一

主治：全身浮肿。

处方：黑豆适量。

54

制法：黑豆炒熟，研成细面。

用法：每日早晨一两，水煎服。

疗效：良好。

材料来源：民间验方。

报送单位：泗水县泉林医院。

癃　闭

方　一

主治：癃闭

处方：芒硝二钱、冰片研粉。

制法：将上两味药研细撒于黑膏药上，贴肚脐，一小时去掉。

报送单位：济宁市立医院。

方　二

主治：癃闭

处方：大蒜一头、食盐一钱。

制法：将两味药捣烂敷于肚脐。

报送单位：济宁市立医院。

方　三

主治：癃闭

处方：葱白适量。

制法：将葱白捣烂炒熟用布包熨于肚剂，

报送单位：济宁市立医院。

1949

新 中 国
地 方 中 草 药
文 献 研 究
(1949—1979年)

1979

尿 道 炎

方 一

主治：尿路感染

处方：鲜茅根两、鲜车前草两、鲜篇蓄两。

制法：上三味煎水代茶饮。

用法：日服一剂。

疗效：经治多例、效果良好。

材料来源：民间单方。

报送单位：济宁县喻屯公社医院 韩茂生。

方 二

主治：膀胱炎、尿道炎、尿路感染。

处方：柳树皮五钱、白砂糖两。体弱者、小儿酌减。

制法：将柳树皮剥下，除去老皮、水煎去渣，加入白糖。

用法：日服一剂。

疗效：轻者一剂、重者二～三剂而愈。

材料来源：验方。

报送单位：曲阜县尼山公社长坐大队赤脚医生吴印田。

方 三

主治：急性尿道炎

处方：麦秸楷一把、红糖两。

56

制法： 将麦秸楂切碎、水煎后捞出麦秸楂，将红糖拌入。

用法： 水煎服，日服一剂。

疗效： 治愈率占95％，轻者一次、重者二次。

报送单位： 济宁县许庄医院　李成贤。

方　四

主治： 尿道炎

处方： 玉米须两、车前草两、竹叶三钱，滑石六钱，甘草一钱，水煎服。

疗效： 经治十余例均用本方治愈。

报送单位： 微山县唐湖公社卫生院。

方　五

主治： 肾盂炎，尿道炎，膀胱炎。

处方： 大黄九钱，鸡蛋十二个，黄酒为引此为三剂量。

制法： 将大黄九钱研面，取鸡蛋黄（熟蛋十二个）炼油分三剂搅匀。

用法： 黄酒为引，温开水服下，每剂分二次，每晚一次共服六次为一疗程。

疗效： 治疗十二例，治愈十一例，均在一疗程痊愈，因一人只服二次药，未有痊愈。

材料来源： 经验方，

注意事项： 服后发汗，服药期间可能大便变白色，不妨碍。

报送单位： 卫生会议献方。

57

1949

新　中　国
地 方 中 草 药
文　献　研　究
(1949—1979年)

1979

遗　尿

方　一

主治：遗尿

处方：白果（银杏）四十九个。

制法：将白果放文火内烧熟去皮。

用法：每晚服七个、连服七天。

病例：一妇女结婚后，经常尿床，多方无效，用本方治愈。

报送单位：兖州县颜店中医科。

方　二

主治：遗尿

处方：桑螵蛸七个。

制法：用香油炸酥。

用法：每晚服一次、连服七天。

疗效：六、七年来治疗十余例，均不超过七天而愈。

病例：刘成广、男、十五岁、自幼尿床、经用本方七付而愈。

报送单位：鱼台县　刘学鲁

血　尿

方　一

主治：小便下脓血。

58

处方：琥珀、海金砂，没药、蒲黄（炒）各等分。

制法：上药共研细末。

用法：一日三次、每次三分、通草汤送下。

报送单位：卫生会议献方。

方　二

主治：血淋

处方：牛夕两，乳香三钱。

用法：用水两碗煎制一碗，一次服下，重者两剂。

疗效：经我用此方11年治愈6例病人痊愈。

报送单位：鱼台东张公社刘庙大队卫生室**刘文支**。

方　三

主治：血尿

处方：血余炭二两、枝子炭二两。

制法：共研细末。

用法：一日三次、每次二钱，开水送服。

报送单位：泗水县泉林医院。

方　四

主治：男女赤白下淋

处方：川牛夕二两、芹菜子四两、红白糖各四两。

制法：水煎服。

用法：日服一剂，连服三剂，糖后放碗内，红淋用红糖，白淋用白糖。

疗效：共治4人痊愈

59

1949

新 中 国
地 方 中 草 药
文 献 研 究
(1949—1979年)

1979

材料来源：民间验方。

报送单位：滕县东戈公社冯沟大队冯绪坏。

乳 糜 尿

方 一

主治：乳糜尿

处方：刘寄奴四至八两。

制法：取刘寄奴五钱～两浸服或煎服。

用法：每日一剂煎服。

疗效：共治四例，皆愈。

病例：刘××，女、成、75.5.4，于省医院诊为肾炎，乳糜尿，用青链霉素一个月无效，服刘寄奴四两痊愈。

报送单位：泗水县柘沟分院，陈立柱。

方 二

主治：乳糜尿

处方：干小虫麦三大两，水煎服，连用一个月。

制法：将小虫麦全草采收晒干，煎时将草药加水三碗，头煎开后30～40分钟，二煎40分钟。

疗效：共治三十例，能随访者十三例，七例痊愈，三例显效，二例有效，一例无效。

注：小虫麦为莎草科苔草属，白颖苔草，多年生，地下茎绳索状，棕褐色，叶线型，长5～15厘米，平行叶脉，茎

60

三棱型，高五～十五厘米，花穗状，雄蕊在上，雌蕊在下，瘦果小，三棱型，本草生于路边，坡地、坑沿。

报送位：兖州县红星公社，翟村一大队卫生室。

方　三

主治： 乳糜尿

处方： 鲜篇蓄四两（干者二两）、鸡蛋二个、红糖两。

制法： 篇蓄、鸡蛋同煎。

用法： 食蛋喝汤、冲红糖内服。日服一次，以愈为度。

疗效： 治疗六例、均获痊愈。

病例： 一、岳庄，姜李氏、72、患乳糜尿三十年、上方四次，至今未见复发。

二、赵琪师，女、42、护士、患乳糜尿十五年、土方三次、十年来未见复发。

报送单位： 邹县石墙公社潮山大队　刘广相。

方　四

主治： 乳糜尿

处方： 川牛夕三两、篇蓄两、芹菜种子一小撮、白糖二两为引。尿血、尿有臭味者加黄柏四钱、公英八钱。

用法： 水煎、日服一剂

疗效： 应用多年、疗效为80%。

病例： 龙山大队薛玉护之妻、患乳糜尿多年，用此方十剂而愈。

报送单位： 滕县龙阳公社医院　耿广喜。

1949

新 中 国
地 方 中 草 药
文 献 研 究
(1949—1979年)

1979

方 五

主治：乳糜尿

处方：旱连草500克、白果仁90克。

制法：水煎。

用法：日服三次，浸红白糖各一盅、当茶饮。每次15克。

疗效：共治疗三例，均痊愈。

注意事项：服药期间、忌食鸡、鸭蛋、猪肉、猪油。

报送单位：曲阜县卫生局。

方 六

主治：乳糜尿

处方：大黄一钱五分、鸡蛋一个。

制法：鸡蛋打一孔、吸清蛋清，将药装入鸡蛋，用面包上、放文火内烧。

用法：日服一次，连服七天。

疗效：治疗二十余例，均治愈。

报送单位：鱼台县　刘学鲁。

方 七

主治：乳糜尿，过敏性结肠炎。

处方：煅牡蛎两、煅龙骨两、芋肉二两、溴化钾四钱七分。

制法：共研细面、炼蜜为丸、每料为十五丸。

用法：每服一丸，日服二次

62

疗效：疗效显著。

报送单位：济宁市中医院。

方 八

主治：乳糜尿

处方：海金沙五钱，白术一钱，甘草一钱，灯草一钱。

用法：每日一剂，早晚分服，水煎服，红糖送下。

疗效：共治50人，治愈47人，好转2人，无效1人。

报送单位：邹县石墙公社湖山卫生所刘广相，

方 九

主治：乳糜尿

处方：地锦草（鲜），猪芽菜（鲜）各半斤，凤眼草（春树上的种）一条匙、红、白糖各一两。

用法：将地锦草、猪芽菜煎成水，一把凤眼草炒黄研细和红白糖一块放在碗里，用煎成的地锦猪草水冲服。

疗效：共治4人，全部治愈。

报送单位：滕县城郊公社东北坦大队。

方 十

主治：淋浊遗精、

处方：麻雀2只，冰糖一两。

制法：将麻雀去毛，加冰糖同捣如泥。

用法：用开水一碗冲，闷熟食之。

疗效：共治28例均痊愈。

注意事项：一次用完、发汗。

63

1949
新 中 国
地 方 中 草 药
文 献 研 究
(1949—1979年)
1979

报送单位：金乡县城关公社高庄大队卫室。

方 十 一

主治：尿白病
处方：白玉米面炒香。
用法：冲成糊状食之。
疗效：治5人全愈。当天生效，三天痊愈。
报送单位：卫生会议献方。

方 十 二

主治：白淋白浊
处方：云苓、小草、车前子各三钱，鸡蛋三个。将三昧药共研细末，装入鸡蛋内（先将鸡蛋磕一小口，只用蛋清）糊好小口，慢火烧熟吃。
疗效：1～3剂即愈
报送单位：卫生会议献方。

糖 尿 病

方 一

主治：糖尿病
处方：蚕茧七个去蛹。
制法：炒黄。
用法：水煎服，日服一剂。
疗效：治疗十余例，效果良好。

64

例一：丁守明，经济南，滕县确诊为糖尿病，多方治疗无效，用此方一剂轻，七剂而愈。

例二：黄庄赵凤勤，患此症半年，用此方七剂痊愈。

报送单位：滕县夏庄公社黄庄卫生室　赵士香

方　二

主治：糖尿病

处方一：枯矾三钱，杏仁七粒炒去皮尖，蜂蜜适量。

制法：共捣为丸。

用法：一次服下。

处方二：车前子三钱（包）、白术七钱土炒、茯苓四钱、山药两炒、泽夕三钱、芡实两炒，莲须二钱、黄连二钱。

制法：水二碗、慢火煎成一碗。

用法：每早用汤液冲服上药，日服一次。

附：上消方：上方汤液方中去车前、莲须、黄连；加升麻一钱、玉米两、连翘五钱、花粉三钱、党参两、陈皮四钱。水三碗、慢火煎成一碗。

中消方：两汤液方合并去车前、莲须、升麻；加寸冬五钱、柴胡二钱、党参减半量。

上各方用法：日服一剂，连服三天，隔两日再服三天，不见效者，不要再服。

疗效：经用五年，治疗六例病人、疗效良好。

例：常李寨赵氏、62岁、经济宁治疗五年无效、服此方一月、十二剂而愈、随访三年未复发。

注意事项：忌葱。

报送单位：鱼台县东张公社东张大队卫生所张文曦。

65

1949

新 中 国
地 方 中 草 药
文 献 研 究
(1949—1979年)

1979

小 肠 疝

方 一

主治：小肠疝。

处方：胡芦巴钱半，木香一钱，川栋子一钱，吴萸二钱，（生熟各半）巴吉天一钱，二丑一钱，盐小茴一钱，川乌五分，黄酒少许，煎服。

注：（上为三岁小儿用量。）

疗效：治愈多例，

例：城关供销社齐茂森之子，右腹下一卵，疼痛难忍。经用此方四付而愈。

报送人：曲阜县城关卫生院　姚璪曜。

脱 肛

方 一

主治：脱肛

处方：黄芪四两，防风一钱、水煎服。

报送单位：曲阜县卫生局。

方 二

主治：脱肛

处方：猪大肠一个洗净，装满马齿苋，隔水蒸熟，空腹

66

一次内服。

病例：赵××，４７岁，患便秘日久，用它药无效；服上方五剂而愈。

方　三

主治：脱肛

处方：酸石榴半斤，升麻三钱，水煎服。

报送单位：卫生会议献方。

象 皮 腿

方　一

主治：象皮腿引起溃疡者。

处方：膏豆腐适量。

用法：外敷患处，外用纱布包之，干者再换。

疗效：良好。

报送单位：邹县卫生局。

狂 犬 病

方　一

主治：狂犬病

处方：麻灰三钱，血余灰三钱，倒柳灰即（梁上屋衣）三钱，核桃仁七个，无夫钱一个，（不带字的古铜钱）。

制法：以上五昧药共捣碎，做成一丸。

用法：外用。取药丸放患者手里（男左女右），握拳用

67

1949

新 中 国
地 方 中 草 药
文 献 研 究
(1949—1979年)

1979

手巾扎严不露气约一小时，即大汗淋漓。即愈

材料来源：民间验方。

报送单位：泗水县杨柳公社医院。

中 毒 性 疾 病

方 一

主治：农药"1605、1059"中毒（轻度）。

处方：甘草半斤、滑石粉二两、黄豆适量。

制法：水煎甘草取液、将滑石粉冲入甘草液内，再将黄豆加水捣浆搅匀。

用法：待澄清后，取液一次服下。

报送单位：兖州县卫生局。

方 二

主治：农药六六六中毒。

处方：防风、甘草各两。

用法：水煎，一次服下。

报送单位：兖州县卫生局。

方 三

主治：野草中毒引起过敏性水肿

处方：公英二两、丹参五钱、蝉退三钱。

用法：水煎日服一剂，水煎三次，第三次液可加热敷局部。

报送单位：微山县韩庄医院。

68

外　科
骨　折

方　一

主治： 骨折

处方： 公牛角一个，榆树内层皮两半，大杨叶两，花椒三钱，好醋半斤。

制法： 公牛角用炭火烤至黄色，用刀刮其外层，再烤再刮，直到刮完收末备用，将榆树皮、杨叶、花椒共为细末备用，将醋放锅内煎熬数沸，再将牛角粉加入熬成膏，摊在白布上。

用法： 贴敷患处，周围对拢，外用夹板固定，五～七天去掉即可。

疗效： 治三例均痊愈。

报送单位： 鱼台县王鲁公社陈年大队。

方　二

主治： 各种骨折

处方： 公牛角一个，大杨叶不拘数，榆白皮二两，花椒七粒，杏仁七个，好醋四斤。

制法： 公牛角火烧一次刮一次，刮完为度，入他药醋煎二小时，捞出渣，浓缩成膏。

1949

新　中　国
地 方 中 草 药
文 献 研 究
(1949—1979年)

1979

用法：把骨折部位按顺序对好，然后敷膏药，固定，每七天一次，连贴三次。

疗效：经本人治疗，均愈。

报送单位：汶上县刘楼公社卫生院。

方　三

主治：闭合性骨析

处方：青皮三钱，五加皮二钱，儿茶三钱，没药三钱，血竭三钱，海马三钱，乳香三钱，元寸三分，白鸡一只。

制法：首先将患处复位，把前七味药和鸡迅速捣为肉泥，趁热将鸡肉膏涂在敷料上立即将元寸撒在肉膏上，包患处，外用夹板固定，24小时将药取下，夹板固定数日。

用法：药量可根据伤势的轻，重体格的强弱而随症加减。

疗效：经用多年疗效较好。

病例：赵××、男、12岁，摔跌时下肢骨折，用此方半月痊愈。

报送单位：金乡县卜集公社赵超起。

跌　打　损　伤

方　一

主治：跌打损伤

处方：土虫3.5克，红花2.5克。

制法：共为细末。

用法：上药一次服下。轻者连服三天可愈。中者连服一

70

周。重者连服一月可愈。

报送单位：济宁市立医院。

方　二

主治：跌打损伤

处方：山枝一两。

用法：用鸡蛋清调和敷患处，包好。

报送单位：卫生会议献方。

方　三

主治：外伤性红肿

处方：黄牛角，乔面。

制法：将牛角焙干，刀刮取粉。以3：7与乔面混匀，加酒调成糊状。

用法：外敷于红肿处。止痛明显，消肿迅速。

报送单位：济宁市立医院。

方　四

主治：急性腰扭伤

处方：土鳖四个。

制法：焙黄，研细末。

用法：黄酒送服，早晚各一次。重者可连用2～3天。

报送单位：济宁市立医院。

1949

新 中 国
地 方 中 草 药
文 献 研 究
(1949—1979年)

1979

外 伤 出 血

方 一

主治：外伤出血

处方：刘寄奴洗净晒干。

制法：为细面，过筛。

用法：清理患处，撒药面，包扎即可。

材料来源：济宁县长沟大队于广照。

方 二

主治：一切破皮红伤

处方：刚生下来的小老鼠一个，鲜小蓟和小鼠同量，生石灰适量。为粉敷患处。

制法：先将鼠、蓟共砸成糊状，然后边砸边放石灰，以没有粘度时为度，晾干研粉。

疗效：代替消炎粉治疗二百余人，无一伤发炎。

报送单位：泗水县历山公社孟庄大队卫生室。

方 三

主治：消炎止血

处方：干丝瓜秧。

制法：碾为细粉，经高压消毒后撒布患处。

疗效：应用五年，止血消炎优于磺胺结晶。

报送单位：兖州县城关公社马桥大队。

72

方　四

主治：止血消炎

处方：生大黄三两、生石灰七两。

制法：将石灰用水粉，加生大黄用锅文火加热，至石灰成桃花样颜色为止，待凉过筛，去渣。

用法：将药粉撒在伤口上。

报送单位：济宁县李营公社平店卫生室。

方　五

主治：消炎止血

处方：地榆、卷柏、大蓟、枣树皮各等量共为炭加生石灰少许。

制法：共为细末拌匀。

用法：取适量撒患处。

疗效：应用五年，效果良好。

报送单位：滕县东戈公社冯沟大队卫生室　**冯振鼐**。

方　六

主治：止血

处方：大蓟、小蓟、地锦草、公英适量。

制法：上药洗净晒干，炒焦研成细粉装并备用。

用法：直接用于外伤，撒于创面。

疗效：止血消炎，疗效很好。

报送单位：金乡县于山公社田楼大队。

73

1949

新 中 国
地 方 中 草 药
文 献 研 究
(1949—1979年)

1979

方 七

主治：止血

处方：地榆、小蓟、生石灰、枣树皮、黄柏各等分。

制法：将上药炒成黄色，研成细末备用。

用法：将药粉撒于伤口止血消炎。

疗效：经数年使用未发生感染，效果良好。

报送单位：微山县马坡公社医院。

方 八

主治：止血

处方：石灰、大黄、地榆、侧柏叶各等量。

制法：石灰、大黄同炒，至石灰呈粉红色为度，地榆、侧柏叶炒成炭，四味药共研细粉消毒装并备用。

用法：大伤撒药后包扎，直至结痂脱落，同时必须把伤口冲洗干净，然后撒药。

报送单位：微山县马坡公社。

方 九

主治：止血

处方：大黄、生石灰等分。

制法：把大黄炒黄研末和生石灰混匀，装瓶备用。

用法：将此药粉撒入伤口深处，用无菌炒布包扎。

疗效：有止血作用，并能控制感染。

报送单位：卫生会议献方。

74

方　　十

主治：止血消炎

处方：陈石灰一斤，小蓟、韭芽（鲜）各五两。

制法：陈石灰砸成粗粉，将小蓟、韭芽捣烂取汁浸泡石灰成糊状，做成药饼，放通风处凉干，后碾成粉末，过罗，装瓶备用。

用法：用时清除伤口，涂上碘酒，再上药粉，用纱布包扎。

疗效：达90％以上。

注意事项：密封保存。

报送单位：兖州县城关镇张培元。

方　十　一

主治：刀伤出血

处方：海螵蛸6份，紫珠草4份。

制法：海螵蛸去皮，晒干研成细粉过筛后，按比例配合好，放在锅内用慢火炒等药粉蒸气消失成老绿色为止，冷却备用。

用法：伤口消毒后，将药粉撒上，外用纱布包扎。

方　十　二

主治：刀伤出血

处方：人发3份、大黄一份。

制法：将人发用肥皂洗净凉干，放在瓦上焙成炭，研成细粉，再加大黄粉同在瓦上　焙和匀。

75

1949

新 中 国
地 方 中 草 药
文 献 研 究
(1949—1979年)

1979

用法：伤口消毒后将药撒上，外用纱布包扎好。

报送单位：济宁市立医院。

局　麻

方　一

主治：局部麻醉

处方：生川乌五钱，生草乌五钱，蟾酥四钱，胡椒一两，生南星五钱，生半夏五钱，细辛一两，荜拔五钱。

制法：共研细末。

用法：用酒调糊状，将此药涂于手术部位稍停即可动手术。

材料来源：曲阜县城关公社卫生院　姚臻卿。

破　伤　风

方　一

主治：破伤风

处方：黄鼠狼头去皮，砸碎煮沸，汤肉均用红糖冲服，服后出汗。

疗效：常照祥之母76岁，患破伤风，住本社县医院月余，每日抽风10多次，丧失信心，用上方一次即愈。

报送单位：邹县石墙公社面坊大队　常福祥。

76

方　二

主治：破伤风

处方：蛴螬七个，槐枝五公分粗，长五十公分。

制法：将蛴螬肚中水抽出，槐枝烧中间，取槐汁30毫升。

用法：蛴螬汁和5毫升槐汁一齐服下。连用六天，配合西药治疗。

疗效：治二例均愈。

病例：病孩，出生后六天，发烧，抽搐，抽风，角弓反张，经用西药无效，配合上方痊愈。

报送单位：卫生会议献方。

方　三

主治：破伤风

处方：桑木油10毫升，红糖为引适量。

制法：取新桑枝，粗一寸长三尺，架空，中间用柴烧，两头收集桑木油。

用法：每次10毫升，加水和红糖，服后发汗第一次发汗可多，以后要少，一天服二次。

报送单位：王因公社街头大队。

方　四

主治：破伤风

处方：天麻四钱、荆芥穗、防风、川羌、白芷各三钱、南星四钱、白附子三钱半、细辛二钱半、姜蚕五钱、全蝎五钱、蜈松三钱、蝉蜕五钱、勾丁五钱、甘草三钱、朱砂研细五钱，当归五钱。

77

1949
新 中 国
地方中草药
文 献 研 究
(1949—1979年)
1979

　　用法：上药加水煎过滤、滤液加入朱砂面，酒半两为引加入，一次服下出汗为度，成人量。一日一剂。

　　疗效：此方治疗8例患者，一至两剂痊愈。最多者三剂痊愈。

　　报送单位：金乡县鸡黍医院。

方　五

　　主治：破伤风

　　处方：大麻子七个，杏仁七个（去皮），竹子两颗，野芝麻棵三钱，黄酒四至五两。

　　制法：上药用瓦焙黄研成粉。

　　用法：成人一剂，黄酒冲服，小儿酌减，服药后发汗。

　　材料来源：民间验方。

　　注意事项：避风发汗，成人一般一付即愈，对于角弓反张者无效。

　　报送单位：金乡县卜集公社昌庙卫生室。

方　六

　　主治：破伤风

　　处方：僵蚕四个，牙皂三钱。

　　制法：用黑豆楷把僵蚕烧黄，牙皂焙黄待冷，研细用黄酒冲服。

　　报送单位：邹县卫生局

方　七

　　主治：破伤风

78

处方：川乌、草乌、天麻各三钱、芽皂四钱、蜈蚣一条、蝎子七个。

用法：水煎两次服用，每日服一剂，黄酒为引，轻者两付，重者三付。

疗效：良好。

材料来源：民间验方。

注意事项：服药后口吐白沫是芽皂的作用，不要怕。

报送单位：泗水县中册公社临泗卫生室。

疮 疖

方 一

主治：疮疖

处方：马齿苋四两、白矾三钱。

制法：捣成泥状、外敷患处。另用马齿苋四两水煎服，三日可愈。

报送单位：卫生会议献方。

方 二

主治：无名肿毒

处方：鲜地龙四两，仙人掌四两（去刺），石膏四两。

用法：共捣烂敷患处。

报送单位：卫生会议献方。

方 三

主治：疮疖初起，无名肿毒

79

1949

新 中 国
地 方 中 草 药
文 献 研 究
(1949—1979年)

1979

处方：大黄、醋适量。

制法：将大黄为粉和醋为糊，敷患处。

疗效：治疗十四人均愈。

报送单位：兖州王因公社钱村大队。

方 四

主治：黑白水泡疗

处方：活鸡毛一把、烧成灰，为细末。

用法：将水泡消毒，刺破剪开皮，撒上鸡毛炭即可。

疗效：治数例，一般一次即愈，三天脱痂。

报送单位：泗水县杨柳公社医院。

方 五

主治：消肿止痛

处方：何首乌一两、二花五钱、甘草五钱、红花五钱、老茄把七个。

制法：茄把去骨去外皮，同它药一齐煎服。

疗效：共治２００多例，效果良好。

报送单位：金乡县化雨公社卫生院。

方 六

主治：恶性疖肿

处方：红月季花叶半斤，砸烂敷患处。一日换药一次，连用五天。

疗效：用此方治好十三人。

80

病例：郝××、男、"八一"煤矿工人，经中西医结合治疗未好，改用此方两日即愈。

报送单位：滕县鲍沟公社大刘大队卫生室。

方　七

主治：坚硬无头的疖肿

处方：石膏、鲫鱼、山药各等份。

制法：将上药共捣，敷患处，日一次，用布复盖。

疗效：查××女、肛门后患一个指头顶大的疖肿，经用本方一次即愈。

报送单位：兖州县，城关公社诸天寺大队。

方　八

主治：未化脓的疖疮

处方：生石膏粉五钱，仙人掌五钱，共捣为糊状，涂患处，四小时换一次，连用两天。

疗效：经治120例，痊愈95人其余有效。

报送单位：鱼台县东张公社小吴大队卫生室。

方　九

主治：疖肿无名肿毒

处方：牛子叶、柳叶、柏叶各五斤。

制法：将上药煎煮三十分钟，去渣，熬成羔外敷即可。

疗效：治十例，有显效。

报送单位：泗水县城关公社杨家庄卫生室。

方　十

1949
新中国
地方中草药
文献研究
(1949—1979年)
1979

主治：疔痈

处方：疥蛤蟆一个，白矾二钱。

制法：将蛤蟆去内脏，不洗，把研细的白矾浸在腹内，溶化即得。

用法：用盐水洗净患处消毒后，把蛤蟆腹部打开盖在患处，用一层纱布包好。一日用二个。

疗效：治疗26人，治愈22人，好转3人，无效1人。

材料来源：民间验方。

注意事项：此药用于未出脓前红肿期效果更高。蛤蟆要大的。

报送单位：邹县郭里公社独山卫生室。

方 十 一

主治：各种脓肿、痈疖、（注射后感染）。

处方：鲜柳叶15斤，苯酚1.5毫升。

制法：柳叶洗净，加水煮三次，每次四十分钟，合并三次泸液，浓缩至半斤，加苯酚1.5毫升，即得。

用法：外用，每日一次，涂患处。

疗效：治疗2人疖，2人痈，效果良好。

注意事项：避风，不能内服。

报送单位：泗水县李白东卫生室。

方 十 二

主治：疮疖

处方：紫花地丁两半、银花一两、白菊花一两、甘草一两。

用法：水煎服。

疗效：效果良好。

82

材料来源：经验方。

报单送位：泗水金庄公社医院县。

痈　疽

方　一

主治：痈疽

处方：露蜂房二两（炒焦过罗），大黄五钱，轻粉二钱，冰片三分，蜂蜜适量。

制法：将蜂房炒焦过罗，放乳钵少许加轻粉、冰片研细，再继续加大黄、蜂房过罗混匀加蜂蜜调和成膏。

用法：将此膏涂于纱布约二毫米厚，初用一天二次，两天后间日一次，脓液排完后可间两天一次。膏药大小，视面积而定。

疗效：本方曾用200多例，效果良好。

例一：孙延生，男、28岁，肩部生痈中西药五天未控制，病人疼痛不止。用此药当夜入睡。

例二：武进才，男、23岁，淋巴结核二年半，患部两小孔流脓，用此药半月愈。

材料来源：民间方。

注意事项：

1、药量不宜再加减；

2、蜂蜜用生的；

3、密闭阴凉处储存。

报送单位：金乡化雨公社卫生院。

1949

新 中 国
地 方 中 草 药
文 献 研 究
(1949—1979年)

1979

方 二

主治：皮肤不变的阴疽

处方：内服：蜈蚣三条，放瓦上焙焦研末炒鸡蛋〈不拘多少〉吃。一日一次，连吃三至五天。

外敷：侧柏叶适量，牙皂适量。上两味和鸡蛋清适量，用食醋调后外敷患处。

疗效评价：治两例，皆愈。例：千庄大队乔××，股间患阴疽，连用上方三剂而愈。

注意事项：外用和内服同时应用。以上为成人量，小儿酌减。

报送单位：滕县东沙河公社千庄　乔成方。

方 三

主治：痈疽发背

处方：白胡椒三钱，血余炭一钱，芝麻三钱，伏龙肝两，耳垢五分，绿豆三钱，百草霜二钱，官粉二钱，冰片五分，蛇蜕一条，伞纸一块。

制法：将伞纸煮后揭开缝为袋，上药共为细粉装入伞纸袋内，用针刺多个小孔。

用法：贴敷患处，三天翻一次，六天换一帖。

报送单位：鱼台东张公社卫生院　阎印古

方 四

主治：痈疽

处方：铜绿二两，黄丹二两，万年灰二两，鸡蛋二个，

8

香油二两，破伞纸一块。

制法： 前三昧炒黄研末，加鸡蛋香油成膏，取伞纸包好上药用针刺数孔，敷患处。

用法： 敷患处后七天换药。

疗效： 治疗20例，15例痊愈，5例有显效。

报送单位： 汶上县康驿公社苏桥大队卫生室。

方　五

主治： 疮痈，外伤化脓。

处方： 用棉花蘸0.6%稀碘酒，敷盖疮痈上面，再用胶布固定。

疗效： 治121例，均愈。

报送单位： 济宁县南田公社卫生院　　**张兴会**

方　六

主治： 痈，疖肿

处方： 蟾蜍一只。

制法： 扒皮贴患处。

报送单位： 济宁县唐口公社刘屯大队卫生室。

方　七

主治： 痈、疖、疽。

处方： 血竭、乳香、没药、松香、麻仁各等份。

制法： 将前四昧为细末，加麻仁砸成膏。

用法： 敷患处。本药不宜久贮

疗效： 效果好。

1949

新 中 国
地 方 中 草 药
文 献 研 究
(1949—1979年)

1979

病例: 王楼大队王××生痈肿,在本公社卫生院用抗菌素治疗无效,用上药三天痊愈。

报送单位: 金乡县王丕公社 孟凡启。

方 八

主治: 痈、疖。

处方: 公英〈鲜〉十斤,地丁〈鲜〉六斤,黄蒿〈鲜〉一斤,艾叶〈鲜〉一斤,败酱〈鲜〉二斤。

制法: 将上药洗净,切碎煎煮去渣过滤,滤液浓缩成糊状加入凡士林500克即成。

用法: 外敷包扎。

疗效: 共治100例,有消炎去腐止疼的作用。

报送单位: 鱼台县,王鲁公社佃户李大队卫生室。

方 九

主治: 抗菌消炎,疖痈,黄水疮,兰尾炎。

处方: 柴花地丁十二斤,柳叶一斤〈鲜〉

制法: 将上药洗净,煎煮三次,每次沸后煎一小时,三次滤液合并,浓缩成2500毫升,加入三倍半的95%酒精沉淀十二小时,取上清液过滤,回收酒精,再浓缩为2000毫升,加四倍酒精,放置十二小时,过滤,回收酒精,加蒸馏水至2000毫升,加1%苯甲醇,精滤分装,三十分钟100°C。灭菌,灯检,包装。

用法: 成人每日三次,每次一至二支,〈2~4毫升〉,肌肉注射。

疗效: 应用六个月,对各钟脓肿均有显效。

86

质量控制：黄色液体，ＰＨ值6.5。

报送单位：金乡县鱼山卫生院。

脑 后 疽

方 一

主治：脑后疽及后发际疮溃后流水不止。

处方：双花一两，大活三钱，连召五钱，首乌五钱，五倍子三钱，地丁五钱，公英五钱，白芥子三钱，秦艽三钱，桃仁三钱，甘草二钱，茄把七个做引子。

制法：水煎服。

疗效：效果良好。

病例：有位病人患对口疮，于县医院手术后流水不止，疮面不合，用此方治愈。

注意事项：出现湿疹时用此方。如疮痈初起上方去五倍子，加防风三钱，赤芍三钱、白芷四钱，银花，公英，地丁加倍。茄把无鲜的可用干的。

报送单位：兖州县泗庄卫生院。

蜂蜜组织炎

方 一

主治：蜂窝组织炎

处方：芝麻适量（生）猪板油适量。

87

1949

新　中　国
地 方 中 草 药
文 献 研 究
(1949—1979年)

1979

制法：芝麻洗净晒干，炒黄，生熟各半研细末，用猪板油调成膏。

用法：疮初起用猪板油和膏外敷。如溃者将药末填满，外用消毒敷料包扎，一日或间日一次。

疗效：使用本方四十年之久，疗效达98％以上，止疼好，愈合快。

材料来源：民间传方

注意事项：1.现用现制，不宜存放。

2.患者日久体弱，可兼用双花黄芪汤。

报送单位：曲阜县卫生局。

方　二

主治：蜂窝组织炎

处方：蜈蚣香油各适量。

制法：将蜈蚣放入香油炸过，取出研粉，

用法：将上药粉加香油调擦患处。

报送单位：济宁市立医院。

脚 瘊 手 瘊

方　一

主治：脚瘊手瘊。

处方：银珠三钱，巴豆三钱，黄丹三钱，大麻子三钱，独头蒜适量。

制法：巴豆，大麻予去皮，与上药共研细如泥，用时用油纸包好，隔油纸贴患处，但不可贴在好肉上。

疗效：效果良好。

注意事项：现用现配。

报送单位：金乡县李楼卫生室

锁 口 疔

方 一

主治：锁口疔

处方：蟾酥少许，菊花芽，（取汁无菊花芽用大葱头即可），黄酒适量。

用法：将上药共研匀涂于患处。

疗效：效果良好。

报送单位：邹县石墙公社医院。

蛇 头 疔

方 一

主治：蛇头疔

处方：蜈蚣一条，〈烤干研面〉生鸡蛋一个。

制法：把鸡蛋捣破，装入蜈蚣面，调匀后敷患处，即可痛止，2～3次痊愈。

报送单位：济宁县安居公社卫生院　**汪孔澍。**

1949
新中国
地方中草药
文献研究
(1949—1979年)
1979

丹　毒

方　一

主治：丹毒

处方：侧柏叶（炒黄）五钱，蚯蚓粪（焙干）五钱，红小豆五钱，黄柏五钱，大黄五钱，雄黄三钱，轻粉三钱。

制法：共为细末。

用法：香油调抹患处。

疗效：90％以上。

材料来源：经验良方。

报送单位：泗水县金庄公社医院。

溃　疡

方　一

主治：溃疡

处方：制炉甘石50克、锻石膏50克、水飞青黛7.5克、水飞轻粉7.5克、猪皮3克。

制法：将猪皮晾干，沙土炒黄焙末，再将上药分别炮制，共为细末、装瓶备用。

用法：①、用药前先用艾叶一两煎水洗患处。②、对湿性溃疡面、可直接用干粉扑敷患处。③、对干性皲裂，可用香油调糊敷患处。

90

疗效： 五年来治疗100余人、疗效显著。

例一： 文集三队社员黄绍于、踝部溃疡三年，多处求治无效，后用此药一月后痊愈。

例二： 申庄社员申洪全下肢腿面溃疡如掌大多年、时好时犯，用此药一月半痊愈，二年未复发。

注意事项： 密闭保存，严防潮湿。

报送单位： 鱼台县李阁公社文集大队卫生所　**黄风章**

方　二

主治： 下肢溃疡

处方： 炉甘石60克，黄柏20克，冰片15克，蜜陀僧60克，猪板油200克。

制法： 将药研成细粉，猪板油炼油去渣，油药调成膏备用。

用法： 先用1：5009高锰酸钾水洗净创面，敷药膏包扎，七天换一次，二十一天为一疗程。

疗效： 门诊试用，效果良好。

报送单位： 邹县张庄公社医院。

方　三

主治： 久不愈疮口

处方： 煅龙骨、牡蛎各一两，血力花、冰片各二钱、土霉素片2克。

制法： 将煅龙骨、牡蛎研细除渣与血力花冰片土霉素细粉混合而成。

用法： 将药粉撒入疮口，用量以创口大小而定。用纱布

1949

新　中　国
地方中草药
文　献　研　究
(1949—1979年)

1979

包扎，三天换药一次。

疗效：治疗十人，治愈十人。

注意事项：防潮。

报送单位：邹县峄山公社纪西大队。

方　　四

主治：久不敛口的疮疡

处方：地骨皮一两，鸡爪一对，冰片一钱。

制法：将鸡爪放在瓦上，文火焙干，与前两味药共研细面。取适量撒患处。

疗效评价：治十多例，效果好。

病例：东沙河公社，党村张正海之女，患骨结核，开刀一年余刀口不愈，用上方两次而愈。

注意事项：用药前先用生理盐水洗净。

报送单位：滕县龙阳公社　苗发旺。

方　　五

主治：下肢溃疡久不愈合。

处方：花椒一两，槐米三两，雄黄二钱，冰片一钱。

制法：先将花椒，槐米炒至黄色，研为细面，后加雄黄、冰片和匀，备用。

用法：溃疡湿者撒干粉，干者将粉用香油调敷，愈合迟者用黄蜡。

疗效：治愈多例，80%有效。

注意事项：溃疡不愈合，禁用凉水浸。

报送单位：滕县龙阳医院　刘振玉。

92

甲 沟 炎

方 一

主治：甲沟炎

处方：鲜高粱楷包皮里面的白粉。

用法：将上白粉刮下抹在患处，两次即愈。

报送单位：微山县马坡公社医院。

龟 头 炎

方 一

主治：龟头炎

处方：绿皮鸭蛋七个，大黄三钱，研细粉。

制法：把鸭蛋皮开一小口，将大黄粉放入鸭蛋内，文火烧熟，每天吃两个，七个为一疗程。

疗效评价。宋×·×，患龟头炎，经用抗菌素十五愈天，服此方痊愈。

报送单位：卫生会议献方。

乳 腺 炎

方 一

主治：乳腺炎、痈疽。

1949
新 中 国
地 方 中 草 药
文 献 研 究
(1949—1979年)
1979

处方：全蝎一两，白条花毒蛇大者一条，小者二条，穿山甲二两，大疥蛤蟆四个，蜈蚣七条，黄丹一斤，香油二斤。

制法：将上五味药同熬至滴油成珠，将渣捞出，加入黄丹调匀即成膏药。如老再加油熬，嫩时继熬，以达贴皮肤不掉为佳。

用法：贴患处。据患部位大小适当用之。

疗效：三年来治疗二百八十余人，治疗很好。

病例：唐马公社李庆伧之妻县院诊为乳腺炎，曾用青、链霉素个月余还存鸡蛋大硬块，用此药一两，七天愈。

材料来源：祖传秘方。

报送单位：鱼台县李阁公社中三大队卫生所。

方 二

主治：急性乳腺炎

处方：双手拇指按掐患侧解溪穴１５～３０次，以酸、麻、胀感至大腿部。

制法：手掐法。

用法：两手拇指用力均匀。

疗效：经治２０余例，疗效在７０％以上，此法在鱼台县广泛传用，颇受欢迎。

报送单位：鱼台县卫生局。

方 三

主治：乳腺炎

制法：取麻皮七条稍拧在一起，梳患处，向乳头方向梳

94

５０至１００次，将麻皮扎住患侧上肢，倒背着手躺在床上压住患侧上肢，压麻后，解下麻皮，一般一次即愈。

疗效： 经上方治疗上千人，对初中期乳腺炎效果很好。

病例： 陈××、女、２４岁、生孩子后１０天，发冷发热，右侧乳房右上方红肿，经用上法一次即愈。

报送单位： 兖州县红星公社翟村一大队。

方 四

主治： 乳腺炎

处方： 元蒌五钱、公英二两、丝瓜络五钱。

用法： 水煎服，每日一剂，分两次服。

疗效： 经治五十五人，均在一至两天痊愈。〈服药后需出微汗〉。

报送单位： 济宁县安居公社刘培英。

方 五

主治： 乳腺炎

处方： 菊花叶一两、捣烂如泥敷患处。

疗效： 治疗十例，均痊愈。

病例： 张××，右乳房红肿热痛，高烧39 C°用上方二次而愈。

报送单位： 济宁县南田公社河湾大队卫生所张文瑞。

方 六

主治： 乳腺炎

处方： 韭菜二两，鸡蛋二个。

95

1949
新 中 国
地方中草药
文 献 研 究
(1949—1979年)
1979

制法：将韭菜鸡蛋放锅内炒至半熟，用布包好敷在患腋下，挤紧即可。

疗效：效果很好。

病例：颜××、女、患乳腺炎，用两次即愈。

报送单位：兖州县黄屯公社廿里铺大队。

<h3 align="center">方 七</h3>

主治：乳腺炎

处方：露蜂房一个。

制法：将露蜂房撕碎，放锅内焙干，研细末备用。

用法：每六小时服一次，每次1～2克，黄酒送下，（如无黄酒白干酒也可）。

疗效：此药服后半小时即有止疼作用，以后渐渐消肿愈，但服后有的恶心，治三例都有满意效果。

报送单位：金乡高河卫生院。

<h3 align="center">方 八</h3>

主治：肢腺炎、毛囊炎。

处方：松香2～3钱研细，70％酒精适量。

制法：同放入铁瓶盖中，用火柴点着不断搅动，从松香溶化起沸沫时，倾入纸上贴入患处，常用酒滴之，使松香持湿润。

用法：贴患处。

疗效：效果良好，此法毛囊炎更效。

报送单位：卫生会议献方。

96

方　九

主治：乳腺炎

处方：蜂腊五克。

制法：制成一丸。

用法：每日一次，每次一丸。

疗效：经多次使用，对急性乳腺炎2～3丸痊愈，对慢性乳腺炎3～6丸即愈。

材料来源：民间验方。

报送单位：金乡县鱼山公社卫生院。

方　十

主治：乳腺炎

处方：双花一两、泽兰一两、公英一两、白芷三钱、木瓜三钱、甘草二钱、原酒为引。

制法：水煎。

用法：早晚各服一剂。

疗效：一剂止痛，四剂愈。

材料来源：传方。

报送单位：泗水县星村公社卫生院。

方　十　一

主治：乳腺炎

处方：桔叶六个，藕节三个，葱根三个，蝎子草花十朵，红糖为引。

制法：水煎。

1949

新 中 国
地 方 中 草 药
文 献 研 究
(1949—1979年)

1979

用法：日服两剂。

疗效：经治数十例病人均愈。

报送单位：泗水县中册公社三村合作医疗站。

方 十 二

主治：急性乳腺炎

处方：陈皮二两、甘草六钱。

制法：用砂锅水煎。加水1000毫升。每日一剂，早晚服。

注意事项：用于急性乳腺炎，一剂可愈。慢性化脓者，效果不佳。

材料来源：民间验方。

报送单位：泗水县星村公社何家圹张广和。

方 十 三

主治：急性乳腺炎

处方：半夏一两。

制法：将半夏研成细末，用纱布包好。

用法：用制好的半夏塞鼻，左乳塞右鼻，右乳塞左鼻。

材料来源：民间验方。

报送单位：泗水县中册公社小张家卫生室。

方 十 四

主治：乳腺炎

处方：陈皮一两，甘草四钱。

制法：水煎。

98

用法：一剂分两次服。

疗效：已治十余人，疗效较好。

报送单位：金乡县肖云寺公社郑小楼卫生室。

方 十 五

主治：乳腺炎

处方：陈皮一两，甘草五钱，栀子三钱。

制法：水煎。

用法：一日一剂。

报送单位：邹县中心公社医院。

方 十 六

主治：乳腺炎

处方：鲜蒲公英四两，白矾适量。

制法：共捣烂如泥。

用法：敷患处，每日更换二次。

报送单位：邹县城前公社医院。

方 十 七

主治：急性乳腺炎。

处方：公英一两，石膏二两，元萎一个，橘叶十片。

制法：水煎。

用法：一日一剂。

疗效：曾治十余例效果满意。

报送单位：卫生会议献方。

99

1949
新 中 国
地 方 中 草 药
文 献 研 究
(1949—1979年)
1979

方 十 八

主治：乳腺炎

处方：芙蓉根，公英等量。

制法：将芙蓉根、公英砸细用鸡子清调成糊状。

用法：干后更换，日夜不停。

疗效：效果明显，如红小豆效力更大。

报送单位：滕县中医院。

乳 房 头 破 裂

方 一

主治：乳头破裂

处方：熟蛋黄一个，松香六分，〈研面〉。用鸡蛋黄熬油，加松香面，待凉后敷乳头上。

报送单位：济宁县安居公社卫生院汪孔淑。

方 二

主治：乳头破裂

处方：鲜豆腐适量，切片敷在乳头上。干后即换。

报送者：汪孔淑。

方 三

主治：乳头破裂

处方：丁香一两。冰片一钱。共为粉末。

100

用法：用香油调和敷患处。

疗效：治二十例，显效二例，痊愈十八例。

报送单位：鱼台县李各公社任寺卫生所。

方　四

主治：乳头皲裂症

处方：药用花生油、次炭酸铋等量、７５％酒精棉球适量。

制法：将次炭酸铋研为极细末，与花生油调成糊状备用。

用法：每次吮乳前后均用７５％酒精棉球清洁乳头，然后用香油涂抹患处。

注意事项：用前将药调匀。

报送单位：兖州县汤庄卫生院陈瑞吉。

乳　结　核

方　一

主治：乳结核

处方：鱼鳔三两、山甲一两、蜈蚣一条。

制法：将鱼鳔用沙锅焙黄共为细末。

用法：每次一钱，日服三次，饭后黄酒送下。

疗效：共治３８例，皆愈。

报送单位：加祥县张楼公社卫生院。

101

1949
新 中 国
地 方 中 草 药
文 献 研 究
(1949—1979年)
1979

淋 巴 结 核

方 一

主治： 淋巴结核（已溃者）。

处方： 牛角火石一两。（即牛角色火石）。

制法： 取火石放豆楷火内烧至发白，有炸时即可。凉后研细备用。

用法： 先将局部用花椒、盐水洗净，按常规皮肤消毒，敷上石粉，盖严为度，外用消毒纱布包扎。

疗效： 十余年来经治二百余人均痊愈。其中9人复发，仍用此方治疗又愈。

病例： 袁××患颈淋巴结核久治无效，用本方二十天愈。

材料来源： 祖传方。

注意事项： 1、石粉放瓶贮存勿受潮；2、用药期勿食刺激食物；3、夏枯草一把冲茶饮，连服30天。

报送单位： 鱼台县周堂公社崔庄大队。

方 二

主治： 淋巴结核

处方： 猫眼草一两，鸡子七个。

制法： 先将猫眼草放沙锅内煮十余分钟后，再将鸡子放入锅内煮十分钟，取出吃鸡子。

用法： 此为一次量，日服一次。

102

疗效：多例疗效很好。

材料来源：经验方。

注意事项：孕妇勿用。

报送单位：济宁药材站**于庆荣**。

方　三

主治：淋巴结核

处方：壁虎十六条，黄酒一斤。

制法：壁虎用小瓦焙黄，研细末加黄酒浸泡七天内服。如破溃者长期不愈合时，用蓖麻油一两加壁虎三条焙黄研细末，浸泡三天敷患处。

用法：壁虎酒每日二次，每次半两，十六天服光。

材料来源：祖传秘方。

报送单位：汶上康义公社卫生院**赵守居**。

方　四

主治：淋巴结核

处方：鲜独角莲三钱，黄酒四两，红糖一两，绿豆十五粒，鲜生姜三片，葱须七个。

制法：将鲜独角莲用竹片切碎，同上药加入沙壶，用白面封口，外用双层白布包好再用线扎紧，以木棍架固定，悬浮在八印锅中心。锅内加水至沙壶三分之一高度左右，水开后，再以文火煎一小时。

用法：取药汁一次内服，五天一剂，连服五～六剂痊愈。

疗效：治疗七例，走访二例。全部愈。

材料来源：祖传秘方。

1949

新 中 国
地 方 中 草 药
文 献 研 究
(1949—1979年)

1979

注意事项：服药前，尽量吃饱无盐加香油的面条。加工此药忌铁。

报送单位：汶上县城关公社北门大队。

方　五

主治：淋巴结核（未溃者）。

处方：全虫一两，蜈蚣十条，地龙一两，土元一两，甘草六两。

制法：上药炒至暗黄色研细过筛备用。

用法：内服。成人每天一次，每次三钱，连服15天，停药十天再服15天，小儿剂量酌减。夏枯草煎水送服。

疗效：本方治疗百余人，痊愈者达90%以上。

病例：李小和患淋巴结核用抗痨药无效，用此方一月痊愈。

材料来源：经验方。

注意事项：1、蜈蚣去头足，2、服药期忌服有刺激食物，3、用上药两个疗程无效时，可加元寸二分与上药研匀再服第三疗程。

报送单位：鱼台县周堂公社崔庄大队。

方　六

主治：淋巴结核

处方：牡蛎四两，煅研细面，元参三两晒干研为细面，合为一剂，用蒸熟白面三两调糊为丸如黄豆大，每日服三次，每次三十丸。

疗效：治疗十例，效果很好。

104

报送单位： 金乡胡集卫生院。

方　七

主治： 淋巴结核，未溃已溃均可用。

处方： 大元枣一枚，砒霜豆粒大一块。

制法： 大枣去核装入砒霜，用麻皮扎好，慢火烧焦研细面备用。

用法： 破者用香油调涂，未破者用蜜拌敷。

疗效： 治疗三例均愈。

报送单位： 汶上县南旺分院刘印贞。

方　八

主治： 发表散寒，淋巴结核。

处方： 羌活1000克、苯加醇7.5毫升，氯化钠4.5克、共制500毫升。

制法： 用蒸馏法制成。

用法： 局部封闭或肌肉注射，每天或隔天一次，每次2毫升。

疗效： 治疗淋巴结核病者五例均愈。

病例： 王保兰、女、13岁，患淋巴结核，用抗结核药治疗无效，后用羌活汤注射每天或隔天一次，局部封闭。三个月痊愈。

报送单位： 鱼台县老寨公社仁南大队。

方　九

主治： 淋巴结核

105

1949
新中国
地方中草药
文献研究
(1949—1979年)
1979

处方：活蜥蜴一条，香油两。

制法：把香油加热，手拿蜥蜴尾巴，使头向下，因受热即吐白沫，待尽后即放油锅内炸，取出蜥蜴弃之，用此油滴漏管，每日二至三次。

报送单位：兖州县卫生局。

方 十

主治：淋巴结核

处方：松香二钱，蜈蚣二条，蓖麻仁适量。

制法：前两味药研末加蓖麻仁为膏。

用法：一日一次，或隔日一次外敷。

疗效：此方治疗五人治愈3人，好转2人。

报送单位：曲阜县董庄公社张庄大队。

方 十 一

主治：淋巴结核

处方：大黄二钱，牙皂二钱，括娄一两，竹茹二钱，五味子十七粒。

制法：将上药加水500毫升，煎至300毫升，每付煎二次，在沙锅内文火煎。

用法：每日一剂分早晚服。

疗效：经治疗十一例，七例无复发，四例基本痊愈。

例1、苏户大队三生产队，谢志云，女，62岁，颈部淋巴结核4个，如杏核大两个，豆粒大两个服上方五剂愈，未复发。

例2、李堂大队，赵文英，女，47岁，颈部淋巴结核服

105

上方九付痊愈至今未复发。

报送单位：兖州县小孟公社卫生院。

方 十 二

主治：淋巴结核

处方：针刺局部。

用法：先皮肤消毒，用菱针针刺局部隔日疗法，针刺后用手指捏患部使液体流出后再做皮肤消毒。

疗效：治疗三人，治愈三人。

注意事项：做好局部消毒。

报送单位：邹县××公社新村。

方 十 三

主治：淋巴结核

处方：血力花一两、乳香五钱、没药五钱、土元五钱、巴豆（去油）五钱、米珠三分、全蝎一两、蜈蚣十条。

用法：将上药研为细末，日服两次，每次一分，白酒为引，白开水送下，腹泻者可减量。溃烂者外用亦可，白酒调后抹患处。

疗效：用本方治疗25人，已溃者14人，未溃11人，均痊愈。

注意事项：服药后腹泻者，可服白汤水，腹泻可止。

报送单位：加祥县东风公社西杜大队卫生室。

方 十 四

主治：淋巴结核

处方：小老鼠未出毛开眼者七只、核桃七个。

107

1949

新 中 国
地 方 中 草 药
文 献 研 究
(1949—1979年)

1979

制法：用刀去核桃仁，将鼠装入壳内，用铜丝扎好烧成炭其研细面，一日一次服七分，黄酒送下，连服七日，轻者一付，重者两付。

疗效：治疗二例多年不愈患者，用本方一至两付痊愈。

材料来源：民间验方。

报送单位：金乡县吉术医院。

方 十 五

主治：淋巴结核

处方：木鳖子一个，斑蝥一个。

制法：将木鳖子研末装入鸡蛋内，面包烧熟，将斑蝥去头脚装入鸡蛋内面包烧熟，把斑蝥去掉吃鸡蛋。

用法：上午吃木鳖子，下午吃斑蝥，鸡蛋连服七天。

疗效：治疗31例，25例痊愈，6例好转。

报送单位：兖州县城关公社离庄大队卫生室。

方 十 六

主治：淋巴结核

处方：全蝎一两、蜈蚣十条、土鳖子一两。

用法：上药共为细末，分20天，每天煮鸡子1至2个沾药面服。

疗效：效果良好。

注意事项：放干燥处。

报送单位：济宁市中医院。

696

方 十 七

主治：淋巴结核（未破者）。

处方：毛茨菇三钱、独角莲三钱、甘草三钱、山豆根三钱、鸡子三个。

制法：上药为细面，将鸡子打一小孔去黄留清，将药面装入三个鸡子内，用纸三层封后，文火焙干，共研细面分三份，每日一份，空心服，黄酒送下。

疗效：良好。

报送单位：邹县石墙公社韩庄卫生室。

方 十 八

主治：淋巴结核

处方：软骨肉半斤、轻粉三钱、香油四两。

制法：将肉剁烂、掺入轻粉、制成肉丸，放油内炸熟，每丸重一钱。

用法：每晚服一丸，服后多喝茶水。

报送单位：邹县城前公社医院。

方 十 九

主治：淋巴结核

处方：猫眼草二斤、蜈蚣二条。

制法：将猫眼草洗净加水煮沸一小时后，去渣。再将捣碎的蜈蚣加入锅内、用文火熬成流膏。

用法：将药膏涂患处，纱布包之，每日或隔日换一次。

疗效：换药十余次即痊愈。

109

1949

新中国
地方中草药
文献研究
(1949—1979年)

1979

报送单位：邹县石墙公社韩庄大队卫生室。

骨　结　核

方　一

主治：骨结核

处方：鹿茸三钱、男发三钱、母牛前腿骨一节（上下节均可）。

制法：把牛骨开一洞，取下光整骨盖备用，把上两味药混合装入骨髓腔内，然后盖上骨盖，用丝线缠好以免骨髓油外溢；加水淹没骨头，煮沸二小时，取出把骨头折断取出骨髓油及药物，用沙布过泸挤出骨髓油即得。

用法：一次口服，一般一剂即愈，如一剂不愈者，半月后再服第二剂。

疗效：此方应用十余年，治疗八例均获痊愈。服后一般24小时渗出液明显减少，并有肉芽组织生长，半月即可痊愈。

例一：岳详贞，男，39岁，患胸壁结核伴肋骨破坏四年余，曾用抗痨药物无效，用上方二剂痊愈。

例二：于××，男、8岁，患股骨结核多方治疗无效，服上方一剂痊愈。

例三：滕县一患者病程达十七年之久，服一剂即愈。

材料来源：青岛一老中医验方。

报送单位：鱼台县防空办公室。

110

方 二

主治：骨结核，溃破效果更好。

处方：雄黄三钱、蛇皮三条、黄腊三两、枣针（弯的）40个，蚕壳（桑蚕带蛹的更好）40个。

制法：将蛇皮剪碎块焙黄，蚕壳剪碎焙黄，（蛹另外焙焦）、枣针炒焦，上三昧药共为细末，雄黄（成块的最好）另研细，将黄腊放锅内加火溶解后加入雄黄溶化（文火）片刻，观察冒兰烟时即刻停火，将前三昧药粉加入和匀，待凉后用刀刮成碎块。

用法：一次服下，连服五剂，如无不良反应，改每三天一剂，连服五剂，即改每天一剂，一般不超过15剂即愈。

疗效：共治6例均痊愈。病程有长达15年者。

注意事项：一定要坚持服药并取出游离死骨。

材料来源：祖传秘方。

报送单位：鱼台县周堂公社北徐大队。

方 三

主治：骨结核、骨髓炎。

处方：全蝎六个，香油适量。

制法：用香油炸蝎子。

用法：每日二次，每次三个。

疗效：治疗数人，走访两例，每人各吃半斤痊愈。

材料来源：实践验方。

报送单位：汶上县义桥公社卫生院。

111

1949

新 中 国
地 方 中 草 药
文 献 研 究
(1949—1979年)

1979

骨 髓 炎

方 一

主治：骨髓炎

处方：煅牡蛎一两、吴蚣三条。

制法：瓦上焙黄，共研细面。

用法：先用五枝水（杨、柳、桃、槐、艾）洗净，将药面灌入疮孔内，患处流出溃腐浆液即愈。

疗效：治疗二例，痊愈。

报送单位：卫生会议献方。

方 二

主治：骨髓炎

处方：血力花三钱、黄香三钱、乳香三钱、没药三钱、儿茶三钱、龙骨三钱、全蝎三钱，蜈蚣三条、铜绿三钱、大麻子适量。

制法：共捣成膏，贴患处。

报送单位：加祥县黄垓公社卫生院。

软 骨 炎

方 一

主治：软骨炎

处方：公英五钱、地丁一两、大青叶一两、鸡蛋白、蛇

112

皮、蜂房适量。

制法： 上三味药水煎服。

后三味搅成糊状外用。

用法： 上三味药内服。

后三味药敷患处固定一天一换。

疗效： 本方用于软骨炎、淋巴肿大3～5次就明显消失；痈肿、疮疖用两次可内消。

材料来源： 民间验方。

报送单位： 金乡县鱼山公社田楼大队。

脉 管 炎

方 一

主治： 脉管炎

处方： 倒枣针四十个（即枣树有勾的刺针），桑蚕壳四十个、蛇皮五钱（或三条）、雄黄三钱、黄芪五钱、杜仲五钱、节骨草一小把、朱砂二钱、蜂腊二两。

制法： 用铁锅将药分别炒黄（朱砂除外）研细备用。后将蜂蜡放入锅内溶化、再将药面放入锅内，继续加热，锅内冒白烟，仍加火烧，直至冒兰烟、即抽火，慢慢加热，锅内再次出现兰烟，或边上着火即熄火，待冷却后加入朱砂面，用棒搅成小丸。

用法： 三日或四日服一次，每次一剂，用黄酒或者米汤冲服。

疗效： 治疗廿余例，均获满意效果。例一：张学立、

1949

新 中 国
地 方 中 草 药
文 献 研 究
(1949—1979年)

1979

男、17岁、小马青人，用抗菌素无效，准备手术，用此方三付热退肿消，服十五剂而愈。

例二：邱培占，男、16岁、用抗痨药物无效，用此方九付而愈。

注意事项：朱砂不得加热。

报送单位：兖州县黄屯公社马庄大队许慎彦。

方 二

主治：血栓闭塞性脉管炎

处方：地骨皮去杂质微炒，为细末，每晚睡前用香油调涂，沙布包扎。

疗效：治一例，孙庄大队王贞贤，男、27岁，患脉管炎三年，在济宁确诊为脉管炎，动员截肢，左脚2～5趾溃烂脱掉，今年二月用上法开始治疗，今肉芽组织增生，疮面愈合。

报送单位：邹县城前公社孙庄大队王志真。

兰 尾 炎

方 一

主治：兰尾炎

处方：大蒜12头，元明粉4～6两，大黄粉一两，食醋适量，棉条二条。

制法：将大蒜、元明粉共捣泥状，再将大黄粉加食醋调糊状，棉条制成约12公分环状。

114

用法： 先把棉环放在兰尾部，再将大蒜、元明粉泥摊在中间大约一小时去掉再换另一个棉环，把大黄、食醋糊摊在棉环中，大约6～8小时去掉，搽净兰尾部。

疗效： 此方对单纯性急慢性兰尾炎效果良好。对并发症和高热者（脉搏在每分钟100次以上者）禁用。

报送单位： 中国人民解放军某部。

甲 状 腺 肿 大

方 一

主治： 甲状腺肿大

处方： 海藻一两，昆布五钱，夏枯草八钱，生牡蛎六钱，连翘四钱，桔梗三钱，三棱三钱，浙贝四钱。

用法： 水煎服·每日一剂。

疗效： 南张公社后店子大队教师，张××患本病，上级医院劝其动手术，本人有顾虑。服上药而愈。本方对其他乳部疾患效果也好。

注： 可配针灸用五虎擒羊法配合治疗。

报送单位： 济宁县二十里铺公社医院李庆杭。

血 管 瘤

方 一

主治： 血管瘤

115

1949
新 中 国
地 方 中 草 药
文 献 研 究
(1949—1979年)
1979

处方：蛤蟆7个，香油炸二两，腊二钱。
制法：收膏。
用法：外涂。
报送单位：济宁市中医院。

淋 巴 肉 瘤

方 一

主治：淋巴肉瘤

处方：九味羌活汤内去生地，加柴胡一线，葛根一线，槐花一钱，灵仙三钱，独活一钱，麻黄一钱，桂枝八分。

制法：水煎。

用法：每日一剂。

外用方：

1、熏耳：九味羌活汤去生地加勾藤、薄荷、荆芥、防风水煎熏耳，每日数次。

2、熏鼻：樟脑一钱，冰片二钱，用纸卷好，点燃鼻闻烟。每日数次。

疗效：一例病人经服20多例痊愈，无复发。

材料来源：家传验方。

报送单位：曲阜县陵城公社西程庄卫生室。

病例：刘李氏、女、67岁，已婚，汉族，农民，曲阜县陵城公社宗町。

70年3月2日发病，左侧耳垂下有豆粒大小包块，无压疼，活动变小。伴有严重的阵发性头疼。70年3月27日赴县

116

院诊查，包括增大为四乘四公分园形包括，诊断淋巴结核。服抗痨药无效，日趋加重。呈剧烈性头疼，发烧，胸闷进行性消瘦。70年4月7日去陆军九一医院就诊。包括增大为四乘五公分园形包块，坚硬无活动及压疼。见左侧颈淋巴结锁骨上淋巴结肿大，质韧无压痛，诊断淋巴肉瘤未给治疗。70年4月9日去省二院就诊，肿瘤科诊断淋巴肉瘤，给以环磷酰胺0.2克加入5%GS内静注，每日一次，住院十八天，头痛减轻，包括未完全消失回家。仍用上药病情出现反复。同时左肩上，头顶也起两个鸡蛋大包块，均坚硬边缘不清，无压痛。伴有头痛剧烈。日趋加重。又去九一院，县院均未给治疗。病人绝望。

赤脚医生用上方内外兼治，用药15天病情好转，三十付药后头痛减轻，饮食增加。共用中药60付，包块及临床症状消失，现已愈六年未复发。

烧 烫 伤

方 一

主治：烫伤

处方：生姜适量

制法：洗净捣烂备用。

用法：将姜糊直接涂于患处约10毫米厚，蒸干更换。或备生姜汁搽患处也可。

疗效：近几年试治30例，一般，一二次即愈。水泡一般在12～24小时即可消失。

117

1949

新 中 国
地 方 中 草 药
文 献 研 究
(1949—1979年)

1979

例一：朱李氏，４７岁，吉术公社米楼村。７４年７月
１日晚，端热汤，晕倒盆破汤泼上半身，胸面上肢均起大小
不等水泡。敷上姜糊约半小时，疼减轻，夜两点疼止，次日
上午十点水泡消失，仅皮肤红润。

材料来源：民间验方。

注意事项：不论水泡大小切勿刺破，用此姜糊前，最好
什么都勿用。

报送单位：金乡县吉术分院。

方　二

主治：烧烫伤。

处方：无盐鸡骨一两，黄柏二钱，香油适量。

制法：鸡骨用锅慢火炒黑，黄柏微炒，共为细末，调均
备用。

疗效：共治２２人，其中有１８例，二至三天痊愈。有
四例较重，五、六天痊愈。

用法：外用，将患处洗净，消毒，取药用香油调涂。一
天一次，重者一天二次。

报送单位：泗水县杨柳公社医院。

方　三

主治：烧烫伤

处方：青蛤三两，用火烧后，碾成细粉。

制法：流水者用干粉，干燥者用油调。

疗效：孙××，女４６岁，油烫伤，用此方一次痊愈。

报送单位：泗水城关公社北孙徐。

118

方　四

主治：烧烫伤

处方：地骨皮２４０克，凡士林９０克，香油３０克，敷于患处。

制法：将地骨皮焙干成半生半熟，研细末再把凡士林香油放在锅内熔化均匀，加入地骨皮末，搅匀即可。如有泡可剪去皮。

疗效评价：治疗五人，四人愈，好转一人。

报送单位：卫生会议献方

方　五

主治：烧烫伤

处方：莲叶适量，香油适量。

制法：莲叶炒黄，研成细面，用香油调为糊状，干后再涂。待其自然脱落。

疗效评价：治疗４０例，疗效满意。

报送单位：鱼台县王鲁公社马庄大队。

方　六

主治：烧烫伤

处方：亭苈子适量炒黄过罗研细，干者用香油调涂，湿型者用药面撒上。

报送单位：济宁县石桥公社姜庄大队　姚计洪

方　七

主治：烧烫伤

119

1949

新中国
地方中草药
文献研究
(1949—1979年)

1979

处方：大黄末，猪毛炭15克，共为细末。

用法：撒患处，干燥者可用香油调涂。

报送单位：曲阜县卫生局。

方　八

主治：烧烫伤

处方：赤石脂五钱，寒水石一两，大黄五钱。黄芩五钱，黄柏五钱，地榆五钱，共为细末，调敷患处，日三次。

疗效评价：一二度烧伤烫伤3至7次痊愈。

报送单位：鱼台县东张公社卫生院**阎印古**。

方　九

主治：烧烫伤

处方：香油一斤，米壳二钱，轻粉一钱。蜂腊适量。

制法：据病灶范围大小用药，一日涂擦数次。

疗效评价：经多年临床应用比其他药物均好。严重者可配合其中西医治疗。

报送单位：济宁县长勾公社长沟大队　**于广照**

方　十

主治：烧烫伤

处方：鲜卜荷适量。

制法：加蜂蜜捣烂敷患处即止痛。

疗效评价：一般在三至四天痊愈。

报送单位：济宁县安居公社卫生院**汪孔淑**。

120

方　十　一

主治：烧烫伤

处方：川军一两，炒地榆一两，凡士林６０克。

制法：将川军地榆炒黑，研成细粉，加凡士林调成羔状，敷患处。

疗效评价：效果好，如：城关四街，李××，烫伤经治无效，用此方三次愈。

报送单位：泗水县城关公社三街卫生室。

方　十　二

主治：烧烫伤

处方：藤黄半两，手指甲一钱，血余炭五分，艾叶一钱，糖鸡屎二块，黄腊一两，香油四两。

制法：将上五味放香油内炸枯滤渣，入黄腊化成膏。

用法：调涂患处。

报送者：药材站　于庆荣

方　十　三

主治：烧烫伤

处方：芝麻蒿５０克，生地榆５０克，地榆炭５０克，大黄５０克，黄柏５克。

制法：用水洗净，晒干，装瓶备用，消毒３０分钟。

用法：湿面用干粉，干面用香油涂。

报送单位：鱼台县文集卫生所，　黄风章

1949
新 中 国
地 方 中 草 药
文 献 研 究
(1949—1979年)
1979

方 十 四

主治：火烧烫伤，刀斧砍伤。

处方：葱白八两，白砂糖四两。

制法：将葱慢火烧熟，共捣成羔。

用法：外敷伤处。

注意事项：如火烧汤烫、忌用凉水洗。

报送单位：金乡县王门楼卫生室。

方 十 五

主治：烧、烫伤。

处方：小麦面适量。

制法：水和成糊状。

用法：贴患处干后再换，保持一定湿度。

疗效：百分之百，愈后不留斑痕。

材料来源：自创。

报送单位：泗水岩店卫生室。

方 十 六

主治：烧伤

处方：野兔皮一张。

制法：野兔皮凉干烧成炭碾细粉。

用法：撒于伤面，有泡用消毒针刺破，三天内结痂而脱落。

疗效：曾治烧伤二度者二次愈。

报送单位：滕县大坞公社吴楼大队　吕肆才。

122

痔　疮

方　一

主治：止血，内痔出血。

处方：蚯蚓一碗，百草霜五钱，鸡蛋七至八个，棉子油三至四两。

制法：将蚯蚓放入水盆内吐净泥，切碎，用鸡蛋调匀，然后将棉油放入热锅内，放烟后拌炒蚯蚓，同时加入百草霜，直至炒熟。

用法：空腹时全部吃下。

疗效评价：一次而愈。

报送单位：济宁县许庄公社卫生院　**李成贤**。

方　二

主治：痔疮下血，痔核脱出，大便时疼痛。

处方：芒硝四钱，槐角一两，双花一两。苦参六钱，夏枯草一两，冰片二钱，（分四包各包），食醋二斤。

制法：用陈旧尿罐一个，将上药放入罐内再把醋放入，慢火熬至下药力后，再下冰片（五分）趁热熏洗肛门先远后近熏之，不大热时可用棉花拈水洗之，每日可洗四次，每洗一次，加冰片（五分）。每天一料。

疗效：**例**：胡赵氏，女，58岁，患痔疮4年，痔核脱出疼痛，大便下血，经用三剂痊愈，已二年未复发。

123

1949

新 中 国
地方中草药
文 献 研 究
(1949—1979年)

1979

报送单位：卫生会议献方。

方 三

主治：痔疮

处方：蛤蟆草适量水煎加红糖内服，每日二次，连服十余天。

报送单位：曲阜卫生局。

方 四

主治：痔疮

处方：疥蛤蟆一个，潮脑五分。

制法：将蛤蟆焙干研末与朝脑同研细粉。

用法：外涂肛门处。

疗效：效果良好。

报送单位：邹县田黄医院 马延亭。

方 五

主治：痔疮

处方：蜂房一个，刺猬皮一个，蛇皮二条，猪悬蹄甲四个，苦参一两，黄柏一两。

制法：上药各烤干，共为细末，醋糊为丸如豆粒大备用。

用法：槐角水送下，每次１５～２０丸。

疗效：此方治愈多例。

报送单位：邹县田黄医院 马延亭。

124

静 脉 曲 张

方 一

主治：静脉曲张

处方：鲜地瓜，白矾适量。

制法：将鲜地瓜捣烂如泥，白矾研面，两者混匀。先用温水洗净患处，视患处大小，用纱布包此泥敷于患处，至愈为度。

疗效：较佳。

报送单位：泗水县泉林医院。

125

1949

新 中 国
地 方 中 草 药
文 献 研 究
(1949—1979年)

1979

妇 产 科 疾 病

月 经 病

方 一

主治：产后淤血，月经不调。

处方：大黄三钱，木香一钱，桃仁七个，斑蝥（大的三个，中的五个，小的七个），黄酒二两为引。（桃仁去尖，斑蝥去盖、去翅）

制法：将上药共研细面为一剂量。

用法：每日一剂，或隔日一剂，内服。

禁忌：服药后三天内忌生凉、绿豆、小米，生气。

疗效：此方系祖传，据说有四、五百年历史，治疗人数甚多，效果良好，但缺完整病例。

材料来源：祖传秘方。

注意事项：服药后平卧床上，3～4小时后，可能出现较重呕吐或腹泻，不要怕。如不对症，服药后无反应。

报送单位：兖州黄屯公社廿里铺大队

方 二

主治：寒凝、调经。

处方：肉桂二钱，炮姜四钱，川芎三钱，当归一两。

126

制法：水煎服。

用法：每日一剂。

禁忌：真热、假寒病人勿服本方。

疗效：效果良好，一般1～2剂即止疼。

材料来源：临床验方。

注意事项：

1、当归四钱，用白酒拌抄，以酒尽为度。

2、服药后，病人偶有感觉心热，短时可好。

报送单位：济宁县南田公社河湾大队赤脚医生**张文瑞**。

方　三

主治：通经、活血，主治闭经。

处方：茜草一斤，黄酒一斤，红糖四两。

制法：将茜草加水三斤煎成一斤，滤液加红糖、黄酒即成。

用法：每晚服二两，连服半月，为一疗程，如不愈可间隔半月再服一剂。

疗效：曾用此方治闭经十六人，疗效85％。

病例：李××，女二十二岁，继发闭经，服一剂治愈。

材料来源：经验方。

注意事项：不宜久贮。

报送单位：鱼台县李阁公社各庄卫生室。

方　四

主治：调经、活血、主治室女闭经。月经不调。

处方：当归二钱，川芎二钱，娃娃拳头五钱，（大叶茜草果实），酸枣根一两（红色的）。

127

1949

新　中　国
地 方 中 草 药
文 献 研 究
(1949—1979年)

1979

制法：水煎服。

用法：月经前3～4天开始服，月经后3～4天停服。

疗效：此方民间流传50余年，75年本卫生室采用，反映效果很好。

病例：胡××，女24岁，74年婚后3～4个月不来月经，用此方服5剂，月经正常，怀孕。75年生一男孩。

材料来源：民间验方。

报送单位：兖州县红星公社翟村一大队卫生室。

方　五

主治：痛经（经前小腹阵痛，经来紫黑块）。

处方：当归四钱，元胡四钱，青皮五钱，川楝子四钱，香附六钱。

制法：水煎。

用法：一日一剂。

报送单位：滕县冯卯医院。

方　六

主治：痛经（经后腹中痛）。

处方：当归四钱，熟地五钱，白芍（炒）　两，木香三钱，小茴香（炒）四钱。

制法：水煎。

用法：一日一剂。

报送单位：滕县冯卯医院。

方　七

主治：闭经

128

处方：西中吉一两，茜草二钱，西红花一钱，醋三斤。

制法：用桑柴烧成膏，蜂蜜为丸（如绿豆大小）。分三至四次服。

用法：每次百丸，四天服一次。如七天不见月经加带药丸。带药丸处方：

古月七个，牙皂五钱，细辛五钱，附子五钱，瓜蒂七个，大枣一个。共捣烂如泥，用丝棉包好用线扎好放在子宫内。

疗效：三天后即见月经。

报送单位：金乡县兴隆公社寻庄大队张为光

方 八

主治：闭经

处方：茜草四两，蚕沙二两。

制法：将蚕沙炒微黑不出烟为宜，加茜草研细末。

用法：黄酒送服，每日二次，每次三至五钱。

报送单位：嘉祥县马村分院。

方 九

主治：月经不调。

处方：红风眼草一两，红花三钱。

制法：水煎服。

用法：红糖、黄酒冲服。

报送单位：嘉祥县马村分院。

方 十

主治：闭经

717

1949
新 中 国
地方中草药
文 献 研 究
(1949—1979年)
1979

处方：当归一两，生大黄一两，生桃仁一两，（制）血竭，三钱，红花一两，醋、红糖各一斤。

制法：前五味药成细面。醋放锅内熬，沸后加入糖，然后再加药面，煎15分钟熬成粥状。日服三次，一次一汤匙。

用法：白开水送下。

疗效：治疗45例，愈39例，无效6例。

报送单位：滕县桑村医院童广谋。

赤 白 带

方 一

主治：妇女白带

处方：当参五钱，白术四钱，山药五钱，莲子五钱，芡实五钱，薏苡仁五钱，炒白扁豆五钱，煅龙骨五钱，煅牡蛎五钱，黄柏四钱，滑石一两，甘草二钱。

用法：每天一剂，煎服。

疗效：治愈30余人，疗效甚佳。

材料来源：民间方。

注意事项：老年体弱者隔日一剂。

报送单位：鱼台县张集公社张集大队卫生室李玉厚。

方 二

主治：妇女白带

处方：柿饼炭一两，椿树根皮炭一两，杜仲炭一两，青黛二钱。

制法：前三昧药共研细末与青黛调匀备用。

用法：每次二钱，红糖水冲服，一日三次，连服九天为一疗程。

禁忌：生气，辛、辣食物。

疗效：此方五年来经治300余例，一般一个疗程即愈，疗效80%以上。

病例：王庙公社皮店大队田玉英患白带病20余年，经此方一个疗程痊愈，至今四年未犯。

材料来源：祖传方。

报送单位：鱼台县王庙公社医院张习彬。

方 三

主治：白带

处方：乌鱼一个，屋衣不足量。

制法：将屋衣从鱼口装鱼腹，再用面包火烧熟食煅鱼。

用法：食鱼每日一个。

疗效：共治20例，19例痊愈，1例好转。

报送单位：加祥县张楼公社农一大队赤脚医生方凤莱。

方 四

主治：白带

处方：柳树根白皮四两。

制法：水煎服。

用法：每日一付，分早晚服。连用3～5天。

疗效：治疗5人均痊愈。

材料来源：民间方。

731

1949

新 中 国
地 方 中 草 药
文 献 研 究
(1949—1979年)

1979

报送单位：兖州县王因公社钱村大队卫生室。

方 五

主治：白带、阴道滴虫。

处方：蛇床子五钱，地夫子五钱，乌梅肉二钱，百部三钱，防风三钱，薄荷二钱，花椒二钱，白矾一钱。

制法：上药煎水。

用法：烫洗每晚一次。

疗效：治疗阴道滴虫32例，痊愈29例，复发3例。

材料来源：民间方。

报送单位：济宁县安居公社卫生院汪孔澍。

方 六

主治：白带、阴道滴虫。

处方：雄黄二钱，白矾六钱，杏仁一两，冰片一分，（杏仁带红皮的）。

法法：将上药捣烂如泥制成丸剂，每料分六丸。

用法：每次用一丸，用方纱布包好，用线扎紧，填入阴道，小便时取出，便完再填入阴道，三天后再换一丸。

疗效：一般用一料痊愈（六丸）。效果良好，例：赵××年44岁，患阴道滴虫，住几个医院治疗无效，用此方一料痊愈，四年未复发。

材料来源：民间方。

报送单位：济宁县安居公社卫生院汪孔澍。

方 七

主治：白带症

132

处方：大枣一斤，黑豆一斤，白果四两。

制法：大枣、黑豆洗净后同白果仁放锅内同煮，至熟为宜。将白果仁捞出，汤、枣、豆同服。

用法：一天一剂。

疗效：疗效较好，一般一至三剂治愈。

报送单位：加祥县马村分院退休老中医阎好善。

方　八

主治：白带症。（属牌肾两虚者）。

处方：白术炒四钱，山药炒一两，桑螵蛸五钱，冬瓜子一两，白果四钱。

制法：水煎。

用法：一日一剂。

报送单位：滕县冯卯医院。

方　九

主治：白带症

处方：陈石灰四两，白茯苓四两。

制法：先将陈石灰去净泥土，同白茯苓共碾成面。

用法：每日二次，每次二钱，米汤送服。

疗效：多年常用此方效果良好。

材料来源：验方。

注意事项：赤白带无效

报送单位：金乡县吉术医院。

方　十

主治：白带

1949

新 中 国
地 方 中 草 药
文 献 研 究
(1949—1979年)

1979

处方：云苓二两，毛术一两，白果仁一两。

制法：上药共为细面成水打丸。

用法：日服二次，每次三钱，开水送下。

疗效：试治百余人，2～3天白带即止。

报送单位：金乡吉术分院。

方 十 一

主治：白带、（并有阴痒者）。

处方：苡米一两，赤小豆一两，黄柏四钱，椿白根皮四钱，南麻根五钱。

制法：水煎。

用法：一日一剂。

报送单位：滕县冯卯医院。

方 十 二

主治：寒性白带

处方：霜桃棉子仁四两，生姜四两，红糖四两。

制法：用砂锅炒棉子仁呈微黄为度，同生姜入锅加水两碗煎至一碗，加红糖内服。

用法：早晚各煎一剂，随时内服。

疗效：效果良好。

材料来源：民间验方。

报送单位：张村卫生室。

方 十 三

主治：赤热性白带

134

处方：黄柏四钱，土茯苓一两，泽夕四钱，牡蛎六钱。

制法：水煎三百毫升。

用法：两日一付，连服4～5剂。

疗效：疗效达90%。

材料来源：实践方。

报送单位：赤脚医生复训班。

血 崩 症

方 一

主治：止血、妇女崩漏症。

处方：荆芥穗一两，黑豆两半，棉种一两，地榆五钱。

制法：将上四味药炒成炭共为细末备用。

用法：每日三次，每次3～5钱，黄酒或红糖水送下。

禁忌：服药期间忌食辛、辣，避免劳累。

疗效：共治疗180例，178例用此方治愈。其余二例用过维生素K等药物也愈。

材料来源：民间流传验方。

报送单位：泗水县柘沟公社王坟大队卫生室。

方 二

主治：崩漏

处方：赭石一两，醋一斤。

制法：赭石用火煅七次，每次把赭石煅烧红放碗内醋中，然后取出研细。

1949

新　中　国
地 方 中 草 药
文　献　研　究
(1949—1979年)

1979

用法：用开水冲服一次用完。

疗效：此方一次可愈。

注意事项：用焦火更好。

报送单位：微山县彭口闸公社蒋集大队。

方　三

主治：子宫功能性出血

处方：辣椒根五钱，鸡脚3～4只。

制法：水煎服。

用法：早晚各服一剂。

疗效：效果良好。

材料来源：民间方。

报送单位：兖州县卫生局。

方　四

主治：专治妇女血崩。

处方：贯众三两，土三七三两。

制法：将贯众加小米三两冈炒，至米发黑，去米将贯众三七共碾细面备用。

用法：每日三次，每次二钱，黄酒一两调服。

疗效：用此方治5例痊愈。

病例：张杨氏，女67岁，城关公社高庄大队人，73年患血崩，流血不止10余天。用此方3天好转，6天痊愈，永未复发。

材料来源：民间验方。

136

报送单位: 金乡城关公社高庄大队卫生室。

<h2 style="text-align:center">方 五</h2>

主治: 血崩

处方: 力参二钱,三七二钱。

制法: 先用醋和童便对服,可防休克,然后煎力参、三七冲服。

用法: 冲服。

疗效: 效果极为明显。

报送单位: 滕县中医院。

<h2 style="text-align:center">方 六</h2>

主治: 血崩血漏。

处方: 荆芥穗五钱,防风五钱,黑豆一把,棉种一把,血余少许。

制法: 荆芥穗五钱,防风、棉种各炒成炭存性,黑豆去皮炒成炭存性,把血余(头发烧成灰)共为细末备用。

用法: 日服三次,每次三钱,黄酒为引冲服。

疗效: 效果良好。

材料来源: 经验良方。

注意事项: 服药期忌铁。

报送单位: 泗水县中册公社临泗合作医疗站。

<h2 style="text-align:center">方 七</h2>

主治: 子宫出血,月经过多。

处方: 辣椒根六钱,鸡脚四只,莲叶一个(烧炭)。

137

1949
新 中 国
地 方 中 草 药
文 献 研 究
(1949—1979年)
1979

制法：水一千毫升，煎至五百毫升。

用法：早晚各服一剂。

疗效：治疗12人，一般服药四剂痊愈。

报送单位：金乡县城关公社候志太。

方　八

主治：功能性子宫出血

处方：贯仲（炭）一两，党参四两。

用法：水煎党参、冲服贯仲炭。

报送单位：卫生会议献方

子　宫　病

方　一

主治：子宫脱垂

处方：〈1〉加减补中益气汤，生黄芪二两，党参五钱，白术三钱，炙甘草二钱，陈皮二钱，云苓三钱，升麻二钱，当归四钱。

〈2〉蓖麻子49粒。

〈3〉枳壳二两。

制法：蓖麻子49粒，炒黄捣成膏贴于头顶上（百会穴）一小时即取下。枳壳二两水煎洗垂下之子宫，洗后托上去。上两法用完后即服汤药。

用法：水煎服，每日一剂。

疗效：常用此方，效果良好。

138

病例：本站刘玉兰同志子宫下垂用此方治愈。

材料来源：经验方。

报送单位：济宁药材站**于庆荣**。

方　二

主治：一至二度子宫脱垂及尿淋。

处方：用0.5～2％普鲁卡因10～50毫升，在选定部位作皮下注射，使之成直经2 Cm的皮丘。两个相邻皮丘间隔0.3～0.5 Cm。

用法：即沿腹白线自脐与耻骨联合，连线中点至耻骨联合，再由耻骨上缘左右注射，成倒"T"字形或沿腹白线注射，在治疗开始用0.5％普鲁卡因无效，可改用1％溶液如再无效，再改用2％溶液，一般10岁以下者不用高浓度液，治疗对象为5岁以上儿童（指尿淋），隔日1次，一般3至4次治愈。

疗效：治疗50余例，效果良好。

病例：周堂公社冀庙大队×××，50余岁，患尿淋痊愈，而原来的子宫脱垂也痊愈了，自此后开始用此方治疗子宫脱垂。

报送单位：鱼台县王鲁医院。

方　三

主治：子宫糜烂

处方：扁蓄一两，黄柏一两，蛇床子五钱（微炒），土茯苓一两，苦参一两。

制法：共为细面炼蜜为丸如桐子大，如白带过多，加减

1949

新 中 国
地 方 中 草 药
文 献 研 究
(1949—1979年)

1979

椿树根白皮三钱，白果三钱，水煎送服药丸。

用法：每晚服三钱。

报送单位：邹县田黄公社医院马延亭。

方　四

主治：宫颈糜烂

处方：猪苦胆5～10个（干约1两），石榴皮二两。

制法：将上药研成细粉，用花生油调成糊状，备用。

用法：用温开水清洗患部，擦干宫颈部分泌物，再用带尾棉球蘸药液塞入宫颈糜烂处，每日一次。

报送单位：济宁市立医院。

方　五

主治：宫颈糜烂

处方：龙葵适量。

制法：将龙葵洗净切碎，加入水煮，直到熬成糊状成龙葵膏，装入消毒罐内备用。

用法：将宫颈糜烂面分泌物擦净，用带线的棉球一个蘸上龙葵膏对准宫颈糜烂处置入（线露出外面）24小时患者自行取出，每周上药1～2次，8次为一疗程。

报送单位：济宁市立医院。

流产及产后风

方　一

主治：习惯性流产

140

处方：兔丝子四钱，川断四钱，桑寄生四钱，阿胶四钱。

制法：水煎服。

用法：每日一剂，分两次服。

疗效：治疗三例习惯性流产均达保胎作用。

病例：卞桥三大队孟××，韩家大队韩××之妻、张××患习惯性流产，用上方治愈。

材料来源：老药工张丙义。

报送单位：泗水县泉林医院。

方　二

主治：先兆流产

处方：黄芪六钱，党参四钱，川断（炒）一两，寄生一两，升麻三钱，柴胡三钱。

制法：水煎。

用法：一日一剂。

注意事项：流血：加艾叶炭四钱，杜仲炭五钱，腹疼甚加白芍（炒）四钱，当归（炒）四钱。

报送单位：滕县冯卯医院。

方　三

主治：习惯性流产

处方：杜仲（炒）四钱，山药（炒）五钱，川断四钱，寄生一两，艾叶三钱。

制法：水煎。

用法：一日一剂。

报送单位：滕县冯卯医院

141

1949

新 中 国
地 方 中 草 药
文 献 研 究
(1949—1979年)

1979

方　　四

主治：难产（滞产、宫缩无力）。

处方：蓖麻子适量。

制法：将蓖麻子去黑皮，在石头上捣烂成膏备用。

用法：外用。将膏涂产妇两足涌泉穴，用带扎住，产下立即去掉。

疗效：经治九例，其中四例在20分钟内产生，五例在十多小时内产生，此方安全。

报送单位：泗水县杨柳公社医院。

方　　五

主治：产后风

处方：九香虫一对（又名臭妮子）。

制法：用瓦焙微黄研细。

用法：红糖水冲服。

注意事项：如牙关紧闭用竹筒吹鼻内。

报送单位：加祥县马村分院。

方　　六

主治：产褥热

处方：婴儿脐带四寸。

制法：用瓦将脐带焙黄研细粉。

用法：红糖为引冲服。

报送单位：加祥县马村分院。

142

方 七

主治: 产后鹤膝风

处方: 白芥子,半夏各三钱。

制法: 将二味药共研细粉。

用法: 用醋拌成麦块,贴患处,以起黑紫泡为度,局部流黑紫水退掉自愈。

报送单位: 加祥县马村分院。

方 八

主治: 产后风

处方: 花蜘蛛七个,胡椒七粒,白茧一个。

制法: 花蜘蛛(墙角平网有窝有门)胡椒七个装入白茧壳内,放香油灯上烤焦,研成细面即可。

用法: 米酒冲服。

疗效: 效果良好。

材料来源: 家传验方。

注意事项: 防止发霉。

报送单位: 金乡县化雨卫生院。

方 九

主治: 产后风

处方: 荆芥(酒炒)三两,焦黑豆二两捣,白酒二钱,童便三两,人指甲五分,水三斤。

制法: 将上药急火煎成一斤。

用法: 能喝者喝,不能喝者先滴鼻待口开再灌之。如再

143

1949
新中国
地方中草药
文献研究
(1949—1979年)
1979

加焦鱼鳔三钱炒更好，艾叶一钱。服完盖被出微汗后，用独活汤调养，只用一剂。

疗效：治疗7例均一剂痊愈。我祖父经治50年效果良好。

病例：南林庄朱氏产后21天，昏迷牙关紧闭，抽风服一剂二日即开口，3至4天后痊愈。

材料来源：祖传验方。

注意事项：出汗不要过多，恐汗亡津，如不慎出汗过多可用四物汤加酒黄芪二两，浦黄二钱，灵脂二钱，煎服。

报送单位：鱼台县东张卫生所张文卿

其 它 疾 病

主治：舒肝解郁，主治经前乳房胀疼。

处方：柴胡六钱，香附四钱，枳壳四钱，丹参一两。

制法：水煎。

用法：水煎经前3～4天服，连服2～3剂。

禁忌：服药期间忌吃辛辣，要心情舒畅。

疗效：治疗40余例效果良好，未见任何不良反映。

材料来源：临床实践。

注意事项：香附醋炒。两肋胀疼可加玉金四钱。

报送单位：济宁县南田公社河湾大队张文瑞。

主治：经前鼻衄鼻孔流血。

处方：绿合草一两，黄芩四钱，丹皮四钱，枝子炭八钱，旱莲草一两，银花炭五钱，生地焙一两，地榆炭一两，

144

川牛夕三钱，茅根一两。

制法：水煎。

用法：一日一剂。

报送单位：滕县冯卯医院。

主治：外阴瘙痒

处方：野艾一两，野薄荷一两，花椒五钱，食盐两半，蒜秸二瓣，白矾四钱。

制法：水煎。

用法：熏洗患处。

材料来源：民间方。

报送单位：济宁县石桥县分院徐化平。

主治：滴虫、阴道炎。

处方：丹皮125克，苦参125克，玉金125克，硼砂125克，儿茶125克，葡萄糖粉125克，冰片32克，高锰酸钾0.6克，淀粉5%糊适量。

制法：将丹皮、苦参、玉金煎煮浓缩，其余药物粉碎，与前汁混合制粒打片。

用法：外用。每日一片，塞入阴道，七次为一疗程。

疗效：本院已用三年效果良好。

报送单位：金乡县。

主治：产后腹泻

处方：母鸡全肠，黄酒适量。

制法：将全肠洗净，两头用线扎紧，放黄酒中熬开，备用。

用法：喝酒。

报送单位：邹县。

145

1949
新 中 国
地 方 中 草 药
文 献 研 究
(1949—1979年)
1979

主治：产后小腹痛、硬、发烧、闭经。

处方：斑蝥七个，炒桃仁七个，酒大黄四钱。

制法：斑蝥去翅，用火微焙，桃仁去皮，大黄微炒，上药共为细末。

用法：黄酒一次送服，服后再喝红糖水，出微汗，避风三天，对症者泻，不对症不泻。

疗效：此方用30余年，治疗100余例，疗效显著，一般2～3剂即愈。

材料来源：祖传验方。

注意事项：孕妇忌用，装瓶备用。

报送单位：鱼台唐马卫生室。

主治：孕妇小腹疼痛，胎动。

处方：甘草一两半，砂仁三钱，白芍一两，泽夕一钱，白术四钱，当归四钱，川芎四钱，云苓三钱。

制法：上药加水两碗煎至一碗，口服。

用法：如痛疼见红加阿胶一两，川断五钱，寄生五钱。

疗效：用30余年，疗效可靠。

病例：唐马公社左堌堆王氏，妊娠5个月，发生下腹疼，服两剂即愈。

材料来源：家传验方。

注意事项：忌气、辛辣食物。

报送单位：鱼台县唐马公社卫生院。

方 一

主治：乳汁不通

处方：红砂糖四两，豆付一斤，白酒适量。

用法： 红糖水、豆付、白酒适量一次服下。

疗效： 服药两天后乳自流。

注意事项： 豆付不用油盐。

报送单位： 微山县马坡医院。

方　二

主治： 乳汁不通

处方： 红花、桃仁、通草各一钱，木通五钱，白芷五分，加皮一钱半，当归三钱，天花粉二钱，王不留三钱，甘草一钱。

用法： 上药水煎分二次，两天服完。

报送单位： 微山县马坡医院。

方　三

主治： 乳汁不通。

处方： 当归一两，川芎七钱，乳香三钱，没药三钱，楼仁一两，王不留四钱，川甲三钱，原酒为引。

制法： 水煎服。

用法： 早晚各服一剂。

疗效： 屡施屡验，一剂来乳水。

材料来源： 家传验方。

报送单位： 泗水县星村公社卫生院张庆敬

主治： 缺乳。

制法： 丹参一两水煎服。

报送单位： 卫生会议献方。

1949

新　中　国
地方中草药
文　献　研　究
(1949—1979年)

1979

小 儿 科 疾 病

方　一

主治：小儿口腔炎

处方：吴萸四钱。

用法：研细面后用醋调敷涌泉穴（脚心）。晚上包好，次晨取下。

报送单位：卫生会议献方。

方　二

主治：红白口疮

处方：吴茱萸粉六钱，生枝子粉三钱，枣肉适量。

制法：将上三味药捣成泥，调成糊状，每天晚上贴足心，24小时后取下。

疗效：良好。

报送单位：微山县马坡医院。

方　三

主治：小儿口疮

处方：吴萸一两，干醋一两。

制法：将吴萸研成细粉，用干醋调成糊状。

用法：将药糊约一钱摊在两块干净布上，贴两脚心涌泉穴，每日一次。

148

疗效：经临床应用，效果较好。

注意事项：剩余药瓶装备用。必须是脾胃火引起的疮口。

材料来源：本草备要。

报送单位：泗水县星村公社卫生院。

方　四

主治：小儿口疮（流涎；大人口疮）。

处方：黄柏一两，卜荷三钱、青黛一钱。

制法：上药共研细末。

用法：每次用五分涂患处，每日三次，2至3天有效。

疗效：经用40年，效果良好。

报送单位：卫生会议献方。

方　五

主治：小儿口疮

处方：天南星一两，醋适量。

制法：将天南星研成细面，用醋调成糊状。

用法：晚上临睡前涂足心涌泉穴，男左女右。每次12小时，外用布包扎紧。

报送单位：卫生会议献方。

百　日　咳

方　一

主治：小儿百日咳

1949

新 中 国
地 方 中 草 药
文 献 研 究
(1949—1979年)

1979

处方： 青黛五钱，百部五钱，蛤粉一两，甘草五钱。

制法： 共研细粉。

用法： 一至二岁服八分，三至六岁服一钱，白糖适量开水冲服，每日两次。

疗效： 效果良好。

病例： 孔××之子，患百日咳，服本方三日痊愈。

材料来源： 祖传验方。

报送单位： 曲阜县城关卫生院姚臻卿。

方 二

主治： 百日咳

处方： 枣树上虫壳七个，红糖二两。

制法： 水煎取汁加入红糖。

用法： 口服，每日一剂。

疗效： 四年来治疗二十四人，治愈十八人，一般两次痊愈。

病例： 秦××、五岁，患百日咳八天，经用此方两天痊愈。

材料来源： 民间验方。

报送单位： 鱼台县王鲁公社后聂大队。

方 三

主治： 百日咳

处方： 麻雀一只，白矾少许。

制法： 将麻雀去内脏，把矾放入雀脏内，焙焦研面。

用法： 口服、日服三次，三岁以下的小儿三次一只，三岁以上小儿一天一只。

150

疗效：良好。

报送单位：邹县尚河医院。

方　　四

主治：小儿百日咳

处方：鸡内金，豆油各适量。

制法：先将豆油加热，然后将焙黄的鸡内金粉加入油内，搅拌，冷后服用。

用法：口服，每日一次，每次一酒盅。

疗效：曾治7人，用此方2～3次即愈。

材料来源：民间流传方。

报送单位：泗水县历山北泽沟大队卫生所。

方　　五

主治：小儿百日咳

处方：鸡蛋一个，川贝二钱。

制法：川贝研细面装入鸡蛋内，用纸面糊好口，煮熟、吃蛋喝汤，一天一次，也可分二次服。

报送单位：微山县马坡医院。

小儿支气管炎

方　　一

主治：小儿支气管炎

处方：蝎子草花三至四朵，生姜适量，香油适量。

151

1949

新　中　国
地 方 中 草 药
文 献 研 究
(1949—1979年)

1979

制法：用香油（或其他植物油也可），将花与生姜放锅内油炸后，加水适量煎开红糖冲服。

用法：分早晚两次服。

疗效：良好。

病例：×××患支气管炎，发热39C°，经用西药抗菌素无效，第三天改用此方服后即见好转，连服三日痊愈。

材料来源：民间验方。

报送单位：曲阜县中羊大队。

方　二

主治：小儿慢性气管炎

处方：姜半夏三分，鸡蛋一个。

制法：将鸡蛋打开一小孔，倒出蛋清少许，半夏研成细粉，装入鸡蛋内搅匀，把口封好放在碗内蒸熟，备用。

用法：每早用温开水服一个，十个为一疗程。

报送单位：济宁市立医院。

方　三

主治：小儿上呼吸道感染

处方：公英一两，板兰根一两，羌活三钱，苏叶三钱。

制法：水煎。

用法：每日一剂，分二次服。

报送单位：卫生会议献方。

152

小 儿 疯 症

方 一

主治： 小儿羊痫疯

处方： 花椒树上的螳螂子三十个（焙干），杨树根白皮二两（焙干），朱砂一两，天竺黄五钱，枳实五钱，大白五钱，天虫三钱。

制法： 将上药共研成细末，分四十九包。

用法： 每日一次，每次一包。

疗效： 经临床治疗八例，已愈四例，好转三例，无效一例。

材料来源： 民间验方

注意事项： 服药期间忌羊肉一百天。

报送单位： 汶上县苑庄公社高村大队高思源

方 二

主治： 小儿惊风

处方： 地肤子三钱，蓖麻子7个，胡椒7粒，葱头三个，红花三钱，鲜姜二钱，大枣7个。

制法： 将上药捣碎，备用。

用法： 将上药敷于肚脐，出微汗。

报送单位： 济宁市立医院。

方 三

主治： 小儿尸厥

133

1949
新　中　国
地方中草药
文　献　研　究
(1949—1979年)
1979

处方：蜈蚣两条，朱砂五分，天竹黄三分，牛黄半分，活鸡心一个。

制法：将活母鸡撕开取鸡心，捣碎如泥，将上四味药研细面放入鸡心，开水冲服。

用法：一次服完，3付为一疗程。

疗效：经治数人，效果良好。

注意事项：鸡心必须是从活鸡取出。

材料来源：经验方。

报送单位：金乡县马庙分院。

方　四

主治：新生儿破伤风

处方：鸡蛋一个。

制法：先把鸡蛋一端破一小孔，倾出全部蛋清及蛋黄。而后略扩大蛋孔，并修齐边沿备用。

用法：让患儿仰卧暴露脐部，做一薄面饼，中央留一小孔，敷于脐部，使肚脐露出，蛋壳内壁贴少许酒精棉片，以火燃之，并迅速扣于脐上（此操作技术同拔火罐）；如果蛋壳脱落，再重做，直至患儿腹中有响声，腹胀消失，或排便为止。

报送单位：兖州县卫生局。

方　五

主治：小儿脐带风

处方：大蒜三头，鲜艾叶一束，鲜桑木油十滴。

制法：将大蒜艾叶共捣如泥，再将鲜桑木七八段把其架

154

空，用武火烧中间，两头出油收之，备用。

用法：将艾蒜泥敷在肚脐上，用干艾柱炙至患儿口内闻到有大蒜味即止。从天突穴到肚脐有青筋，从天突穴往下浮动炙至脐，直至青筋消失为止。再用桑木油加红糖适量给患儿服下，汗出为度。

疗效：经我卫生室治疗 4 例均痊愈。

材料来源：整理的民间验方。

注意事项：病情有反复时再炙。

报送单位：汶上县郭仓公社西海子卫生室。

消 化 不 良

方 一

主治：小儿消化不良、久泄不止。

处方：鸡蛋三个，香油一两。

制法：将鸡蛋煮熟去蛋白，把蛋黄捏碎，放香油内，用文火熬至蛋黄溶化即可。

用法：三个蛋黄为一剂，一次服下，一般一至二剂痊愈。

疗效：治疗十余人，服二至三剂即愈。

病例：后芹大队吕××之子，患慢性腹泄一月余、中西药治疗无效，服此方一剂痊愈。

材料来源：民间验方。

报送单位：泗水县杨柳公社后芹柏大队。

1949
新 中 国
地 方 中 草 药
文 献 研 究
(1949—1979年)
1979

方　二

主治： 小儿消化不良性腹泄

处方： 车前子三钱（布包），大麦芽三钱，枣树皮三钱（焙）。

制法： 水煎服。

用法： 一至五岁患儿每日服两次。

疗效： 疗效良好。

材料来源： 民间验方。

报送单位： 曲阜县卫生局。

方　三

主治： 小儿单纯性消化不良

处方： 怀山药一两（炒黄），鸡蛋一个。

制法： 将山药为细末，放碗内，把鸡蛋打入混合，加适量水拌成糊状蒸熟代食吃。

用法： 按患儿年龄大小加减，日二次食之。

疗效： 经本人使用多年，疗效很好。

材料来源： 经验方。

报送单位： 汶上县郭柚公社卫生院王加峰。

方　四

主治： 小儿消化不良，肝脾肿大。

处方： 炮山甲三钱，炒鳖甲三钱，郁金三钱，炒内金三钱。

制法： 共为细面，加白面一斤，用糖水合成面，加芝麻一

156

两烙六个焦饼。

用法： 三岁以下儿童，每日服一个。

疗效： 经试用效果良佳。

材料来源： 民间验方。

报送单位： 金乡县人民医院马龙泉。

方 五

主治： 小儿消化不良

处方： 焦白术一两，炒山药一两，炒内金一两，炒扁豆一两，木香三钱。

制法： 上药共研细末。

用法： 每日三次，三岁小儿为例，每次服一钱，白开水或米汤送下。

疗效： 效果良好，便于小儿服用。

注意事项： 此药必须研的很细，密闭防潮。

报送单位： 兖州县谷村公社后谷卫生室。

方 六

主治： 小儿消化不良

处方： 蜈蚣10条。

制法： 将蜈蚣焙黄，研细，每条一包。

用法： 白水冲服，每天1包，1至5岁1包，5岁以上一次2包。

疗效： 效果良好。

材料来源： 经验方。

报送单位： 金乡县马庙医院。

157

1949

新　中　国
地方中草药
文　献　研　究
(1949—1979年)

1979

方　七

主治： 消化不良（驱虫）。

处方： 君子仁五钱，雷丸五钱，苍术二钱，内金一钱。

制法： 将上药共研细粉，用鸡蛋炒吃。（鸡子不拘量）。

用法： 2～3岁，日服一次，共服3天，其它年龄酌量。

材料来源： 民间验方。

报送单位： 金乡县高河公社卫生院。

方　八

主治： 小儿消化不良（水泄）。

处方： 内庭穴（双）。

用法： 进针五分深，强刺激，不留针。

疗效： 一般患消化不良患儿，无明显脱水，或发热，针至两次即愈，（每日一次）。

注意事项： 中毒性消化不良，需配合补液。

材料来源： 经验方。

报送单位： 金乡县兴隆卫生院张昌远。

小　儿　腹　泻

方　一

主治： 小儿单纯性腹泻

处方： 好苹果一个，红糖适量。

制法： 将苹果切为两半，挖去核，装入红糖。用水浸泡

158

的火纸二十张包裹，放草火内烧至湿纸成灰，苹果即熟。

用法： 内服，每日一次。

疗效： 经治多例，均一二次痊愈。

注意事项： ①苹果以香蕉或金帅为佳。

②对肠炎无效。

报送单位： 兖州县颜店分院中医科。

方　二

主治： 小儿腹泻

处方： 牛胰脏一个，好醋二斤。

制法： 将牛胰脏和醋放锅内同煮至熬干醋为度。取出用黄泥包好，放暗火内烧干黄泥，取出牛胰脏晾干，碾成细末备用。

用法： 每次一钱，每日三次。

疗效： 应用此方治疗五十余例小儿慢性腹泻，均获痊愈。

材料来源： 民间验方。

报送单位： 泗水县历山公社卫生院。

方　三

主治： 小儿腹泻

处方： 拉拉秧，蒺藜秧各一把。

制法： 水煎洗脚。

报送单位： 兖州县卫生局

方　四

主治： 小儿腹泻、肠炎。

1949
新 中 国
地 方 中 草 药
文 献 研 究
(1949—1979年)
1979

处方：新鲜萍草半斤（干品一两）。

制法：将上药水煎，剩药液1000毫升。

用法：药液待温，洗患儿小腿部。如一次不愈可隔日再洗。

疗效：近三年曾用本方治疗百余人次，疗效在80％以上。

病例：齐××，五岁，患腹泻，曾服新梅素，单那徐彬、次苍、不愈，用此方二次即愈。

材料来源：经验方。

注意事项：洗腿时，勿洗过膝盖。

报送单位：鱼台县李阁公社齐庄。

方　五

主治：婴幼儿急慢性腹泻

处方：石榴皮三钱，老枣树皮五钱，萍草尖七个，山查三钱，车前子三钱（布包）；粮食炭五钱。

制法：水煎服。

用法：每天一剂，多次分服。

疗效：五年来应用本方治疗小儿腹泻，效果良好，有效率在80％以上。

病例：本大队社员赵××之子，腹泻经打针、服药治疗两天无效，经用本方两剂痊愈。

材料来源：民间验方。

注意事项：粮食炭，用任何一种粮食炒成炭皆可。

报送单位：鱼台县王鲁公社佃户李大队。

方　六

主治：小儿慢性腹泻。

处方：酸石榴全果若干个。

制法：将酸石榴捣烂取汁，放锅内文火熬成羔，摊在比脐略大的布上，每张约10克左右。

用法：贴患儿脐上，二十四小时换一次。

疗效：近几年来治疗五十余例，效果良好。

病例：例一：年××之女患腹泻八个月，经中西药治疗无效，用此羔两张痊愈。

例二：张××之子，患腹泻一月余，经中西药治疗无效，用此羔而治愈。

材料来源：民间验方。

报送单位：滕县官桥公社马庄大队卫生室。

方　七

主治：小儿惊泻绿便。

处方：松香一钱，樟脑一钱，枯矾一钱，朱砂五分。

制法：四味药共为细末。

用法：将药粉撒于伤湿羔上，敷肚脐上一日一次，连续三日可愈。

报送单位：微山县留庄公社銮谷堆。

1949

新 中 国
地 方 中 草 药
文 献 研 究
(1949—1979年)

1979

方　八

主治：小儿腹泻

处方：伏苓四钱，白术三钱，砂仁三钱，山药四钱，米壳三钱，滑石三钱，车前子三钱，闪叩三钱。

用法：水煎服。

疗效：效果良好。

材料来源：金匮要略。

报送单位：泗水县圣水峪分院。

方　九

主治：婴儿腹泻

处方：带壳高粮五钱，（炒成炭）麦芽三钱，（炒焦）鸡内金二钱，红糖一两。

制法：加水300毫升，煎至100毫升，过滤后，分次数服。

用法：一日一剂。

报送单位：济宁市立医院。

方　十

主治：新生儿不吃奶和不小便。

处方：生葱白一寸许。

制法：将葱白劈成四瓣，乳汁一两，放铁勺内煎开三至四滚，待温时灌服。一次服净或分次服。

疗效：用此方治疗6例，都在半天内能吃奶或小便。

162

材料来源：民间验方。
报送单位：泗水县杨柳公社医院。

方 十 一

主治： 新生儿腹胀吐乳

处方： 生姜一块（如枣大）。

制法： 将生姜放火内烧熟去皮，捣烂煎服。

用法： 口服。姜汤多少不限，多点为好。

疗效： 治疗7例均在5至7小时痊愈。

材料来源： 民间验方。

报送单位： 泗水县杨柳公社医院。

小 儿 湿 疹

方 一

主治： 婴儿湿疹

处方： 炒槐米，香油各适量。

制法： 将炒槐米研细面加香油适量调成糊状。

用法： 外用，敷患处。

报送单位： 兖州县卫生局。

方 二

主治： 新生儿断脐后流水不干或化脓。

处方： 生龙骨二钱，枯矾二钱。

制法： 将上药共为细末、装并备用。

1949

新　中　国
地方中草药
文　献　研　究
(1949—1979年)

1979

用法：将药粉填脐中，以满为宜，用纱布盖好，胶布固定即可。

疗效：治疗十二例，都在三至七天结痂脱落痊愈。

材料来源：徐际茂试验方。

报送单位：泗水县杨柳公社。

小 儿 疝 气

主治：小儿疝气

处方：大蜘蛛一个，红皮鸡蛋一个。

制法：将鸡蛋打一孔，把活蜘蛛装入鸡蛋内以面糊口，用湿布包裹，放火内烧熟吃。

用法：每一至三天服一剂，一般服七次愈。

疗效：二十年来用此方治疗八例均痊愈。

材料来源：老中医孙心亭传方。

注意事项：用药期间必须以布袋等敷料包托不使疝内容物下坠。

报送单位：鱼台老寨医院刘学鲁

小 儿 脱 肛

方 一

主治：小儿脱肛

处方：肉豆叩一两。

制法：水煎一大碗后，放在罐内，薰之。

164

用法: 连薰三天,每天一次。

疗效: 效果良好。

材料来源: 经验方。

报送单位: 济宁县长沟分院杨西峰。

方 二

主治: 小儿脱肛

处方: 木鳖子一个。

制法: 用木鳖子一个在粗碗底加水研成稀糊状装瓶内备用。

用法: 用鸡毛沾药糊涂患处一日一至三次。

疗效: 效果良好。

材料来源: 经验方。

报送单位: 金乡县胡集卫生院徐益善。

方 三

主治: 小儿脱肛

处方: (一)黄芪三钱,防风二钱,甘草二钱。

用法: 水煎服。

(二)五倍子适量。

(三)五倍子研未撒在纸上,大便后用此纸托上。夏秋季用麻子叶即可。

报送单位: 卫生会议献方。

165

1949

新 中 国
地方中草药
文 献 研 究
(1949—1979年)

1979

小 儿 包 皮 水 肿

主治： 小儿包皮水肿

处方： 虫蜕一两。

制法： 水煎洗患处，每日一次，二、三次即愈。

疗效： 效果良好。

材料来源： 民间验方。

报送单位： 金乡县卜集公社荆庄大队卫生室。

小 儿 红 眼 病

主治： 小儿红眼病

处方： 菊花三钱，黄芪三钱，山豆根三钱。

制法： 水煎服。

用法： 将上药水煎分两次服用，药液可过滤外洗。

报送单位： 济宁市立医院。

小 儿 夜 啼

主治： 小儿夜啼

处方： 黄连一钱，朱砂五分。

制法： 将上药共研细末

用法： 每日一次，每次3分，晚服。

166

疗效：效果良好。

报送单位：邹县城前公社医院。

小 儿 肝 脾 肿 大

方 一

主治：小儿肝脾肿大（疳积症）。

处方：苍术三钱，白术三钱，云苓三钱，三棱三钱，文术三钱，全虫三钱，蜈蚣三钱，川甲三钱（焙黄），白面一斤半，白芝麻四两。

制法：将上药共为细末，加白面，芝麻烙成焦饼八个。

用法：七至十二岁，每日服一个，三至六岁每日服半个。

禁忌：忌生凉半个月。

疗效：经用八年，共治六十余例，效果良好。

病例：大瞿大队患儿×××，女，六岁，经各大医院治疗无效。只用一剂一个月恢复健康。

材料来源：经验方。

报送单位：鱼台县东张公社东张大队。

1949

新　中　国
地 方 中 草 药
文 献 研 究
(1949—1979年)

1979

五 官 科 疾 病

眼 科 疾 病

方　一

主治：治眼漏

处方：蝼蝈一个（大将军）。

制法：将蝼蝈放瓦上焙焦研细面，用香油调匀，涂抹患

疗效：此方效果很好，轻症二三次即愈。

报送单位：济宁县安居公社卫生院苏传昭

方　二

主治：治电光性眼炎

处方：人乳。

制法：新鲜人乳数滴点眼内，每日数次。

疗效：疗效很好。

报送单位：曲阜县陵城公社辛庄大队方。

方　三

主治：风火眼痛

处方：甘杭菊四钱，木贼草五钱，柴胡三钱，薄荷三钱

168

钱，蝉蜕五钱，草决明三钱，蒺藜三钱，防风三钱，甘草二钱。

用法：水煎服，每日一剂。

疗效：经用十多年，一般红肿眼病三至五剂即愈。

材料来源：沈氏瑶涵眼科。

报送单位：金乡县高河卫生院。

方　　四

主治：麦粒肿。

处方：菊花，公英各一两。

用法：水煎热敷。

报送单位：微山县马坡医院。

方　　五

主治：麦粒肿。

制法：用线扎中指，1－2日即愈。

报送单位：鱼台县卫生局。

方　　六

主治：雀目眼。

处方：鱼骨一钱，鸡肝一具。

制法：水煎。

用法：将鱼骨鸡肝放沙锅内煮熟趁热薰眼，连汤服下。

疗效：经用多年，除先天性无效，其余效果良好。

材料来源：祖传方。

报送单位：泗水县中册二村卫生室。

169

1949

新 中 国
地方中草药
文 献 研 究
(1949—1979年)

1979

方　七

主治：眉毛倒睫

处方：鲜生地一两；木香三钱，胡黄连三钱；冰片一钱。

用法：共捣为羔，加适量的水，做成一小饼，贴在眼上。内服丹枝消遥汤，眼痒者加蒺藜。

报送单位：邹县田黄公社医院。

方　八

主治：眼生云翳

处方：明矾一钱半，胆矾一钱半，五味一钱半，川连一钱，乌梅一钱，小针七个（新针）。

制法：将上药与小针放入铜勺温水泡七天待用（针化尽为度）。

用法：每天三次，洗眼，七天为一疗程。

疗效：经用30例，效果很好。

材料来源：民间单方。

报送单位：金乡县马庙公社医院。

耳 科 疾 病

方　一

主治：中耳炎

处方：新鲜猪苦胆一个，黄连二钱，冰片五分。

170

制法：将猪胆汁置入瓶内，黄连，冰片共为细末浸入胆汁中，24小时后去药取汁备用。

用法：患耳先用双氧水洗净擦干，然后滴药液 1 ～ 2 滴，每日一次。

疗效：本方使用十余年，曾治200余例，疗效达90%以上。

注意事项：猪胆以新鲜者尤佳，药液瓶装密封，放阴凉干燥处。

报送单位：鱼台县李阁公社四联卫生所。

方 二

主治：慢性中耳炎

处方：鲜黄蒿捣烂取汁。

用法：用药棉将患耳内擦干净，将黄蒿汁滴入耳内2～3滴即可，每日二次。

疗效：用此法治疗6例，治愈5例。

报送单位：兖州县泗庄公社泗庙大队卫生室。

方 三

主治：急慢性中耳炎

处方：鲜柳棍一根（约二寸许）、白矾适量。

制法：取柳棍挖一洞，将白矾研细装入洞内，再用柳皮包扎，放文火内烧约半小时，将矾取出研面备用。

用法：先用双氧水洗净患耳，后将矾面少许吹入耳内即可，每日一次。

疗效：此方经过几年使用，其中二例患中耳炎十余年，

1949

新　中　国
地方中草药
文　献　研　究
(1949—1979年)

1979

用药四次即愈。有21例急性中耳炎一次即愈。

报送单位：泗水县杨柳公社东里仁大队卫生室。

方　四

主治： 慢性中耳炎

处方： 轻粉、枯矾、梅片、山羊屎蛋（烧灰存性）各一钱。

制法： 上四味药共研细面。

用法： 用麦杆将药吹入耳内少许，每日二次。

疗效： 治愈率70％。

报送单位： 金乡县城关公社医院。

方　五

主治： 中耳炎

处方： 鲜生地根适量。

制法： 将鲜生地根捣烂取汁。

用法： 将生地汁滴耳内2～3滴，每日三次。

疗效： 效果良好。

病例： 张××，女，19岁，患化脓性中耳炎，用青链梅素等治疗不显效，改用此法很快即愈。

报送单位： 泗水县泉林医院韩树一。

方　六

主治： 中耳炎。

处方： 香油二两，全蝎六个，冰片一钱。

制法： 将全蝎放香油内炸焦后取出，再将冰片放入油内，

172

待溶化后即可。

用法：用药棉擦净耳道，将药液滴涂患处。

病例：米庆山、男，20岁，患中耳炎三年余，用此药四至五次，五天即愈，后又复发仍用此药治愈。

张立霞，女，3岁、患中耳炎五个月用此药20余天治愈无复发。

报送单位：兖州县黄屯公社二十里铺大队

方 七

主治：慢性中耳炎

处方：柏叶二钱、黄连二钱、青黛一钱、硼砂一钱、冰片五分。

制法：上诸味共研细面。

用法：将患耳擦净、把药面少许吹耳内，每日一次。

疗效：治愈率95％。

注意事项：将药面放瓶内密封备用。

报送单位：曲阜县吴村公社卫生院。

方 八

主治：中耳炎

处方：银珠五分、冰片五钱、雄黄二钱、

制法：上三味共研细面。

用法：先用双氧水洗净耳内，再将药粉少许吹入耳内即可。

疗效：此方经临床使用，效果良好。

报送单位：鱼台县李阁公社中王卫生所。

1949
新 中 国
地 方 中 草 药
文 献 研 究
(1949—1979年)
1979

方 九

主治：急慢性中耳炎（慢性皮肤溃疡）

处方：枯矾、香菜籽，呋喃西林粉各等份。

制法：将枯矾研细，香菜籽炒黄研细，两味药等量混合。加入1%的呋喃西林粉即可。

用法：用前先用双氧水洗净耳内脓液，然后将药粉慢慢吹入耳内，每日一次。

病例：有一个女孩患慢性中耳炎一年多，经用多方治疗，时好时复发，经用此方治疗10多次即愈，现一年多未复发。

有一个男孩，五个月，患急性中耳炎，经用氯梅素，黄连素治疗半月多未见效，改用此方2～3次脓液即止，以后未见复发。

报送单位：金乡县司马公社李寨大队

方 十

主治：慢性中耳炎

处方：轻粉一钱，枯矾一钱，梅片五分，山羊粪蛋一钱（炒炭）。五倍子一钱。

制法：将上药研细面。

用法：原用双氧水药棉洗净耳内脓液，再用麦杆将药吹入耳内。

疗效：效果良好。

材料来源：民间验方。

报送单位：曲阜城关公社医院。

174

方 十 一

主治：耳聋

处方：叫蚰一个，轻粉五分，枯矾五分，冰片二分。

制法：将叫蚰焙焦，四味药共研细粉。

用法：将细粉分三天，每天一次，吹入鼻孔内。

疗效：临床治疗30人，一般病人服1～2剂即愈，最多用4剂。

注意事项：如果出现耳鸣则不能用此药。

报送单位：卫生会议献方。

方 十 二

主治：虫入耳内

处方：鲜韭菜适量。

用法：捣汁滴入耳内。

报送单位：兖州县卫生局。

鼻 病

方 一

主治：鼻出血、顽固性鼻衄。

处方：陈棕一把、旧棉一把，
蒸笼木一块（杉木为佳）。

制法：三味均烧成炭研为细面

用法：用食醋调服。

175

1949

新 中 国
地方中草药
文 献 研 究
(1949—1979年)

1979

疗效：用此方治疗两例均愈。

病例：王××，老岩公社人，患鼻衄他药治疗无效，服本药一剂即愈。

注意事项：服药后有周身不适，骨节发响感勿惧。

报送单位：鱼台县防震办公室。

方 二

主治：鼻衄。

处方：侧柏叶四钱（炒）、艾叶四钱（炒）、荷叶一蒂、生地五钱、小蓟三钱。

用法：水煎服。

报送单位：卫生会议献方。

方 三

主治：鼻窦炎

处方：辛夷花一两半，黄柏三两。

制法：按上药量加水1500毫升，浸24小时，去渣过滤，煮沸消毒，加入防腐剂，分装备用。

用法：浸液滴鼻，每日3至4次。

疗效：经治数人，疗效良好。

材料来源：经验方。

注意事项：避光，阴凉处保存。

报送单位：金乡县吉术分院。

方 四

主治：中药熏洗治疗副鼻窦炎

176

处方：元参、川乌、白芷、二花、柴胡、薄荷、钩藤各五钱。

制法：将以上各药放砂锅中，加水2000毫升，熬至1000毫升，倒入脸盆中备用。

用法：患者用鼻吸入热气，从口中呼出，反复多次，待煎液不烫时洗头部。每日早晚各一次，每剂可熏洗二次，二剂为一疗程。

病例：周××，男，37岁，本院干部，头疼已三十多年，经某医院诊断为副鼻窦炎，曾作额窦手术，后又复发，服西药无效，用上方熏洗两剂，四天疼痛消失而痊愈，两年来从未复发。

咽 喉 疾 病

方 一

主治：急慢性扁桃体炎

处方：陈旧猪皮带或牛皮带适量。

制法：将皮带洗净泥土，放锅内炒焦研成细面。

用法：用药面少许吹喉部，每日三次。

疗效：经实用效果很好。

报送单位：曲阜县东风公社周公庙卫生室。

方 二

主治：咽喉肿痛，口舌生疮。

处方：茵陈二钱、卜荷二钱，冰片二钱。

177

1949
新 中 国
地方中草药
文 献 研 究
(1949—1979年)

1979

制法：取白碗两个，一个碗内装上药放在下面，另一碗、碗口用白纸复盖，用针在纸上扎数个小孔，将二碗扣合好，再用白纸封严碗缝，用煤油灯（菜油更好）二个点燃烧下面药碗之碗底，两小时即可。将上面碗取下，碗上所结晶之物即是药粉。

用法：用药粉少许吹敷患处，每日三次。

疗效：近年来，用此方治疗52例病人。其中48例单用此药，4例兼用其他药物均愈。

注意事项：点火时宜微火勿用强火，以免烧过。所取药粉雪白色者佳，如现黄或黑色则说明火大，疗效不佳。吹敷药后，将口水徐徐流出，不要咽下。

报送单位：泗水县金庄公社晋家庄大队卫生室。

方　三

主治：化脓性扁桃体炎

处方：黄瓜一根，玄明粉一两。

制法：黄瓜去瓤，将玄明粉放入瓜内，再合盖好挂放在阴凉通风处，瓜上所生之霜取下备用。

用法：将黄瓜霜少许吹患处。

疗效：实用效果很好。

报送单位：嘉祥县马村分院李兴红。

方　四

主治：急性扁桃体炎，咽喉炎。

处方：公英、地丁、二花、生地、黄柏各等分。

制法：取上药煎煮两次，合并药液浓缩成糊状，加淀粉

173

适量制成颗粒，低温干燥再粉碎成面，压成0.5克的药片。

用法：每次服3片，每日三次，小儿酌减。

疗效：经治疗观察，效果良好。

报送单位：济宁县唐口公社梁北大队卫生室梁成月。

方　五

主治：急性扁桃体炎

处方：鲜蛤蟆草一把、白矾一块如花生米大小。

制法：将鲜蛤蟆草用凉水洗净，加上白矾，共同捣烂取汁，一次服下。

疗效：十几年来经临床应用，一般一次即愈，重者二三次即愈。

报送单位：济宁县许庄公社卫生院李成贤。

方　六

主治：扁桃体炎，咽喉炎。

处方：喉咙草全草（即点地梅）

制法：将上药洗净晒干轧成细面，制成水丸，如绿豆粒大。

用法：每服三钱，每日三次。

疗效：治疗20例，痊愈18例，好转2例。

报送单位：汶上县郭楼公社芋村大队卫生室。

方　七

主治：扁桃腺炎，喉炎。

处方：菊花三两，公英三两，黄芩二两，连翘二两，黄

179

1949

新　中　国
地方中草药
文　献　研　究
(1949—1979年)

1979

柏二两，大青叶三两，射干一两，元参二两，生地二两，甘草一两。

制法：上药研为细末，水和为丸做成65丸。

用法：每日3次，每次1丸，重者每次2丸。

疗效：效果良好。

注意事项：放阴凉处。

报送单位：泗水县高峪公社卫生室。

方　八

主治：急慢性扁桃腺炎

处方：全蝎尾节。

制法：将蝎尾节一个研碎，撒在胶布上。

用法：单侧贴患处，双侧患贴双侧。每日1次。

疗效：效果良好。

注意事项：贴上有轻度针刺感。

报送单位：邹县城关公社西关大队卫生室。

方　九

主治：急性扁桃腺炎

处方：板兰根一两，豆根三钱，桔梗三钱，甘草二钱。

用法：水煎服。每日一剂，2至3剂即愈。

注意事项：发热加双花一两。便秘加大黄二钱。

报送单位：微山县马坡医院。

方　十

主治：声音嘶哑

180

处方: 词子三钱,桔梗五钱,公英八钱·麦冬二钱。

用法: 水煎服,每日一剂。

疗效: 此方效果很好。

报送单位: 微山县南阳公社王楼大队。

方 十 一

主治: 梅核气(慢性咽炎)。

处方: 鲜狗胆三个,绿豆面二两。月石三钱,冰片二钱,卜荷霜一分。

制法: 将狗胆汁和绿豆面拌匀晒干,再同其他三味药共研细面,装瓶备用。

用法: 取药面适量吹入咽部,每日三次。

疗效: 曾治疗20余例,效果良好。

病例: 沙土大队李玉磊之妻患咽炎,用此药半月治愈。魏庆广之妻患咽炎,用此药半月治愈。

注意事项: 用药期间忌生气,忌食刺激性食物。

报送单位: 滕县龙阳公社李广平。

方 十 二

主治: 咽疼、喉炎、声音嘶哑。

处方: 秋树花适量。

用法: 将秋树花晒干,每次三钱开水浸泡当茶喝。

疗效: 用此方治疗20余例,均有良效。

报送单位: 滕县羊庄公社南宿医疗站。

方 十 三

主治: 咽喉疼痛口流涎沫者(俗名粘鱼喉)。

181

1949

新 中 国
地 方 中 草 药
文 献 研 究
(1949—1979年)

1979

处方：大枣一枚，人中白，冰片各适量。卜荷冰一分，硼砂三分，朱砂二分。

制法：把枣去核，内包人中白，冰片适量。将枣放黑豆楷慢火内烧焦，取出后再加冰片一分，同卜荷冰，硼砂，朱砂共研为极细面。

用法：开水冲服，一次服下。

疗效：经使用疗效很好。

报送单位：济宁药材站于庆荣

方 十 四

主治：慢性咽炎

处方：桑黄一两，白糖七至八两。

制法：先把桑黄研成粉。锅内放半碗水烧开，放入白糖熬化，再加入桑黄粉熬成黑色，不要熬的过老，熬完后倒在木板上打成块。

用法：口中含化，每天4～5次，3～5剂痊愈。

禁忌：酒、烟、辣椒等有刺激性的食物。

注意事项：一开始含化时，病情有点加重，请病人不要怕，以后就会消失。

报送单位：邹县落陵公社南屯。

方 十 五

主治：急慢性咽炎（扁桃体脓肿）。

处方：牛皮耕头粉一两，硼砂二钱，薄荷霜一钱，冰片五钱。

制法：将牛皮耕头炒黄研细再加入硼砂，薄荷霜，冰片

182

即成。

用法：吹患处，取量如豆粒大即可。

疗效：效果良好。

注意事项：瓶装备用。

报送单位：金乡县王丕公社李楼卫生室。

方 十 六

主治：慢性咽炎

处方：酸石榴七个，白糖2～3两。

制法：酸石榴去外皮，用白糖2～3两浸渍后，浸出的水每天喝2～3次，喝完为一付。

报送单位：济宁市防疫站。

方 十 七

主治：慢性咽炎

处方：熟地三钱，元参三钱，麦冬二钱，双花三钱，枇杷叶二钱，双白皮二钱。

用法：水煎服。

报送单位：微山县马坡医院。

方 十 八

主治：慢性咽炎

处方：云故纸、青果、双花、寸冬、桔梗、甘草各一～两。

用法：上药泡茶喝。

报送单位：微山县马坡医院。

1949

新　中　国
地方中草药
文　献　研　究
(1949—1979年)

1979

喉　异　物

方　十　九

主治： 诸骨卡喉

处方： 东山查六钱。

制法： 把山查放在铜勺或铁勺内文火熬成糊状。

用法： 将山查膏含在嘴里10～20分钟，把山查吐出。

疗效： 经治疗20余例，全部治愈。

报送单位： 济宁县南田公社彭庄大队赤脚医生田厚祥。

方　二　十

主治： 鱼骨卡喉

用法： 将鸭子倒垂取其涎水，缓咽其骨自化。

报送单位： 卫生会议献方。

口　腔　炎

方　一

主治： 口腔炎、茧唇。

处方： 蛴螬十二个，黄柏一两。人中白五钱，月石三钱。

制法： 先将黄柏轧成粉，同蛴螬共捣如泥晒干，再同人中白，月石共研细面备用。

用法： 将药面撒于口腔内，每日三次，用药后口内流涎

184

即愈。如系茧唇，将药面用香油调如膏，涂擦患处。

疗效：祖传方，已使用数十年效果良好。

报送单位：曲阜县城关卫生院姚臻卿。

方　二

主治：口腔炎

处方：新鲜狗胆一个，芒硝适量。

制法：将芒硝装入狗胆内，以装满为度，挂放在阴凉通风处，阴干研为细面备用。

用法：将药面吹撒患处，日三四次。

疗效：据数十年之经验，此方治疗口腔诸炎症，有效率达90％。配服其他消炎药效果尤佳。但本方对白喉无效。

病例：王××、男、43岁，本公社唐庄人，口内两腮及舌尖部溃烂数处已20余天，经治疗无效，后单用此药数日痊愈。

注意事项：此药配制冬季为宜，热天易腐效果即差。

报送单位：金乡县司马公社率庄大队卫生室率充镀。

方　三

主治：茧唇

处方：蚕茧一个，白矾少许

制法：将白矾放入茧内，烧成炭，研面备用。

用法：将药面涂入患处，每日二次。

疗效：曾用此方治疗20余例，多获良效。

病例：高××、女、50岁，患茧唇十余天其它药治疗无效，用此方三天即愈。

报送单位：滕县鲍沟公社北来庄卫生室。

185

1949
新 中 国
地方中草药
文 献 研 究
(1949—1979年)
1979

方 四

主治：茧唇

处方：生桃仁五钱、生猪板油五钱。

制法：二味共捣如膏、每晚将膏涂抹于唇上，次晨取净。

疗效：用此方治疗6例，一般用一剂或半剂即可治疗痊愈。

报送单位：鱼台县刘学鲁献方。

方 五

主治：急性口腔炎，鹅口疮。

处方：五倍子一两，枯矾五钱，食盐五钱，柳树芰一两。

制法：将上药用文火烘干，以变黄色为度研制成细面。

用法：用药粉适量吹涂患处，每日三次，用药后口中大量流涎应徐徐流出，不可咽下。

疗效：曾治123例，治愈108例。现此方已在本地广泛应用，效果良好。

报送单位：鱼台县李阁公社中王卫生室。

方 六

主治：口腔炎

处方：党参一两，黄柏二两。

制法：二味混合，研成细面。

用法：先用盐水漱口，再取适量药面吹撒口内，每日三

186

次。

疗效：共治疗50余例，治愈率达90%。

报送单位：滕县东戈公社苏楼大队赤脚医生王慎田。

方　七

主治：茧唇

处方：黄连五分、白果二个。

制法：共研细面，用香油适量调涂患处，早晚各一次。

疗效：治疗12例均痊愈。

报送单位：滕县龙阳大队卫生室。

方　八

主治：口腔炎

处方：白面一两，黄柏五钱，龙骨五钱，冰片二钱。

制法：上药共研细末，白面炒炭，（以黑为度）。

用法：将药粉撒患处，每日二至三次。

疗效：治数人，效果良好。

材料来源：经验方。

报送单位：金乡县吉术公社薛庄卫生室。

方　九

主治：口腔炎

处方：公鸡冠子血。

用法：将鸡冠子血涂患处。

材料来源：自用方。

报送单位：济宁市中医院。

187

1949

新 中 国
地 方 中 草 药
文 献 研 究
(1949—1979年)

1979

方 十

主治：鹅口疮

处方：活土元一个，白矾少许。

用法：将白矾研细加入土元内，放勺内熬枯，研细面嗵口内。

疗效：效果良好。

报送单位：邹县石墙公社医院。

方 十 一

主治：木舌病（肿舌头）

处方：赤芍一两，甘草一两。

用法：二味水煎，乘温漱口一日数次。漱口完服下。

疗效：廿年来遇此症四例，均一二剂即愈。

牙 科 疾 病

方 一

主治：牙痛

处方：生地一两，元参一两，猪肉半斤。

制法：上三味，水煎煮，食肉喝汤。

疗效：显著。

报送单位：加祥县马村分院张成美。

方 二

主治：牙痛

188

处方：露蜂房一个，醋一斤。

用法：将蜂房醋同放锅内煮沸，待凉后漱口，不要咽下。

疗效：实用此方效果很好。

报送单位：济宁县安居公社医院**汪孔淑**。

方 三

主治：龋齿牙痛

处方：四寸长桃木棍一支，鲜的。

用法：用香油点火，将桃木棍在火上烧的出热气即捣在龋齿上，凉了在烧，共针20分钟即止痛。

疗效：效果特好。

病例：马桥大队马××患龋齿，用本法一次，两年无复发。

报送单位：兖州县城关公社诸天寺大队。

方 四

主治：龋齿

处方：花椒四钱，瓦松一两

用法：水煎漱口

报送单位：兖州县土单验方。

方 五

主治：牙痛

处方：地骨皮一两，苦参一两。

用法：水煎分二次服。

疗效：疗效达95％。

189

1949
新　中　国
地 方 中 草 药
文 献 研 究
(1949—1979年)
1979

报送单位：兖州县马桥大队卫生室。

方　　六

主治：牙痛

处方：细辛一钱，熟地三钱，石膏五钱。

用法：将上药加水三斤，熬至三两内服。

疗效：经用多例均取得满意效果，一般一付即愈。

报送单位：兖州颜店分院中医科。

方　　七

主治：牙痛

处方：细辛3克，樟脑3克，卜荷霜3克。酒精60毫升。

制法：前三味药研细面，加入酒精即成。

用法：用稀球沾药水点痛处。

疗效：疗效80％。

报送单位：曲阜县姚村保安。

方　　八

主治：风火牙疼

处方：冰片八钱，苍耳子二钱，白胡椒一钱。

制法：三味药混合放入一磁碗内，上用一磁碗扣合密封，下面加文火烧十分钟，待凉后打开，取下磁碗上之结晶物装瓶密封备用。

用法：取上法炼取之丹药少许，用手指沾药抹在患内牙处，牙疼立止，切勿咽下。

190

疗效： 经实践疗效在90％以上。

报送单位： 曲阜县小雪公社三合卫生室。

方　九

主治： 牙疼

处方： 白芷一两，细辛五钱，冰片二钱。

制法： 细辛焙黄与白芷冰片共研成细面。

用法： 用药棉和药面包在一起，塞入鼻孔，每次0.5克，止疼后取出即可。

疗效： 治疗10余人，效果良好。

病例： 李××，患牙痛，他药无效，用此药后立即止疼，且不复发。

报送单位： 鱼台县李阁公社张岩卫生室。

方　十

主治： 各种牙痛，以火牙痛最好。

处方： 榕树叶七个，绿皮鸭蛋两个。

制法： 二味放锅内加水二碗，煮至一碗，吃蛋喝汤。

疗效： 上药服下半小时止痛，永不复发，此方治疗50余例皆获良效。

报送单位 鱼台县防空办公室。

方　十　一

主治： 龋齿牙痛

处方： 鲜地骨皮二两，食醋八两。

制法： 将地骨皮洗净加入醋内浓煎，去渣取液备用。

1949
新 中 国
地 方 中 草 药
文 献 研 究
(1949—1979年)
1979

用法：取煎液连续口含勿服。

疗效：近20年来治100余人，效果满意，一般一剂即可痊愈。个别有复发。

材料来源：民间验方。

报送单位：金乡县吉术分院。

方 十 二

主治：神经性牙痛

处方：枇杷一钱，良姜八分，百芷一钱，细辛一钱。

制法：将上药焙黄研细末贮瓶内。

用法：左疼右鼻吸，右痛左鼻吸，立刻止痛，每日三次，早午晚吸，同时配合合谷，足三里针刺二处，效果更好。

疗效：疗效良好。

材料来源：河北省中医验方。

报送单位：兖州县鲍东卫生室。

方 十 三

主治：火牙脾痛

处方：蒺藜五钱，公英一两，地下一两。

制法：上药加水1500毫升，煎至800毫升。

用法：早晚二次分服。

疗效：良好。

报送单位：滕县后荆沟大队。

方 十 四

主治：牙痛

192

处方：香椿树皮一两，白糖适量。

制法：香椿树皮加水煎沸后去皮加白糖口服，一次即可。

病例：一队张玉峰之妻患牙痛，用此方喝后即可。

张××之妻患牙痛，服一次即止。

报送单位：滕县龙阳公社张堂大队。

方 十 五

主治：牙痛

处方：芒硝二钱，石膏四钱，甘草三钱。

用法：水煎服。

疗效：良好。

报送单位：泗水颜店卫生室。

方 十 六

主治：火牙，虫牙疼痛。

处方：苍耳三钱，小儿酌减，鸡蛋一至二个。

制法：苍耳炒黄去外壳，把籽仁研成糊，再把鸡蛋打碎一块煎，煎时不用油和盐。

用法：轻者一次，重者二次即愈，口服。

疗效：良好。

注意事项：苍耳有小毒，小儿剂量不可过多。

报送单位：泗水县星村公社黄沟大队。

方 十 七

主治：牙痛

193

1949
新　中　国
地方中草药
文　献　研　究
(1949—1979年)
1979

处方：黄连三钱，升麻四钱，知母三钱，石膏五钱，黄芩三钱，全蝎二钱。

制法：水煎服，早晚各服一剂。

疗效：良好。

报送单位：泗水县星村卫生院。

方　十　八

主治：牙痛

处方：乳香二钱，补骨脂二钱。

用法：共为细末，水调为糊状，咬疼处，立即止痛。

报送单位：卫生会议献方。

194

皮 肤 科 疾 病

各 种 湿 疹 病

方 一

主治：湿疹，黄水疮。

处方：雄黄两，黄丹两，松香两，白矾二两，枯矾二两，花椒五钱，血余炭五钱，官粉两，铜绿二钱。

用法：先将白矾放锅内化成黄色，再将花椒炒焦，冷后在与以上他药研成细面。先用盐水洗净患处，外撒干粉。如系黄水疮以香油调和药粉涂抹患处。每日二次。

疗效：两年来治疗200余人，疗效满意。

报送单位：鱼台县李阁公社中王大队。

方 二

主治：湿疹

处方：绿豆一斤，冰片三钱，枯矾钱，硫黄钱，花椒二钱。

用法：将绿豆炒微黑，花椒炒黄，再将冰片，枯矾，硫黄共研细面，有渗液者外用干面，如红肿加香油调糊状外用。

病例：孙××、男、４７岁、患湿疹，有渗液，经用此

1949

新 中 国
地 方 中 草 药
文 献 研 究
(1949—1979年)

1979

方六至七天痊愈。

报送单位：金乡县卜集公社。

方 三

主治：湿疹

处方：松香三钱，枯矾三钱，紫草三钱，轻粉钱，黄豆两，黍子两。

用法：先将黄豆黍子用草纸包好，放文火内烧成炭，与他药共研成细面，撒搓患处。

报送单位：加祥县卫生局，**曹俊杰**。

方 四

主治：湿疹，湿毒。

处方：鲜地丁适量。

用法：将鲜地丁捣成羔状，外敷患处。如无鲜地丁可用干的文火炒黄，研细面撒患处。三天换药一次。

病例：余××，男，59岁。腿部患湿疹四个多月，多方治疗无效，用此方治疗三次痊愈。

报送单位：滕县城关公社长港大队卫生室。

方 五

主治：湿疹，黄水疮。

处方：鲜豆腐一斤，冰片二钱。

用法：将冰片研成细面，和鲜豆腐调在一起敷患处，外用纱布包好，每天更换一次。

疗效：曾治5例，痊愈4例，见轻1例。

196

报送单位：汶上县义桥公社卫生院。

方　六

主治：湿疹，渗湿。

处方：生黄柏，大枣炭各等份。

用法：将大枣炒成炭同生黄柏共研成细粉，香油调匀涂局部，如渗出液多亦可撒干粉。每日二至三次。

疗效：曾治200余例，一般10天即愈。

报送单位：泗水县星村公社林西大队卫生室。

方　七

主治：湿疹，顽癣。

处方：五倍子二钱，冰片二钱，凡士林适量。

用法：将上药共为细末，加适量凡士林调和成羔，外涂患处。每日一至二次。

病例：王长太患皮肤瘙痒症１０余年。经多方治疗无效，后用此羔治疗彻底痊愈。

报送单位：泗水县泉林医院。

方　八

主治：湿疹

处方：烟叶一斤，白糖半斤，地榆两，地夫子两半，苍术五钱，荆芥五钱，防风五钱。

用法：除白糖外，将以上诸药水煎，取其药液再加白糖煎至成羔为度。敷患处。

报送单位：加祥县黄垓公社胡楼大队卫生所。

197

1949

新 中 国
地 方 中 草 药
文 献 研 究
(1949—1979年)

1979

方 九

主治：湿疹

处方：狼毒三钱，酸石榴皮三钱，枯矾三钱。

用法：共为细末，外用。

疗效：较佳。

报送单位：加祥县纸坊公社王庙大队。

方 十

主治：湿疹，寻麻疹。

处方：枯矾两半，黄柏两，大黄两，松香两，硫黄两，轻粉两半，冰片五钱，硬脂酸三两，苏打三钱，甘油130毫升。

用法：先将上七味药为细粉。用铁锅一个内放开水，再用磁盆一个放入水内，使盆漂起为度，加开水一斤于盆内，再加入硬脂酸三两，甘油130毫升煮沸30分钟取下，将苏打三钱，溶水徐徐点入搅拌，再加中药粉拌匀即可。涂抹患、处。

疗效：对湿疹有较高的疗效。

报送单位：济宁市中医院。

方 十 一

主治：湿疹

处方：白杨树皮一两，白矾二钱。

用法：水煎洗患处。每日一至二次。

报送单位：兖州县卫生局。

198

方　十　二

主治：湿疹

处方：熟鸡蛋黄四个，雄黄钱，铜绿钱，水银如豆大。

用法：用一较大铁勺，将蛋黄放勺内，用木板将蛋黄研碎，后将雄黄，铜绿（研末），水银放在勺内，以火熬之，开始有绿色沫状液出现，继勺内有黑烟出现，待蛋黄变黑胶状油即可倒入杯内使用。涂患处，每日二至三次。

报送单位：济宁县喻屯医院。

方　十　三

主治：湿疹

处方：地蛋（土豆）适量。

用法：将地豆去皮，捣成泥敷在患处。如有感染可加入四环素粉。每日一次可连续用数次。

疗效：经治１２例病人，均全愈。

报送单位：济宁县长沟公社东风大队。

方　十　四

主治：湿毒，皮肤久烂不敛，流清水。

处方：滑石两，生甘草五钱，赤石脂两。

制法：共研成细面。

用法：取适量药面撒患处，待不流清水，溃疡面干裂疼痛时，再用香油调涂患处。

禁忌：辛辣，刺激性食物。

注意事项：痒者加枯矾五分，疼者加血力花二钱。

1949

新 中 国
地 方 中 草 药
文 献 研 究
(1949—1979年)

1979

报送单位：滕县龙阳医院。

方 十 五

主治：急慢性湿疹，燥湿。

处方：槐米适量炒。

制法：将槐米微炒，研细粉。装瓶备用。

用法：渗出液多者，用药粉直接撒上，一日数次。渗液减少后用香油调成糊状外搽。

报送单位：鱼台县李阁公社齐庄卫生室。

方 十 六

主治湿疹，阴道滴虫，绣球风，寻麻疹。

处方：

〈一〉洗烫方：苦参三钱，荆芥三钱，防风三钱，艾叶二钱，花椒二钱，雄黄二钱，透骨草三钱，白鲜皮三钱，蛇床子五钱，枯矾二钱。

〈二〉搓搽方：蛇床子两，枯矾二钱，雄黄三钱。

〈三〉内服消风散：大胡麻三钱，苍术三钱，苦参三钱，蝉退二钱，牛子三钱，生地三钱，煅石羔三钱 木通二钱，当归三钱，知母三钱，荆芥三钱，防风二钱，甘草钱。

制法：洗烫药用水煎，洗烫患处。搓搽药共为细面，搓搽患处。内服消风散，用水煎服。

用法：病轻者只用洗烫药，二、三次即愈。较重者兼用搓搽药。病时间长或比较重者三方可一起用之。

疗效：数十年来用上药治疗很多患者，疗效很好。

报送单位：济宁药材站于庆荣。

200

方 十 七

主治：湿疹

处方：蛇床子一两，轻粉三钱。

制法：共研细末，香油调糊状外用，每日二至三次。

疗效：临床治疗数人效果良好。

病例：本社翟庄大队王其明的孙子，6个月，患婴儿头面部湿疹用此方治愈。

报送单位：滕县级索公社医院。

方 十 八

主治：湿疹

处方：麻黄五钱，羌活一两，生地一两，黄连一两，口风三钱，白附子一两，骨皮五钱，当归五钱，雄黄五钱，轻粉五钱，黄柏五钱，血余三钱，蜂蜡半斤，香油二斤，樟脑五钱。

制法：先将轻粉，樟脑，雄黄研细备用。把上药放入油内泡五天，再放入锅内熬数滚，药渣炸焦，捞出去掉，再加入黄腊溶化后，再入药粉搅匀即成。

用法：先用食盐水洗患处擦干，再涂药。

疗效：经多年经验，效果良好，治愈多人。

报送单位：曲阜县城关公社医院。

方 十 九

主治：湿疹

处方：轻粉一钱，紫草三钱，枯矾三钱，松香三钱，黄

1949

新　中　国
地 方 中 草 药
文 献 研 究
(1949—1979年)

1979

豆二两，稷子二两。

制法：将黄豆，稷子分别用纸包好，放文火中烧成炭与上药共研细面备用。

用法：撒患处或用香油调糊抹患处。

疗效：良好。

病例：本社武装部长，宋××腿下肢患湿疹二年多，经省、地、九一医院治疗无效，经用本方治愈。

材料来源：省中医验方。

报送单位：加祥县黄垓公社卫生院。

方　二　十

主治：湿疹绣球风。

处方：〈1〉生地五钱，当归四钱，苦参五钱，萆薢三钱，地肤子四钱，白藓皮三钱。

〈2〉枯矾一两，雄黄五钱，冰片二钱。

制法：将方〈1〉水煎洗患处后用方〈2〉细粉擦患处。

材料来源：经验方。

报送单位：汶上县城关公社前同卫生室。

寻　麻　疹

方　二十一

主治：寻麻疹，小儿风疹。

处方：败酱草一两，鲜者四两。

202

制法： 败酱草水煎成1000毫升。

用法： 将上煎液分次温洗患处。

疗效： 本卫生室用此方治寻麻疹，小儿风疹，效果满意。

材料来源： 民间验方。

报送单位： 鱼台县李阁公社卫生室。

方 二 十 二

主治： 寻麻疹

处方： 徐长卿500克，红花500克，花生米皮500克，0.5%活性炭，1%苯甲醇。

制法： 取徐长卿，红花，花生米皮各500克，洗净，温水浸泡半小时放入锅内，用蒸馏法，收集蒸馏液2000毫升。再重蒸馏收集重蒸馏液1000毫升，加入活性炭5克，煮沸15分钟，过泸至澄明，加苯甲醇10毫升，用3号泸球过泸，灌封100°C30分钟灭菌，灯检，印字。

用法： 每日二次，每次一支，肌注，儿童减半。

病例： 用此药治疗10余人，一般2至3日痊愈。有一小孩内服4支，约2至3小时寻麻疹消失。

注意事项： 药液的ph值为6.5～7，每2毫升安瓶内含药3克。蒸馏时把药品用纱布包好。

报送单位： 邹县张庄公社大沟大队**孙玉香**。

方 二 十 三

主治： 荨麻疹

处方： 当归四钱，丹参五钱，苦参五钱，蛇床子八钱，

1949

新 中 国
地 方 中 草 药
文 献 研 究
(1949—1979年)

1979

食盐三钱。

　　　　用法：水煎外洗一日三次，一般3～4次可愈。

　　　　报送单位：微山马坡公社医院。

方　二十四

　　主治：荨麻疹

　　处方：尿素一两。

　　用法：尿素一两加冷开水浸化，涂患处，十分钟痊愈。

　　疗效：本大队治了18例，经一次治疗痊愈。

　　报送单位：泗水县中册公社胡家卫生室。

方　二十五

　　主治：荨麻疹

　　处方：皂刺三钱，甘草三钱，双花一两。

　　制法：用开水浸泡或水煎。

　　用法：口服。

　　疗效：良好。

　　报送单位：兖州县大安公社大安大队卫生室。

方　二十六

　　主治：荨麻疹

　　处方：鲜地蛋适量。

　　用法：将地蛋切片，外抹患处。

　　疗效：良好

　　报送单位：邹县田黄医院。

204

方 二 十 七

主治：荨麻疹，（皮肤搔痒，带状泡疹）。

处方：主穴，肺，神门，肾上腺及相应部位。

用法：先用针柄点压疼地，然后用毫升尖轻微试探，很疼处即是本穴位。

疗效：在3年内治疗荨麻疹23例，带状泡疹6例，全部治愈。

注意事项：穴位一定取准。根据病情留针，一般12小时到24小时，起针个别者留针时间要长些。

报送单位：兖州县街头卫生室。

带 状 泡 疹

方 二 十 八

主治：带状泡疹，俗名蛇盘疮。

处方：干山纲二两。

制法：将山纲烧成炭研细，香油调和。

用法：适量香油调匀后涂患处，每日三次。

病例：王××男30岁，患此病西药治疗无效，改用此方治疗三次即愈。

材料来源：民间验方。

报送单位：泗水县泉林公社演马大队卫生室。

205

1949

新 中 国
地 方 中 草 药
文 献 研 究
(1949—1979年)

1979

方 二 十 九

主治：带状泡疹

处方：活地龙（冬天用干地龙一两）80条，黄柏面一两，轻粉五分，冰片一钱。

制法：将上药共捣为泥。

用法：新凉水调涂，干后另涂，一日数次

疗效：治20余例均有良效。

材料来源：经验方。

报送单位：金乡县人民医院马龙泉。

方 三 十

主治：带状泡疹

处方：鲜地龙五条，白糖适量。

制法：将地龙放碗内，撒上白糖，取其液涂患处。

疗效：良好

报送单位：邹县石墙公社韩庄卫生室。

方 三 十 一

主治：带状泡疹

处方：红皮地瓜头数个。

制法：将地瓜头在细石上磨成糊状，放勺内加热，制成半熟状。

用法：外涂患处，纱布包之，三天换下即愈。

疗效：治数例痊愈。

报送单位：邹县田黄公社医院。

206

方 三 十 二

主治：带状泡疹

处方：陈石灰，高粮酒。

制法：先将陈石灰研细，加酒调成稀糊。

用用：将上药抹患处立时止痛。

疗效：效果良好。

报送单位：邹县卫生局，（丹方精华）。

方 三 十 三

主治：玖瑰糠疹

处方：菊花二钱，蝉脱一钱，生地五钱，赤芍三钱，苦参一钱半，白鲜皮三钱，苍耳二钱，生甘草一钱。

用法：水煎服，每日一剂，连服七天。

报送单位：济宁县唐口公社点村大队，赤脚医生，吴云娥。

痱 子

方 三 十 四

主治：痱子

处方：鲜枣树叶 2 斤。

制法：将上药加入1000毫升水，煎至500毫升备用。

用法：外洗患处。

疗效：良好。

1949

新 中 国
地 方 中 草 药
文 献 研 究
(1949—1979年)

1979

材料来源：民间。
报送单位：曲阜县纪庄。

各 种 皮 炎

方 一

主治：神经性皮炎，〈局部块状〉。

处方：川槿皮两，海桐皮两，轻粉三钱，斑蝥七个，巴豆七个，雄黄三钱，大黄三钱，凡士林适量。

制法：先粉碎川槿皮，海桐皮，大黄后入，他药细罗过之。

用法：以凡士林和粉为红棕色膏，直接涂患处约一毫米厚。

疗效：良好，一般结黑痂为好的标准，

注意事项：应用本品时周围肿疼较甚，起泡流水，一定把水擦取。

金乡县王丕公社李楼大队卫生室。

方 二

主治：神经性皮炎

处方：冰片，樟脑各等份。

制法：共研细末，装瓶备用。

用法：将患处洗净，药粉匀放太乙膏上贴敷患处。

病例：余××，20岁，颈左有皮肤损害，济宁医院诊为神经性皮炎，用此方治愈三年未复发。

208

报送单位：鱼台县李阁公社。

方　三

主治：神经性皮炎，白癜风。

处方：故纸两，雄黄两，川乌三钱，草乌三钱，细辛三钱，毛姜三钱，75％酒精200毫升。

制法：将上药泡入75％酒精内七天。

用法：外擦患处，每日三次，连用一月。

报送单位：济宁县长沟医院。

方　四

主治：神经性皮炎

处方：紫荆皮三钱，斑蝥一钱，槟榔三钱，白酒四两。

制法：将药放酒内七天后用棉球擦患处如起水泡可用竹签刺破，将水挤出即愈。

疗效：治疗多例，效果良好。

病例：东风大队一小队赵孔氏，59岁，上右肢患此病，经用此方治愈。

报送单位：曲阜城关卫生院。

稻　田　皮　炎

方　一

主治：稻田皮炎，急性湿疹。

处方：苍术二份，黄柏二份，槟榔一份。

209

1949
新中国
地方中草药
文献研究
(1949—1979年)
1979

制法：共为细面。。

用法：香油调敷患处。

报送单位：金乡县高河公社卫生院。

方　二

主治：稻田皮炎，过敏性皮炎，湿疹。

处方：野罗卜棵（即蛇床子棵），灰灰菜，各等量。

制法：将上药各10斤切碎，加水20斤，煮2～3小时后去渣，将清液浓缩至糊状，加适量防腐剂装瓶备用。

用法：将膏涂擦患处。

报送单位：济宁县吁屯医院。

方　三

主治：稻田性皮炎

处方：雄黄二两，生白矾一两，滑石一两。

制法：将上药研细末用好醋调贴患处。如破者，可以用香油调。每日一次。

疗效：良好。

报送单位：卫生会议献方。

方　四

主治：尾蚴型稻田皮炎

处方：雄黄，白矾，石膏各等份，冰片少许（1/20）。

制法：将前三种药分别研粉过筛，然后把石膏粉投入锅内，加热煅炒呈白色，凉后将上方配伍并把冰片研粉加入，搅拌均匀即可。

210

用法：先用浸开水冲洗患处，后根据患部面积大小酌量取药，放入清洁的容器里，加适量的凉开水调成糊状，涂敷患处（受药面大于红肿面），日3～5次。

报送单位：济宁市立医院。

过 敏 性 皮 炎

方 一

主治：过敏性皮炎

处方：鲜葡萄须两。

制法：加水300毫升煎至150毫升。

用法：局部涂擦。

报送单位：微山县马坡分院。

日 光 性 皮 炎

方 一

主治：日光性皮炎

处方：麻黄钱，连翘三钱，赤小豆四钱，草前子三钱，泽夕三钱，双花五钱。

用法：水煎服，每日一剂。

病例：杜××75年4月患日光性皮炎，用此方四剂痊愈。

报送单位：滕县金庄医院。

211

1949

新 中 国
地 方 中 草 药
文 献 研 究
(1949—1979年)

1979

牛 皮 癣

方 一

主治：牛皮癣

处方：洗剂方：毒蛇，全蝎，蜈蚣，壁虎，蜥蜴各等量。

内服方：蛇蜕钱，七力三钱，白癣皮三钱，地夫子三钱，蛇床子四钱。

制法：洗剂方，将土五毒药放砂锅内，慢火煎成油，再加稻糠油三分之一量，松树油三分之一量共合之外用。

用法：外洗药日三次，洗后不见风吹，盖被少出汗。内服方水煎服隔日一剂。

疗效：治愈三例，效果良好。

注意事项：勿擦脸及眼。

报送单位：邹县郭里公社刘庄。

方 二

主治：牛皮癣

处方：白芥子，新青砖末各等份。

制法：共研细面。

用法：用茶水调抹患处。每日两次。

疗效：经治5例，3例痊愈，2例好转。

报送单位：汶上县杨店公社郑村大队。

212

方　三

主治：牛皮癣

处方：露蜂房一个（大者为佳）明矾适量，冰片适量。

制法：将露蜂房各孔内杂物剔除干净，明矾粉填满各孔内，文火待其明矾枯干为度，研细末入冰片适量装瓶备用。

用法：将患处用肥皂水洗净，将药粉用香油调敷患处，一日一次。

病例：孟××38岁，头部患牛皮癣，经地区医院治疗不愈，用此方半月治愈。

报送单位：鱼台李阁公社四联卫生所。

方　四

主治：牛皮癣，去湿，止痒。

处方：官粉四钱半，铜绿二钱，半夏四钱，斑蝥三钱，黄香二钱，白砒五钱。

制法：共为细粉以纸包裹，再用阴沟泥制饼包上，稍晒干用黑豆秸火烧两小时取出去泥将药研成细粉。

用法：用香油调敷患处，一日三次，局部如起泡出水，可用海蛤煅后研细粉撒患处，一日三次。

病例：闰××项部牛皮癣，经久不愈，经用此药三日痊愈。

注意事项：如用药一次就起大水泡，不用第二次。起小水泡还可用二次或三次。

报送单位：鱼台县东张公社卫生院。

213

1949
新 中 国
地 方 中 草 药
文 献 研 究
(1949—1979年)
1979

方 五

主治： 鱼磷癣

处方： 苦杏仁，猪板油各二两。

制法： 将上药捣碎如泥。

用法： 每日涂抹患处。

疗效： 有二例小儿患者，经用上药而愈。

报送单位： 济宁县二十里铺分院。

方 六

主治： 牛皮癣

处方： 豆腐的漏出清水〈必须是做豆腐的〉，不拘量，烟根不拘量。

制法： 将烟根放入豆腐漏出水内煮，煮开几滚后过滤倒盆内备用。

用法： 用过滤液洗患处一日二至三次。

疗效： 治愈率80％。

报送单位： 济宁县许庄卫生院。

方 七

主治： 牛皮癣，皮脱屑。

处方： 蛇舌草两，白鲜皮五钱，苦参五钱，地龙三钱，土元三钱，甘草二钱。

用法： 水煎服，每日一次。

注意事项： 服五剂后加红花二钱，土茯苓五钱。妇女可多加红花。

214

报送单位：汶上县杨店分院。

方　八

主治：牛皮癣

处方：生杏仁，轻粉，巴豆，胆矾各等量，力人言少许，猪脂适量。

制法：将上药共捣成膏。

用法：外用擦患处，要少量。

注意事项：抹时有浮肿。

材料来源：民间验方。

报送单位：金乡县高河卫生院。

方　九

主治：牛皮癣

处方：巴豆三两，硫黄半斤，花椒二两，食盐二两，大枫子二两，防风二两，地肤子二两，干石灰2斤，敌百虫片10片。

制法：将上药捣碎，加水15斤，煎止五斤。

用法：抹患处，一天二次，加服防风通圣丸5盒。

疗效：治愈二例，一般一个月左右愈。

报送单位：兖州县街头卫生室。

顽　癣

方　一

主治：各种头癣

1949

新 中 国
地 方 中 草 药
文 献 研 究
(1949—1979年)

1979

处方：硫黄、白芷等量，冰片适量。

制法：将硫黄置锅内加热使其沸化，再将白芷入锅内炒至黄色为度，取出加入适量冰片，共研细粉，贮瓶备用。

用法：用香油将药调成糊状，涂擦患处，患处用肥皂水或ＰＰ水洗净。

疗效：十余年来治百余例头癣，效果良好。

病例：马××40岁，头部患顽癣数年，搔痒无度，经用此方十日痊愈。

材料来源：民间验方。

注意事项：硫黄剧毒，制时需使其充分升华，否则余毒不尽恐生意外，装瓶密封保存。

报送单位：鱼台县李阁公社四联卫生室。

方 二

主治：头癣

处方：白附子面，硫黄面各等份，姜汁适量。

制法：将两种药面兑入拌匀，再用姜汁调和成清糊，用茄子把搽之。

用法：首先剃光头，每日一次搽之，搽上三五天后再剃头，痊愈后继续搽几天防止复发。

报送单位：曲阜县吴村公社卫生院。

方 三

主治：顽癣、各种皮炎。

处方：谷糠油、鸡蛋油、来苏尔各等分。

制法：谷糠油制法：将碗用薄白纸包好，用针刺数个小

216

孔，再将老谷糠培实呈园锥形，然后从顶部点燃之，火着碗边使纸刚透未透时将灰取下，碗内即有糠油。

鸡蛋油制法：将煮熟的鸡蛋黄放勺内少加点水，文火炼之即成蛋油。

三味药共放一块加热，开后即可。

用法： 先将皮肤洗净，一天抹二次。待皮肤脱甲后再继续用药，待皮肤复原为好。

禁忌： 忌食生葱生蒜、辣椒、酒等。

疗效： 经多次试用，疗效很好，治牛皮癣及皮炎数百例，治愈率达95％以上。

报送单位： 金乡县城关公社医院。

方　　四

主治： 癣

处方： 斑蝥二十个，白酒二两。

制法： 将斑蝥放白酒内浸泡十天，用药酒涂患处，正常皮肤勿涂。

材料来源： 兖州县卫生局75年土单验方汇编。

报送单位： 兖州卫生局。

方　　五

主治： 癣

处方： 路路通适量，鸡蛋黄油适量。

制法： 用生鸡蛋一个煮熟后去清取蛋黄用镊子夹起火烤多时待燃后，用酒盅收集蛋黄油将路路粉调入蛋黄油内拌成油羔即成。

1949

新 中 国
地 方 中 草 药
文 献 研 究
(1949—1979年)

1979

用法：将油羔涂擦患处。

疗效：本方治顽癣五次即愈。

注意事项：装入瓶内备用。

报送单位：济宁县长沟县分院谭成贤。

方　　六

主治：顽癣

处方：川槿皮四钱，海桐皮三两，川军二两，百药煎三两，巴霜五分至一钱，斑蝥三钱，雄黄一两，轻粉二钱。

制法：将上药共为细面、巴霜、轻粉后入。

用法：用好醋调抹患处，每日两次。

疗效：一般用药三天见效。

注意事项：磁瓶贮存。

材料来源：医宗金鉴。

报送单位：金乡县高河公社卫生院。

方　　七

主治：桃花癣

处方：好米醋一斤，大皂角一条。

制法：好米醋一斤，大皂角一条砸碎，放锅内文火煎之，待浓缩至一大两时将皂角捞出浓缩成糊状。

用法：涂擦癣面即可。

疗效：曾治100余例，均涂擦一至二次即愈。

报送单位：曲阜县东风医院。

218

方　八

主治： 钱癣

处方： 壁虎七个。

制法： 将壁虎放75％酒精250毫升侵泡七天。

用法： 外擦。

疗效： 治疗23人，治愈18人，好转5人。

报送单位： 兖州县城关公社马桥大队。

方　九

主治： 面部癣

处方： 杏仁皮适量。

用法： 煎水浓缩即成，擦患处。

疗效： 治五例均好。

报送单位： 曲阜县卫生局。

方　十

主治： 花斑癣

处方： 蜈蚣七条，槟榔二钱，食盐五分。

制法： 上药研细末，用白酒侵泡三日，涂患处。

报送单位： 济宁市中医院。

方　十一

主治： 手足癣

处方： 鸡蛋三个，头发适量。

制法： 鸡蛋煮熟去蛋清，取黄放勺内熬油，然后放入头

219

1949

新　中　国
地 方 中 草 药
文　献　研　究
(1949—1979年)

1979

发熬化。

　　用法：将上药适量抹患处，每日数次。

　　病例：社员刘××手掌面象蜂窝样小孔，痒的厉害，抓破后内有黄水流出，曾多方治疗无效，改用此方三付治愈。

　　材料来源：民间验方。

　　注意事项：装瓶备用。

　　报送单位：泗水县历山公社盂庄卫生室。

方 十 二

　　主治：脚癣

　　处方：藕、香油。

　　制法：把藕用火烧熟砸碎如泥，再用香油调在一块。

　　用法：用温水洗净脚擦干，抹药，用纱布包好。三天换一次，四次可愈。

　　注意事项：药不能太热，脚不着水。

　　报送单位：邹县看庄公社医院。

方 十 三

　　主治：癣（手足癣）。

　　处方：苦参一两，地骨皮一两，苍术五钱，黄柏五钱。

　　用法：每晚水煎熏洗数小时，一直熏洗出汗为宜

　　疗效：效果良好。

　　材料来源：民间验方。

　　注意事项：必须洗出汗来效果才好。

　　报送单位：加祥县大山头公社杜海卫生室。

220

方 十 四

主治：颜面色素沉着。

处方：蝉蜕一两，紫草一两。

用法：水煎服。

报送单位：卫生会议献方。

各 种 疮

方 一

主治：臁疮

处方：轻粉四钱，黄丹四钱，官粉70克，花椒二分，白矾三分，腊月生猪板油四两。

制法：上诸药共研细粉再用猪板油共砸成膏。

用法：将患处用高锰酸钾水洗净，用药膏抹患处，每日二次，第四天时将药膏均匀敷满患处，包扎固定不动。如不愈再加一剂。

疗效：此方已用50余年治愈800余例。

例：宋传德，患下肢臁疮多年，用此方一剂痊愈。

材料来源：验方。

注意事项：脓疮、外伤禁用。

报送单位：滕县柴胡店公社刘村刘念兰。

方 二

主治：臁疮腿

221

1949

新 中 国
地 方 中 草 药
文 献 研 究
(1949—1979年)

1979

处方：大枣三个，胡椒七粒，葱须十个。

制法：共捣成泥状，备用。

用法：摊在布上贴患处，三天取下。

疗效：经治九十六人，重者两次，轻者一次即愈。

材料来源：祖传秘方。

报送单位：鱼台县东张公社刘楼大队。

方 三

主治：渗湿止痒，主治年长日久的裤腿风（下肢溃疡）

处方：柳树根（侵在水中部分的水须根），冰片适量。

制法：将柳树根置瓦上，用慢火焙至黄色，碾成细面，每两柳根加冰片五分，共研细面备用。

用法：用香油调抹患处，日三次。抹药前先用2％明矾水加食盐少许热洗患处，擦干抹药。

禁忌：治疗期间，忌食辣椒、酒等刺激性食物。

疗效：此方系祖传已用百余年，本人用此方治疗数百例，效果达85％以上。

病例：宋××、64岁，两腿膝至足患疮二年之久，极痒流黄粘水，用此药抹月余愈。

材料来源：祖传验方。

报送单位：金乡县司马公社章庄章允渡。

方 四

主治：臁疮腿。

处方：胡萝卜十斤。（洗净）

制法：煮熟用纱布取汁，再熬成糊状，备用。

222

用法：将膏涂于疮面约铜线厚，第一天涂三次，后每天涂二次，用量按疮面大小而定。

疗效：有患此症七年之久，百药不效，用此方一付痊愈。

病例：李存民患此疮七年，王李氏患此疮二年，皆用本方治愈。

材料来源：民间传方。

注意事项：

1、放瓶内贮存防发酵。 2、不宜长期贮存。

报送单位：金乡县肖云公社孔集大队卫生室。

方　　五

主治：膝下臁疮，脚搭手搭。

处方：万年灰五两，黄丹五两，冰片少许，铜绿五两，香油一斤。

制法：先将前四味药研细粉，放锅内微炒，加入香油用火熬之，随熬随用木棒搅之，稍露红色，滴水成珠，用手捻之有粘性，马上把锅取下，将药膏摊在牛皮纸上，用纸随之复盖，放暗处备用。

用法：根据疮口大小，剪膏药用针扎其小孔，复盖疮面，用绷带固定，贴7天取下，扎其小孔，反过来贴之，待两面用过即可。

疗效：临床治疗20余例均治愈。后调查五例确实效果良好。

材料来源：祖传秘方。

注意事项：熬时，一定控制火候，以防着火，熬过即无效。放置阴凉处防潮变质。贴膏药后有粘水流出，可用棉花

223

1949

新中国
地方中草药
文献研究
(1949—1979年)

1979

擦之，微有疼痛。

报送单位：汶上县刘楼公社牛庄卫生室。

方　六

主治：膝下生疮湿疹或臁疮多年不愈。

处方：米壳四两，黄腊四钱，轻粉三分，香油四两，研细面。

制法：把香油放锅内熬，加米壳炸枯去渣，再熬至滴水成珠，加入黄腊轻粉去火，待冷后，薄薄摊在油纸上贴疮面上。

用法：每日更换二次，一般10余日即愈。

病例：张暗楼大队韩克东之孙女，膝下生疮，湿疹，经医院治疗几个月不愈，改用此药治愈。

报送单位：金乡王门楼卫生室。

方　七

主治：腿上的湿热流水疮

处方：烂芋头黑斑若干，香油。

制法：将芋头的黑斑炒黄研细，加香油调涂患处。

用法：一日三次，一星期可愈。

报送单位：滕县东沙河堌堆卫生室。

方　八

主治：臁疮

处方：地骨皮适量。

制法：将地骨皮焙干研细撒患处，少量即可。

224

疗效：此方治疗6例，全部治愈。

报送单位：兖州县卫生局

<h3 style="text-align:center">方　九</h3>

主治：赚疮、黄水疮。

处方：榆树皮一两，呋喃西林适量。

制法：将榆树皮水煎，取煎液洗患处后，再撒呋喃西林粉。

用法：两天一次，一般两次治愈。

疗效：治疗16例均好。

报送单位：兖州县钱村卫生室。

<h1 style="text-align:center">秃　疮</h1>

<h3 style="text-align:center">方　一</h3>

主治：秃疮

处方：当归、木鳖子、黎芦、白附子、苦参、杏仁、黄柏各三钱，鲤鱼胆三个，黄腊一两，香油五两。

制法：上药除黄腊外放入香油内熬焦去渣，再加入黄腊，搅匀即成。

用法：先将患处用猪肉浸洗净，再涂药膏，每日一次。

疗效：曾治数例全愈。

报送单位：邹县石墙公社韩庄大队卫生室。

<h3 style="text-align:center">方　二</h3>

主治：秃疮

225

1949

新 中 国
地方中草药
文 献 研 究
（1949—1979年）

1979

处方：松香适量，辣椒。

制法：将松香装入辣椒内（二至三个），锅内焙焦研成细面。

用法：棉油调搽患处。

报送单位：微山县马坡公社医院。

方 三

主治：头顶生疮，年久不愈。

处方：节节草二两。

制法：火煅。研细面。

用法：将上药面加入香油调涂患处，一日两次。

报送单位：金乡县王门楼卫生室。

黄 水 疮

方 一

主治：黄水疮

处方：黄瓜根，香油，适量。

制法：将黄瓜根炒黄研粉，用香油调成糊状。

用法：涂患处。

疗效：显著。

报送单位：加祥县马村分院，郭金超。

方 二

主治：黄水疮、湿疹

226

处方：青黛五钱，河蚌煅两，冰片钱。

制法：共研细末备用。

用法：香油调如糊状，搽患处，溃疡者撒干粉。

疗效：40余年治愈多例。

报送单位：曲阜城关卫生院姚臻卿。

方　三

主治：黄水疮、消炎、渗湿、止痒。

处方：侧柏炭两、樟脑钱、凡士林适量。

制法：侧柏炭研细过罗，樟脑研细，先把凡士林溶化再加入侧柏粉和樟脑粉和成糊状药膏即成。

用法：把黄水疮洗干净，凉干皮再涂药膏每日一至三次。

疗效：治50例，疗效90％。

报送单位：曲阜县卫生局。

方　四

主治：黄水疮，渗湿止痒。

处方：燕子窝一个，带屎。

制法：将燕子窝去净草，轧细用凉水调成稀泥。

用法：涂抹患处，每日一次。

疗效：五年来治54例，一般二剂痊愈。

报送单位：鱼台县唐马公社卫生院。

方　五

主治：黄水疮，旋耳疮。

1949

新　中　国
地方中草药
文　献　研　究
(1949—1979年)

1979

处方：氧化锌20克，苯甲酸5克，撒酸2克，呋喃西林粉2克，凡士林100克。

制法：将上药拌匀研细与凡士林调和均匀。

用法：涂患处，每日一次。

疗效：轻者一至三次痊愈，重者四至五天痊愈。

报送单位：济宁县许庄卫生院。

方　六

主治：黄水疮

处方：雄黄五钱，防风五钱，红升丹钱，煅石羔九钱。

制法：将生石羔火煅成熟的，然后与红升丹合为细面。

用法：先用雄黄防风水煎洗患处，再用红升丹石羔药面外撒患处。洗剂每日可洗三次。

疗效：经多年治疗观察，疗效95％以上。

注意事项：痊愈后再洗数次，以防复发。

报送单位：济宁县长沟大队。

方　七

主治：小儿黄水疮，头部湿疹。

处方：韭菜根一把，香油适量。

制法：韭菜根洗净切碎放在瓦片上焙焦研细末用香油调匀。

用法：涂于患处，每日二至三次。

疗效：较好。

报送单位：济宁县许庄公社卫生院。

228

方　八

主治：黄水疮

处方：星星草二两，呋喃西林十片，凡士林适量。

制法：将星星草烧成炭,呋喃西林研粉与凡士林制成膏。

用法：患处洗净，用酒精或红药水消毒，涂上本膏结痂后不要去痂。

疗效：治疗17人，治愈16人，好转1人。

报送单位：兖州县王因公社钱村大队。

方　九

主治：黄水疮

处方：拣子豆两。

用法：焙为黑色，碾为细粉，用香油调匀涂患处。

报送单位：兖州县卫生局。

方　十

主治：夏秋季薄皮疮

处方：蜥蜴数条，香油适量。

制法：将蜥蜴和香油放在铁勺内熬,等蜥蜴化净即成羔。

用法：将薄皮疮消毒，涂上此羔即可。

疗效：治疗20余例，都是用三～五次痊愈。

报送单位：泗水县杨柳公社医院。

方十一

主治：头部生粘疮、奇痒、流黄粘水。

229

1949
新 中 国
地 方 中 草 药
文 献 研 究
(1949—1979年)
1979

处方：松香30克熬化凉透，青黛30克，黄丹15克炒变成黄色，枯矾30克，铅粉10克炒青白色 。

制法：将上方诸药按法炮制，共研细面。

用法：先用花椒熬水洗净患处，香油调和药面抹患处。

病例：郭××11岁，头部患粘水疮，屡治无效，经用本方5次痊愈。

报送单位：金乡县高河公社卫生院。

方 十 二

主治：黄水疮

处方：苦参五钱，玉米四钱，甘草四钱。

用法：水煎，趁热洗患处，每日一剂，分两次洗。

疗效：本方经多年使用，疗效非常满意。一般不超过三剂。

报送单位：金乡县化雨公社医院。

方 十 三

主治：黄水疮

处方：花椒二两，干沙土二斤。

制法：用沙土炒花椒，炒黑为度。

用法：每日二次，将椒土直接洒在疮上。

材料来源：民间验方。

报送单位：金乡县吉术公社刘楼卫生室。

方 十 四

主治：黄水疮（中耳炎、小儿口疮）。

230

处方：香菜籽，枯矾等量。

制法：将香菜籽放在瓦上焙黄，同枯矾共研细面，再加百分之一的呋喃西林粉，用时加香油调成糊状。

用法：治疗黄水疮把药面加香油调后涂患处即可。

治疗中耳炎时，用双氧水先把耳内脓液清除，然后把药面吹入耳内，

治疗小儿口疮，用药粉洒患处即可。

疗效：经治疗效果良好。

注意事项：勿受潮。

报送单位：金乡县羊山公社李楼大队。

方 十 五

主治：初起黄水疮及一切无名肿毒。

处方：鲜黄柏叶半斤，明矾1钱，鸡蛋清2个。

制法：将鲜黄柏叶捣碎，明矾研细和鸡蛋清调在一起，涂患处，每日3次，不干即换。

疗效：效果良好。

材料来源：民间验方。

报送单位：金乡县化雨卫生院。

方 十 六

主治：黄水疮

处方：拣子豆三钱，黄豆三钱，冰片三分。

制法：将拣子豆，黄豆炒炭共研细面。

用法：香油调糊状，涂患处一日二次。

报送单位：金乡县王门楼卫生室。

231

1949

新 中 国
地方中草药
文 献 研 究
(1949—1979年)

1979

方 十 七

主治：黄水疮

处方：杏仁、黄豆各半，香油适量。

制法：将前两昧药烧成炭，研细粉。

用法：用香油调成糊状日涂二至四次。

报送单位：微山县马坡公社医院。

羊 胡 子 疮

主治：羊胡子疮

处方：黄柏一钱，元枣三个去核。

制法：将黄柏用枣肉包上，再用纸包枣，放在火中烧，将枣烧焦研末，香油调糊状，涂患处。

疗效：试用多例，多数治愈。

报送单位：邹县城前公社医院。

燕 窝 疮

主治：唇下生疮，名燕窝疮。

处方：红枣三个，黄柏三钱，冰片三分。

制法：将枣烧炭和黄柏冰片研细面。

用法：香油调抹每日三次。

病例：李××患此病用西药无效，用此药四天治愈。

232

报送单位： 金乡县吉术公社王门楼大队。

红 斑 狼 疮

主治： 结节性红斑狼疮

处方： 土伏苓二斤，金银花四斤。

制法： 将上药共研细粉，炼蜜为丸，每丸约一钱。

用法： 每服10丸，每日三次，白开水冲服，上药分50天服完。

疗效： 良好。

病例： 姜振建男24岁，滕县土产公司工人，患狼疮数年，经省县各医院治疗无效，服此方一剂见轻，二剂即愈，二年后随访未见复发。

注意事项： 防潮霉变。

报送单位： 滕县级索公社赵坡卫生室。

疥 疮

主治： 疥疮

处方： 巴豆五钱，麻子仁一两，水银二钱，松香少许。

制法： 将四味药不去油捣烂，制成酊。

用法： 疥药酊用水放手心研涂患处，谷秸草烤出汗一次痊愈。

疗效： 治疗100余人经调查均愈痊，群众反应疗效良好。

233

1949

新　中　国
地方中草药
文　献　研　究
(1949—1979年)

1979

材料来源： 祖传秘方。

注意事项： 禁食骡、马驴肉、无鳞鱼七天。

报送单位： 汶上县康义公社康中大队

天　泡　疮

主治： 天泡疮

处方： 鲜商陆适量。

用法： 取鲜商陆涂患处。

疗效： 良好。

禁忌： 辛辣食物。

报送单位： 滕县龙阳公社医院。

冻　疮

方　一

主治： 冻疮溃破

处方： 鲜樱桃半斤，香油半斤，将樱桃浸泡于香油中备用，（浸泡半年以上）将油膏涂于破溃的冻伤面上，每日二至三次，数次即愈。

疗效： 治六例，痊愈。

报送单位： 金乡兴龙卫生院张昌远。

234

方　二

主治：冻疮

处方：白莲花。

制法：将白莲花用火烧成炭存性研细末备用。

用法：将冻疮溃疡面洗净，晾干，将药面撒患处，然后包扎，一般一至二次即愈。

注意事项：冻疮溃烂有效，撒药面时患处有痛感。

报送单位：微山县彭口闸公社蒋集大队。

方　三

主治：冻疮

处方：茄秸、烟秸、辣椒秸各二两。

用法：水煎烫洗。

疗效：治疗多例，都获良效，未溃者一般三次即消，溃者亦可。

材料来源：民间流传。

报送单位：邹县高庄簸箕掌大队。

方　四

主治：冻疮

处方：花椒一分。

制法：将花椒加水五斤，放锅内煮开约五分钟倒入盆中，待凉至能将手浸泡即可，浸泡约半小时，一至二次，肿即全消。

注意事项：适用于冻疮未溃烂者。

1949

新 中 国
地方中草药
文 献 研 究
(1949—1979年)

1979

报送单位：济宁地区药检所。

鹅 掌 风

方 一

主治：鹅掌风，风癣。

处方：黄麻五钱，羌活二两，升麻二钱，松香钱，防风钱，当归钱，黄腊二两，香油半斤。

制法：先用香油将上药炸枯去渣，加入黄腊溶化后成膏状。

用法：涂患处。

报送单位：济宁市中医院。

方 二

主治：鹅掌风，牛皮癣。

处方：当归四钱，白芍三钱，连召四钱，银花四钱，生地三钱，黄柏三钱，黄芩三钱，赤芍三钱，丹参四钱，白芷三钱，羌活三钱，白芨四钱，松香四钱，苍术四钱，丹皮三钱，元参三钱，黄腊两。

制法：上药十七味用香油泡，以不露药为度，夏日泡三天，冬日泡五天，泡好后放锅内用文火熬，以白芷颜色变黄为度，滤出药液去渣，再滤干净，再入黄腊，待腊溶化冷却成膏即成。

用法：将患处洗净，用膏涂抹患处，一日一至二次，以愈为止。

236

疗效： 曾治12人，痊愈11人，1人无效。

报送单位： 济宁县许庄公社卫生院。

方　三

主治： 鹅掌风

处方： 黑矾两，白矾两，柏枝半斤，桐油适量。

用法： 将黑白矾柏枝水煎洗至汗出，然后患处涂桐油，用蘸有桐油的草纸烤患处，至患处软，七天不许着水。

疗效： 一般一次即愈。

报送单位： 曲阜县姚村陈寨卫生所。

方　四

主治： 鹅掌风

处方： 白砒三钱，猪板油半斤。

制法： 先将白砒研细与猪板油共捣成条状，外用草纸包裹，吊起点燃下端，收滴油备用。

用法： 用滴油搓患处。

疗效： 良好。

报送单位： 加祥县卫生局。

方　五

主治： 鹅掌风

处方： 瓦花七两，食醋适量。

用法： 将瓦花捣烂取汁，加入食醋，装入猪膀胱内，把手伸入，在手腕部扎紧，隔日换一次。

报送单位： 卫生会议献方。

237

1949
新 中 国
地 方 中 草 药
文 献 研 究
(1949—1979年)
1979

脚 气

方 一

主治：脚气

处方：枯矾五钱，冰片一钱，石榴花五钱。

制法：共研细粉。

用法：将细粉撒患处。

病例：曹兴中男成人，城关公社高庄大队，患脚气，双脚肿痛不能走路，用此方当日好转，3日痊愈，后治疗10例9例痊愈，1例好转。

材料来源：民间单方

注意事项：保持患脚的干燥。

报送单位：金乡城关公社高庄大队卫生室

方 二

主治：脚气流脓水

处方：蚂蜂窝四两，醋二斤。

制法：文火煎开即可。

用法：洗患处，每日两次。

疗效：效果良好。

材料来源：民间验方。

报送单位：汶上县苑庄公社后作大队卫生室。

238

方 三

主治：脚气、湿疹、去湿止痒。

处方：硫磺三钱，枯矾三钱。煅石膏一两，冰片一分，青黛一钱。

制法：将上药共研细粉。

用法：用温水洗患处，用菜油调成糊状涂患处，每日二次。

疗效：临床治疗，效果满意。

注意事项：不宜用肥皂洗患处。药粉装瓶备用。

报送单位：济宁县李营公社平店卫生室。

方 四

主治：脚气

处方：葛根四钱，明矾三钱。

用法：煎水外洗患部，如湿气者加白芷三钱。

报送单位：卫生会议献方。

方 五

主治：脚气

处方：猪蹄甲，凡士林。

制法：将猪蹄甲焙黄研细末，调成20％膏，（加凡士林），每日二次，涂患处。

疗效：良好。

报送单位：微山县马坡公社。

1949

新 中 国
地 方 中 草 药
文 献 研 究
(1949—1979年)

1979

方 六

主治：脚气

处方：白矛根二两，白鸡冠花一两，红白糖各一两。

用法：将上药煎汤一碗加糖口服，每天一次，连服七天。

疗效：治愈10人，效果良好。

报送单位：卫生会议献方。

方 七

主治：脚气

处方：守宫两条，酒精200毫升。

制法：守宫放入酒精(95％)泡10天，取浸泡液洗患处。

疗效：良好，治疗10人痊愈。

报送单位：金乡县南胡大队卫生室

方 八

主治：脚气感染

处方：蛇床子草四两。

用法：水煎外洗，一日一至二次。

疗效：对脚气感染有特效。

注意事项：蛇床子草4～6月份采集最好。

报送单位：济宁市三义庙卫生室。

脚 鸡 眼

方 一

主治：脚鸡眼，脚垫。

240

处方：草木灰五至十斤，加水五至十斤。

制法：取草木灰五斤加水过滤即可。

用法：用草木灰水汤洗患处，每日早晚各一次。

病例：乔永兰、女、成人，患脚垫，用此方汤洗数10次即去掉。

材料来源：民间验方。

报送单位：泗水县泉林医院。

方　二

主治：脚鸡眼

处方：生半夏适量。

用法：将半夏研细，将患处老皮削去，撒上半夏面，用胶布贴好即可。

疗效：一般5～6天鸡眼自行脱落。

报送单位：微山县马坡公社医院。

方　三

主治：鸡眼、脚垫。

处方：鸭蛋清适量，生石灰适量。

制法：将鸭蛋清与生石灰调成糊状。

用法：将患处露出新茬，将药抹在鸡眼上与脚垫患处，用布盖上，24小时换一次，连用3次。

材料来源：民间验方。

报送单位：兖州县黄屯公社医院。

241

1949

新 中 国
地 方 中 草 药
文 献 研 究
(1949—1979年)

1979

方　四

主治：鸡眼

处方：猪下颌骨油。

用法：用1％的食盐水洗净鸡眼处，将油涂在患处，用胶布盖上，每天换一次。

疗效：治4例痊愈。

注意事项：放玻璃瓶内备用。密闭。

报送单位：金乡县化雨卫生室。

雀　斑

方　一

主治：雀斑

处方：桃花，冬瓜仁各等份。

制法：上药共研细面。

用法：每日和蜂蜜涂面，逐渐消除。

报送单位：微山县马坡医院。

方　二

主治：面上起黑斑，俗名蝴蝶斑。

处方：生地、赤芍、桔梗、香附、川牛夕、红花、桃仁丹皮各三钱，川芎二钱，当归四钱，甘草一钱。

制法：水煎。

用法：每天一剂，一般服7～8服，病重者可服十剂以上。

242

疗效：治多人，效果良好。

材料来源：经验方。

注意事项：孕妇勿服。

报送单位：济宁药材站**于庆荣**。

汗 斑

方 一

主治：皮肤汗斑病

处方：密陀僧二份，雄黄一份，姜汁适量。

制法：上二味药共研成极细面，用姜汁调成膏状。

用法：用热水洗净患处，再涂上药膏，以出汗便可，早上涂药，下午洗去。

疗效：用此方治疗六例均愈。

报送单位：曲阜县陵城公社竜庄卫生室。

方 二

主治：汗斑

处方：黄瓜汁、硼砂各适量。

制法：将黄瓜捣烂取汁，把硼砂放汁中待其溶化即可。

用法：用药汁涂擦患处，每日三次。

疗效：此方疗效显著，曾治10青年患者，治疗十余天，7例治愈，3例好转。

注意事项：注意药物变质。

报送单位：鱼台县王鲁公社佃户李大队卫生室。

243

1949

新 中 国
地 方 中 草 药
文 献 研 究
(1949—1979年)

1979

酒 渣 鼻

主治： 酒糟鼻

处方： 氯喹。

用法： 每天三次，每次三片，连日服7天为一疗程，间隔半月再服，共服三个疗程。

病例： 本人患此症10余年，各方治疗无效，自69年服本药3个疗程痊愈，至今未犯。又治疗7例均愈。

注意事项： 服药后有头晕或其他副反应，可继续服药，如反应较重，可均情减量服。

报送单位： 鱼台县刘学鲁。

脱 发

方 一

主治： 神经性脱发

处方： 白芝麻一斤，蜂蜜白糖适量。

制法： 白芝麻炒熟研细加蜂蜜，白糖调成糊状。

用法： 每日三次，每次一汤匙。

病例： 刘××、男、30岁，患神经衰弱，头痛，头晕，头发脱落，口服此药后一月头发重新长出恢复正常。

报送单位： 泗水县泉林医院。

244

方　二

主治： 脱发（圆形脱发）。

处方： 侧柏叶四钱，当归四钱，女贞子四钱，旱莲草四钱，生地六钱，何首乌四钱，构杞四钱，藕节一两，兔丝子四钱，柏子仁四钱，川羌活二钱，木瓜三钱。

制法： 水煎服。

用法： 每日一剂连服一周为一疗程。见新发生长时，每剂药加黄芪六钱。

疗效： 数年来治愈50多例，疗效可靠。一般两个疗程即见到新发生长。

报送单位： 卫生会议献方

油灰指甲

主治： 油灰指甲

处方： 白凤仙花全草适量。

用法： 将上药捣烂涂患处。

疗效： 数日即愈。

报送单位： 微山县马坡公社医院。

寻　常　疣

方　一

主治： 寻常疣

1949

新 中 国
地 方 中 草 药
文 献 研 究
(1949—1979年)

1979

处方：硫磺，酒精各适量。

制法：将硫磺研细加酒精调成糊状，放瓶内密封备用。

用法：将疣部用热水洗净。涂药，每日一次，直到脱落（药六七天），用药不能间断。

病例：前王晁大队杜宗东、男、32岁，头部生刺猴（寻常疣）三个，半年多如豆大，涂药六天，干枯脱落。

报送单位：滕县级索公社医院。

方 二

主治：面部手足等处疣。

处方：鸭蛋子五钱，血竭五钱，生石灰一两。

制法：将上三味药研成细粉。

用法：将药粉撒患处，揉搓一分钟后疣即退，每处疣一般用五分钟即可。

材料来源：民间验方。

注意事项：装瓶密封备用。

报送单位：济宁县长沟分院谭成贤。

方 三

主治：刺猴，黑痣、黑斑。

处方：生石灰60克，碱面60克，大米适量。

制法：先用开水化开碱面，加入生石灰内拌匀，水浸出面一厘米为度，澄清后，倒入盘内，加大米一层浸透水后，取出大米捣烂备用。

用法：用玻璃棒沾少许点于患处。

疗效：治疗52人，治愈50人，好转2人。

246

注意事项：此药只能点在患处局部，不能点在好肉上，以免损伤。

报送单位：曲阜县姚村公社保安大队卫生所。

方　　四

主治：刺猴

处方：鲜姜、醋各适量。

用法：用鲜姜捣碎加入醋内，每日洗刺猴数次，2～3日即脱光。

疗效：经治6例痊愈。

报送单位：济宁市中医院。

毛　囊　炎

方　　一

主治：毛囊炎

处方：绿豆，枯矾各等份。

制法：绿豆炒黄，枯矾共研细面。

用法：破溃者直接用药外敷，未破溃者将药粉用香油调好外用。用前先用热盐水洗患处。

疗效：效果良好。

病例：米××、男，64岁72年，患毛囊炎疮势严重，已破溃用药二～三次消肿十多次收口痊愈。

报送单位：兖州县黄屯公社二十里铺大队。

1949
新 中 国
地方中草药
文 献 研 究
(1949—1979年)
1979

<h2 style="text-align:center">方 二</h2>

主治：毛囊炎

处方：猪苦胆汁加枯矾，成糊状，每天洗净涂患处。

疗效：共治三例均愈。

病例：赵××，男、32岁，颈后发际处毛囊发炎。约半年，约用多种抗菌素无效，用上方十天，三月无复发。

报送单位：邹县石墙公社湖山大队刘广湘。

<h1 style="text-align:center">皮 肤 热 毒</h1>

主治：皮肤热毒

处方：柳树之芽适量。（清明前后）。

制法：将柳树芽放锅内，加水适量煮烂，过滤，除去杂质，熬成膏即可，入瓶备用。

用法：用上药膏涂患处。

疗效：治疗数人，效果良好。

报送单位：滕县龙阳公社医院。

<h1 style="text-align:center">蚊 子 咬 伤</h1>

主治：蚊子咬伤

处方：槐莪。

用法：将槐莪研细面。加入香油调涂患处即愈。

报送单位：泗水县星村医院。

248

蜂　蜇

主治：蜂蜇

处方：鲜桑叶适量。

用法：将鲜桑叶捣碎取汁搓患处。

病例：张××、因蜂蜇此处浮肿，经用本方后治愈。

材料来源：民间验方。

报送单位：泗水县泉林医院。

刺　伤

主治：刺伤

处方：豆油适量。

用法：将豆油涂患处数次，次日刺突出表皮，拔出即可。

报送单位：微山县马坡公社医院。

主治：皮肤内铁质寻物

处方：五倍子一个，蝼蛄一条。

制法：将蝼蛄去翅足，放五倍子内，火焙研细末，备用。

用法：将上药粉用香油调，擦伤部，皮内物即行退出。

报送单位：济宁市立医院。

249

1949

新 中 国
地 方 中 草 药
文 献 研 究
(1949—1979年)

1979

传 染 病

流行性乙型脑炎

方　一

主治：流行性乙型脑炎

处方：羌活两，蜈蚣二条，菖蒲两，二花两，全虫三钱，大青叶两，连翘两，石膏两。

制法：水煎服。

用法：成人每日一剂，小儿水煎多次分服。

疗效：80余例治愈率达95％。

材料来源：吴村医院吴大夫。

报送单位：曲阜县卫生局转抄。

腮 腺 炎

主治：腮腺炎

处方：鲜地丁两，明矾五钱。

制法：将地丁捣碎，明矾研细，把二药混合鸡子清调服。

疗效：查访：代北二队刘秀芝，11岁，女，右侧红肿，用此方服两次痊愈，效果良好。

材料来源：刘汉忠经验方。

250

报送单位：金乡县胡集公社代北卫生室。

方　二

主治：流行性腮腺炎

处方：赤小豆30粒，鸡蛋一个。

制法：赤小豆研细末，鸡蛋去黄，将两味药调成软膏，摊布上置患处。

材料来源：民间验方。

报送单位：泗水县星村卫生室。

方　三

主治：腮腺炎

处方：侧柏叶一两，鸡子一个（用清）。

制法：侧柏叶同鸡子清捣烂如泥状。

用法：将药糊置净纱布上，敷患处一天一次。

疗效：对治疗单双侧腮腺炎效果很好。

注意事项：药物现用现做，不宜存放。

报送单位：泗水县。

肝　炎

方　一

主治：慢性肝炎

处方：蜂蜜，大枣，黑矾、瘦猪肉（熟的），飞罗面各等量。

251

1949

新 中 国
地 方 中 草 药
文 献 研 究
(1949—1979年)

1979

制法：将枣去核、矾、肉、面共捣如泥炼蜜为丸，每丸重一钱。

用法：早晚各服一次，每次三丸。

疗效：此方治疗五例迁延性肝炎，后观察三年，效果良好。

材料来源：民间验方。

注意事项：临用新配，不宜久贮。放阴凉处。

报送单位：鱼台县李阁公社四联大队卫生室。

方　二

主治：急慢性肝炎，腮腺炎

处方：干柳叶500克、大青叶500克
苯甲醇10毫升、注射用水适量。

剂型规格：针剂每支2毫升，共250支

制法：上二味药水煎二次，合并药液浓缩至1000毫升，加入3倍95%乙醇静放48小时过滤回收乙醇，浓缩至500克。加5倍乙醇静放48小时过滤，回收乙醇，加苯甲醇，注射用水至500毫升。灌装密封，高温消毒即可。

用法：肝炎病一日一次，一次一支。其他如腮腺炎一日二次，一次二支，肌肉注射。

疗效：用此药共治27例，痊愈20例。恢复最快一个月，最迟三个月。

病例：陈益英、女、34、大雪大队人，76年3月发病，诊为急性肝炎给以上药治疗一个月基本痊愈。

报送单位：曲阜县小雪公社北雪卫生室。

252

方　三

主治： 急性黄胆型肝炎（阳黄）

处方： 鲜柳芽24节（每节长二寸）或清明采制的干树芽两半，白糖，或冰糖三钱。

制法： 用水二碗，煎成一碗当茶喝。

疗效： 经本人三年来，治疗30余例，效果良好。

病例： 赵某某、男、42岁、患急性黄胆型肝炎，经用肝宁，肝太乐等各种保肝药二个月，中药20余剂等均无效，用此方七天见效，24天经检查痊愈。

材料来源： 祖传经验方。

报送单位： 鱼台县东张公社东张大队卫生所。

方　四

主治： 急性黄胆型肝炎

处方： 菌陈三两，菊花两，虎仗五钱，大枣五钱。

用法： 按上剂量水煎后服用，每日一剂，十剂后可停药，间隔一天再继服。

疗效： 二年来用此方治疗急性黄胆型肝炎150多人次，效果均在95％以上。

例： 我大队社员张小雷，患此病服了三剂后症状消失，明显好转，继服二剂痊愈。

材料来源： 本人试制配伍。

注意事项： 大剂量水煎后放在保温并内随喝随倒。黄胆退后即可停药。此方曾在"赤脚医生杂志"1975年第七期发表。

报送单位： 鱼台县谷亭公社解放大队。

253

1949

新 中 国
地 方 中 草 药
文 献 研 究
(1949—1979年)

1979

方 五

主治：无黄胆型肝炎，迁延性肝炎，慢性肝炎等。

处方：柴胡四钱、郁金三钱，姜黄三钱，当归四钱，川楝子四钱，香附四钱，土元三钱、神曲三钱，麦芽三钱，佛手三钱，大青叶六钱。

制法：上方煎服，体弱者加党参黄芪，浮肿者加大肤皮，车前子，出血者加田三七。

疗效：近20年来，本人经用上方加减在门诊治疗人数颇多，效果满意。

材料来源：本人经验方。

报送单位：济宁县吁庄医院韩长生。

方 六

主治：急性黄胆肝炎

处方：茵陈二两，秦艽三钱，苦参四钱，胆草四钱，泽夕四钱，花粉四钱，川军五钱，木通三钱，枝子三钱，甘草一钱。

制法：水煎。

用法：早晚各服一剂。

疗效：屡施屡验，一剂见效，十剂痊愈。

材料来源：家传验方。

报送单位：泗水县星村公卫生社院张庆敬。

方 七

主治：急性黄胆型肝炎

254

处方：茵陈四两，太子参六钱，郁金六钱，公英二两、甘草五钱，大枣10～20枚，红糖为引。

制法：一剂水煎两次，合并备用。

用法：一剂药液分4～6次服，4～6小时服一次。小儿分四个级差酌减。

禁忌：禁食油腻食物，多用糖。

疗效：此方已治数百人皆有效。用四剂病体显著好转，6～7剂病愈。两周后肝功检查正常。

材料来源：实践验方。

注意事项：每剂药液要在24小时内服完，连服6～7剂。

报送单位：金乡县吉术分院。

方 八

主治：急性黄胆型肝炎

处方：新鲜小麦苗一斤，滑石二两。

制法：用时在麦田选旺肥割用。以清冷水洗净，再以滑石混合水煎。

用法：一剂分三次温服。

疗效：90％胜于其他复杂方剂，药价低便于采取。

材料来源：实践验方。

注意事项：

1.不用干麦苗代替，更不以可干麦芽代之。

2.采取麦苗后不可放干，不能霉烂，如系无麦苗季节，可用小时育苗。

3.用此方期间不用其他西药。

1949

新　中　国
地方中草药
文　献　研　究
(1949—1979年)

1979

报送单位：金乡县王丕医院李起漳。

<h2 style="text-align:center">方　九</h2>

主治：黄胆肝炎

处方：瓜蒂散六钱。

制法：将苦瓜蒂放入沙锅炒黄研细面。

用法：每次二分每日一次，用苇管吹入鼻孔内，然后吸之。一小时后流出黄汁为见效之征。

禁忌：忌食生、冷、腥物。

疗效：效果满意，连用三日即愈。

材料来源：验方。

注意事项：口内流出黄汁时不要咽下。

报送单位：邹县红庙大队。

<h2 style="text-align:center">方　十</h2>

主治：急性黄胆肝炎

处方：白杨枝30克，茵陈15克，紫参15克，白茅根 8克，大枣15个。

制法：水煎。

用法：上为一日量，分两次服用。

疗效：治疗四十人，治愈四十人。

报送单位：卫生会议献方。

<h2 style="text-align:center">方　十　一</h2>

主治：急性黄胆肝炎

处方：干胡萝卜秧四两，（鲜的半斤）

256

制法：水煎。

用法：每日一剂，连服七天。

报送单位：邹县城关公社医院。

方 十 二

主治：慢性肝炎

处方：枣肉、皂矾、黑豆、核桃仁、发面馍馍每样半斤。

制法：大枣煮熟去皮核，用皂矾煮黑豆，至豆烂水没，发面馍馍去皮并捣烂如泥为小丸备用。

用法：每日三次，每次三钱，小儿酌减。

疗效：疗效好又济经，经治疗张凤英、李高氏等数人，少则两剂，多则三剂愈。

材料来源：民间验方。

注意事项：个别人有呕吐者可暂行少服，逐渐加至原量。

报送单位：金乡县司马公社位门楼大队，位志兴。

方 十 三

主治：急慢性肝炎

处方：白杨树枝一两，大枣十个，甘草二钱、车前子一两。

用法：水煎服。

报送单位：鱼台县武台卫生院。

方 十 四

主治：小儿黄胆型肝炎

1949

新　中　国
地 方 中 草 药
文　献　研　究
(1949—1979年)

1979

　　处方： 茵陈五钱，大枣三钱，公英五钱，大青叶五钱，桔皮三钱，茅根四钱，甘草一钱。

　　制法： 水煎。

　　用法： 每日一剂，分二次服，服时加红糖或白糖一匙。

　　报送单位： 济宁市立医院。

方　十　五

　　主治： 急性传染性肝炎

　　处方： 嫩柳枝及叶一两，小叶杨枝（不带叶）一两，核桃枝一两。

　　制法： 上药均一公分粗，中午采集为好，切成2～3公分段，加水900毫升，煎至200毫升。

　　用法： 每日二次，成人每次100毫升，儿童七岁以下者服成人四分之一量，八至十三岁，服三分之一量。

　　报送单位： 济宁市立医院。

肝　硬　化

方　一

　　主治： 肝硬化。

　　处方： 内服方：白芍三钱，柴胡四钱，紫草三钱，枳实三钱，虎杖五钱，茵陈两，大青叶两，公英两。水煎服每日一剂。（同时配服生香附法，即取新鲜生香附子10个，口中嚼磨以井水凉水送汁服下，后将残渣吐出）。

二外敷方：野芹菜（地槌子）鲜品全草或果三两，捣烂如泥，做成两个小饼，厚度一厘米。再将斑蝥两个去头翅，焙焦研面撒布于饼面上，将两并分别敷于肝区和头臂三角肌下缘处，以纱布包扎24小时取下，局部新起小泡，以消毒针头刺破放水，并予防感染，约15天结痂，脱痂后再敷第二次，共三次即可。三：外用方蜂蜜四两飞罗面四两，大枣巴个，枝子七个，葱头七个，共捣如泥做成饼敷脐部，15天取下。四：腹水消失后可服：蝼蛄一条，蚯蚓十条焙干为末，白糖绿豆各两，煎汤送下，连服15~20天。

疗效：自七四年来治疗百余例，治愈80%以上。

例：大李大队李某某，男，62岁，患肝硬化病势危重，经上法配合治疗痊愈，至今健在。

注意事项：1.治疗期间，配合服西药保肝药物，效果更好。

2.外敷法局部疼痛难忍，定要坚持。

报送单位：鱼台县周唐公社北徐卫生所赤脚医生经验方。

方　二

主治：肝硬化腹水（气滞型）。

处方：鸡内金三钱，滑石一两，蚕砂六钱，泽泻五钱，泽兰四钱，赤苓五钱，朱苓五钱，皂夹子五分，木香三钱，只壳三钱，广皮三钱，大青叶一两。

制法：水煎。

用法：一剂早晚分煎分服。

禁忌：忌生气、生冷、劳累，吃易消化，富有营养的食物。

1949

新 中 国
地方中草药
文 献 研 究
(1949—1979年)

1979

疗效： 经治六例，痊愈四例，好转一例，无效一例。

材料来源： 个人验方。

注意事项： 脉虚弱无力阳虚者加黑附子1～2钱，大力参1～2钱，脉宏大而实者可加沉香1～3钱。

报送单位： 泗水县星村医院。

肝 脾 肿 大

方 一

主治： 肝脾肿大

处方： 绿皮鸭蛋一个，川山甲粉一钱。

制法： 将鸭蛋打一小口，装入山甲粉，用纸封好蛋口，煮熟食之。

用法： 每天早上一个。

疗效： 服药七至八天后，肝脾肿大即消。

报送单位： 微山县马坡医院。

方 二

主治： 脾脏功能亢进

处方： 桃叶五斤，阿魏四两。

制法： 桃叶煎水浓缩后加阿魏成糊状。

用法： 贴患处。

报送单位： 济宁市立医院。

260

菌 痢

方 一

主治：赤白痢疾

处方：新生石灰适量。

制法：取新鲜生石灰，放室内自然粉化，过细箩取粉，分装胶囊备用（每胶囊0.25克）

用法：口服，成人每次服3丸（0.75克），4～6小时一次，小儿剂量酌减。

疗效：近几年来，用此药治疗赤白痢千余人，效果非常显著。

病例：刘孝礼、男、成人，患菌痢经用多种药物治疗无效，服此药四次即愈。

材料来源：本院自拟方（本院制剂）。

注意事项：瓶装密封，防潮防热。

报送单位：金乡县吉术公社医院。

方 二

主治：红白痢疾，肠炎。

处方：掐不齐全草。

制法：针剂：每毫升含生药3克，片剂：每片0.5克，水煎；口服二两。

针剂：用蒸溜法提取每支2毫升。

261

1949

新　中　国
地方中草药
文　献　研　究
(1949—1979年)

1979

片剂：全草为末制成片剂，每片0.5克。水煎掐不齐草二两。

用法：针剂：成人每次2毫升，日2次肌注。片剂：每次五片每日三次。水煎每次二两，每日二次。

疗效：经本大队合作医疗站制用数例效果很好，经调查其他单位试用此药效果良好。

注意事项：针剂：澄明无混浊。

报送单位：汶上县南旺公社小店子大队卫生室。

方　三

主治：赤白痢疾

处方：白头翁四钱，地榆五钱，生山查五钱，木香三钱，乌药三钱，白扁豆五钱，酸石榴皮两，黄瓜秧两，黄芩四钱。

制法：粉碎碾片。

用法：0.8克，每日三次。

疗效：95%。

材料来源：时庄公社罗汉村卫生室。

报送单位：曲阜县卫生局转抄。

方　四

主治：赤白痢疾（菌痢）。

处方：焦查三两，乌梅两（去核），加减赤痢重者加白糖，白痢重者加红糖。

制法：水煎。

用法：服汤。

疗效：较好。

报送单位：加祥县马集分院。

方　　五

主治：赤白痢疾、腹泻。

处方：杏仁七十一个，去皮，苍术两，羌活两，大黄两两，草乌两，上药文火炒焦，研细面。

用法：成人每次服2～3分，每日2～3次。小儿酌减。腹泻用生姜三片开水泡后为引，白痢用灯心煎水为引冲服药面。赤痢用小米汤冲服药面。赤白痢用浓姜汤冲服药面。

疗效：自1973年用此方以来，共治400余例痢疾腹泻病人，治愈率达98%。

例一：如郭宝湖之母，患痢疾住公社医院八天无效，经用此药三次治愈。

例二：我村郭子兰，患腹泻三天，用此方三天而痊愈。1973年来，我站从来未进过治菌痢的药物，遇到腹泻痢疾病人均用此药治疗。

材料来源：古方但又加以改革。

报送单位：柴楼店公社前大官庄卫生室。

方　　六

主治：慢性痢疾

处方：石榴反，地榆各1～2两。

制法：水煎服。

用法：水煎服每日一剂，分三次服，也可研细，水泛为

1949

新 中 国
地方中草药
文 献 研 究
(1949—1979年)

1979

丸，每次二钱，每日二次。

疗效：近年来临床实践治愈率可达85%。

报送单位：济宁县南张公社南张大队赤医张永华。

方　七

主治：细菌性痢疾，肠炎，腹泻。

处方：黄连注射液1支（穿心莲即可）取天框穴（双）或止泻穴。

制法：穴位注射，每日一次，成人进针5～8分，小儿3～5分。

疗效：近年来用此方治疗580人，一般在3～5次痊愈，疗效达100%。

报送单位：济宁县安居公社刘营大队赤医刘瑞英。

方　八

主治：细菌性痢疾

处方：椿树根内皮（数量不限）。

制法：取椿树根内皮，在瓦上焙干呈微黄色，然后研成细末。

用法：口服每次4～5钱，每日三次。

疗效：经临床疗效观察有效率占90%。

材料来源：本人临床验方。

报送单位：济宁县长沟公社张山北大队卫生所。

方　九

主治：痢疾。

处方：猪苦胆一个，绿豆适量。

制法：将绿豆装入苦胆内，胆汁吸净后倒出绿豆，阴干后即可口服。

用法：成人10粒，每日一次，小儿酌减。

疗效：良好，共治20余例。

材料来源：尼山公社焦河大队。

注意事项：砸碎效果更好。

报送单位：曲阜县卫生局转抄。

方 十

主治：菌痢、腹泻、肠炎。

处方：地锦草三斤，马齿苋二斤，老枣树皮四斤，地榆三斤。

制法：将上药晒干粉碎成粉，取细粉二斤，其余按煎煮二次，每次二小时，过滤后浓缩成清膏，加入先取出的二斤煎煮法细粉拌成颗粒，压片。每片含生药1.5克。

用法：口服每次6克，每日三次。

疗效：此方治愈多人，疗效很好。如本大队紫予杰，柴青启等患菌痢，均用此药治愈。

材料来源：自创。

报送单位：滕县东戈公社匝城店大队赤医葛永荣。

方 十 一

主治：菌痢

处方：鲜马齿苋一斤，鲜地锦四两，大蒜三头去皮捣。

制法：将二味药洗净加水1500毫升浓煎，再入大蒜浸服

1949

新　中　国
地方中草药
文　献　研　究
（1949—1979年）

1979

去渣备用。

用法：成人取上煎液顿服，每日一剂，小儿酌减。

疗效：近二年来经试制24例典型患者，效果比较显著。多数患者1～2剂即愈。无副作用。

病例一：王运宽、男、63岁，住吉术公社部庙。于1975年7月28日门诊。主诉：前天下午开始腹泻六次，夜间又泻数次。均系浓血便。现症：发烧、恶心、全身不适、食欲不振、腹痛，排脓血便，日夜10余次。用该药一剂，热退呕止，便次减少，腹微痛，按上方又服一剂，腹痛止，脓血便消失。仅有轻度腹泻，未再服药而愈。

病例二：陈贾氏、女、59岁，住单县徐寨公社吴官庄生产队。于1975年8月12日门诊。主诉：昨天感觉发热、头痛、恶心、腹痛、便脓血，日10余次。现症：烦躁不安，呕吐、腹痛便脓血、食欲不振继服一剂而愈。

材料来源：自拟方。

注意事项：1、加热后，大蒜有效成分易破坏，故不宜久煎。2、此方剂量宁可加不可减，以免影响疗效。

报送单位：金乡县吉术分院。

方　十　二

主治：痢疾

处方：鬼针草（鲜品）3500克、吐温80-5毫升，做成500毫升注射液，苯甲醇10毫升。

制法：将鬼针草洗净，煎煮三次浓缩，用水提取乙醇沉淀法，制成2毫升安瓿注射。

用法：每次2毫升，一日2次肌注。

266

疗效：张理水，男，23岁，于1974年7月15日发冷发热（38.9°C）、左下腹疼、脓血便、里急后重，于当日下午就诊。确诊为痢疾，给予鬼针草注射液，三日痊愈。

注意事项：有时局部疼痛。

报送单位：兖州县红星公社翟村一大队卫生室。

方 十 三

主治：细菌性痢疾

处方：抓秧草（又名狗皮护）1～2两。

制法：洗净煎服，红糖为引。

用法：每日一剂。

疗效：群众广泛应用治愈者众多。本人治愈十多人。本人之母菌痢三天，西药不效，上方二次愈。魏景荣之子，菌痢四天，上方两次痊愈。

材料来源：民间流传土方。

报送单位：邹县石墙公社新村大队脚医生张庆祥

方 十 四

主治：痢疾

处方：水菖蒲一斤。

制法：取水菖蒲根去粗皮，切片晒干，生用研成细粉，装入胶丸每丸0.2克。

用法：成人日服三次，每次三丸，12至18岁一次2丸，6至11岁一次1丸，5岁以下勿服。

疗效：本大队75年发生痢疾36例，用此方两日疗效均痊愈。

材料来源：试用方。

1949

新 中 国
地 方 中 草 药
文 献 研 究
(1949—1979年)

1979

注意事项：五岁以下儿童分服。

报送单位：泗水县丁庄大队医疗站。

方 十 五

主治：痢疾

处方：马齿苋200克，吐温80－4毫升，苯甲醇8毫升。

制法：鲜马齿苋加水煎煮三次，每次30分钟，合并三次沪液，过沪，浓缩至400毫升左右，加95%乙醇三倍量；静置48小时，回收乙醇，加水至400毫升过沪，呈中性。精沪，加吐温80－4毫升，苯甲醇8毫升，封口灭菌（内装2毫升）。

用法：肌肉注射，每日2～3次，每次2～4毫升。

疗效：经用15人，11人效果好，4人疗效不明显。11人中肠炎9人，痢疾2人。

材料来源：验方。

注意事项：避光，深部肌肉注射，注射后有痛感。

方 十 六

主治：红白痢疾

处方：大黄适量。

制法：研为细面。

用法：大黄面三钱，用醋制成粒状，加鸡蛋三个搅匀煎熟开水送下，每早服二次。

疗效：疗效达95%。

报送单位：兖州县前谷村。

方 十 七

主治：痢疾

处方：新鲜拉拉秧一把，鸡子三个。

制法：拉拉秧切碎炒鸡蛋。

用法：每日一次。

疗效：经济简便，效果良好，一剂即可，最多二剂。

报送单位：张霭军。

方 十 八

主治：痢疾

处方：白头翁粗粉100克，注射用氯化钠0.8克。

制法：取白头翁以水浸泡，蒸溜，收集溜液400毫升，再次蒸溜100毫升，加注射用氯化钠溶解后过沪分装 $100°C30$ 分钟灭菌。

用法：一日三次一次2毫升肌肉注射。

疗效：经一年来观察对98%痢疾效果满意。一般3～4天痊愈，其中一位不能打针者口服2支两天痊愈。

注意事项：pH值7.5左右，无味澄清液，阴凉处保存。

报送单位：金乡县鱼山公社卫生院。

方 十 九

主治：痢疾

处方：地锦草250克，车前草250克，枣树皮粉250克，铁苋菜250克，马齿苋500克，淀粉10%。

制法：将地锦草、枣树皮、马齿苋各取三分之一量为细末，其余部分与车前草、铁苋菜合并煎煮，取其浓缩液加

1949

新 中 国
地 方 中 草 药
文 献 研 究
(1949—1979年)

1979

10%淀粉与上三药粉混匀，制粒打片备用。

用法：口服，一日三次；一次6～10片。

报送单位：卫生会议献方。

方 二 十

主治：痢疾

处方：马齿苋、红糖、醋、豆付、益母草。

制法：马齿苋煎红糖送服，醋煮豆付花半斤～算斤可）加益母草同煮，开两三次即可。

用法：马齿苋红糖液（一碗）一日二次。醋煮豆付益母草吃豆付喝汤一日一次。

禁忌：切勿凉汗。

报送单位：邹县落陵公社小北大队。

方 二 十 一

主治：菌痢

处方：二花一两、白芍八钱、陈皮四钱、郁金连三钱、甘草二钱、山楂一两、白头翁五钱、木香三钱、川连二钱。

用法：水煎服，每日一剂。

报送单位：卫生会议献方。

276